"十四五"高职高专医药类系列教材

人体解剖生理学
RENTI JIEPOU SHENGLIXUE

（供药学类相关专业用）

赖满香　主编

化学工业出版社

·北京·

内容简介

《人体解剖生理学》是"十四五"高职高专医药类系列教材，本书结合高职高专教育教学理念，以培养岗位需求、教学需求和社会需求的高素质技能型人才为目标，打破原有学科的界限，对课程进行适当的重组，对后续课程如药理学、临床医学概要、临床药物治疗学等的学习起到支撑作用。

本教材共15章，主要内容包括：绪论、细胞、基本组织、血液、运动系统、脉管系统、呼吸系统、消化系统、泌尿系统、生殖系统、神经系统、内分泌系统、感觉器官、能量代谢和体温、实验指导。各章正文中设有学习栏目，如"学习目标"是对整章内容提出的教学目标；"知识链接"以增加教材的可读性，提高学生的学习兴趣，增加解剖生理学知识与药学专业的联系；"点滴积累"是让学生明确需要掌握的重点内容；"目标检测"让学生强化巩固所学的重点知识，也可对教学效果进行评估。本教材有机融合数字化配套资源教学，如教学课件PPT、微课、习题库。全书采用全彩设计，近百幅解剖结构经典照片增强直观性。

本教材可供高职高专药学类专业学生使用，也可作为药学类专业人员继续教育的参考用书。

图书在版编目（CIP）数据

人体解剖生理学/赖满香主编．—北京：化学工业出版社，2023.8
"十四五"高职高专医药类系列教材
ISBN 978-7-122-43782-2

Ⅰ.①人⋯　Ⅱ.①赖⋯　Ⅲ.①人体解剖学-人体生理学-高等职业教育-教材　Ⅳ.①R324

中国国家版本馆CIP数据核字（2023）第125066号

责任编辑：陈燕杰　　　　　　　　　　　文字编辑：张晓锦
责任校对：李露洁　　　　　　　　　　　装帧设计：王晓宇

出版发行：化学工业出版社（北京市东城区青年湖南街13号　邮政编码100011）
印　　装：盛大（天津）印刷有限公司
787mm×1092mm　1/16　印张18½　字数411千字　2023年10月北京第1版第1次印刷

购书咨询：010-64518888　　　　　　　　售后服务：010-64518899
网　　址：http://www.cip.com.cn
凡购买本书，如有缺损质量问题，本社销售中心负责调换。

定　　价：59.80元　　　　　　　　　　　　　　　　　　版权所有　违者必究

编写人员名单

主　编　赖满香

副主编　王　倩　鲁　海　续　飞　邢　军

编　者　（以姓氏笔画为序）

　　　　于　婷（山东药品食品职业学院）

　　　　马巧慧（山东药品食品职业学院）

　　　　王　倩（天津医学高等专科学校）

　　　　邢　军（山东药品食品职业学院）

　　　　许意平（广东食品药品职业学院）

　　　　李晓雷（山东医药技师学院）

　　　　郑芳芳（广东食品药品职业学院）

　　　　续　飞（山东医药技师学院）

　　　　鲁　海（广东食品药品职业学院）

　　　　赖满香（广东食品药品职业学院）

前言 Preface

人体解剖生理学是高职高专药学类相关专业的重要基础课，本课程整合了人体解剖学、组织学和人体生理学内容，既注重人体形态学与生理学知识的相对完整性，又着力将相关人体结构与功能的知识进行有机结合，突出"结构"和"功能"的相互关系，使解剖和生理整合为一体，同时加强与药学专业知识的联系，注重突出药学类专业的特色，目的在于帮助学生在了解人体基本构造的基础上，构建起生理学知识的基本框架，为学习药学专业的其他相关课程奠定坚实的基础。

本教材融入了党的二十大报告精神，推进健康中国建设，在这样的机遇下，医药行业需进一步协同发展、提高药学行业学生的教育水平。

本教材根据高职高专药学类专业的教学要求及学生的学习特点，设置了"学习目标""知识链接""点滴积累""目标检测"四个模块。同时有机融合数字化配套资源教学课件PPT、微课、习题库，使教学资源更加多样化，立体化，方便学习者学习，也为教师开展线上线下混合式教学提供资源保障。

本教材由来自全国高等职业教育院校教学一线的10位教师精心编写而成，各章执笔为：许意平（第一、二章）、王倩（第三、四章）、鲁海（第五、六章）、鲁海和邢军（第十三章）、续飞（第七章）、李晓雷（第八章）、马巧慧（第九、十章）、于婷（第十一章）、赖满香（第十二、十五章）、郑芳芳（第十四章）。

本教材在编写过程中得到专家和领导的悉心指导和帮助，在此表示衷心的感谢！本教材参考了有关专著和教材，谨在此向有关作者致以崇高的敬意和感谢！

由于编者经验、水平有限，加之时间仓促，疏漏之处在所难免，恳请使用本教材的师生和读者提出意见和建议，以便再版修订，使之日臻完善。

编者
2023年6月

目录

第一章 绪论

第一节 概述 ······001
　一、人体解剖生理学研究内容和方法 ······001
　二、人体的组成 ······002
　三、常用的人体解剖学术语 ······002
第二节 生命活动的基本特征 ······004
　一、新陈代谢 ······004
　二、兴奋性 ······004
　三、适应性 ······005
　四、生殖 ······005
第三节 机体的内环境及其调节 ······005
　一、机体的内环境及其稳态 ······005
　二、机体生理功能的调节方式 ······006
　三、机体生理功能的控制系统 ······007

第二章 细胞

第一节 细胞的基本结构 ······010
　一、细胞膜 ······010
　二、细胞质 ······012
　三、细胞核 ······014
第二节 细胞的基本功能 ······015
　一、细胞膜的物质转运功能 ······015
　二、细胞的跨膜信号转导功能 ······016
第三节 细胞的生物电现象 ······018
　一、静息电位 ······018
　二、动作电位 ······018

第三章 基本组织

第一节 上皮组织 ······022
　一、被覆上皮 ······023
　二、腺上皮和感觉上皮 ······025
第二节 结缔组织 ······026
　一、疏松结缔组织 ······026
　二、致密结缔组织 ······028
　三、脂肪组织 ······029
　四、网状组织 ······029

第三节 肌组织 ···029
 一、骨骼肌 ··030
 二、心肌 ···031
 三、平滑肌 ··031

第四节 神经组织 ·····································032
 一、神经元 ··032
 二、神经胶质细胞 ································034
 三、神经纤维 ······································034

第四章 血液

第一节 血液的组成和理化特性 ············038
 一、血液的组成 ···································038
 二、血量 ···039
 三、血液的理化特性 ····························040

第二节 血细胞 ··041
 一、红细胞 ··041
 二、白细胞 ··044
 三、血小板 ··045

第三节 血液凝固与纤维蛋白溶解 ········047
 一、血液凝固 ······································047
 二、纤维蛋白溶解 ································050

第四节 血型与输血 ································051
 一、血型 ···051
 二、输血 ···053

第五章 运动系统

第一节 骨与骨连结 ································058
 一、概述 ···058
 二、颅骨及其连结 ································063
 三、躯干骨及其连结 ····························066
 四、附肢骨及其连结 ····························070

第二节 骨骼肌 ··079
 一、概述 ···079
 二、头肌 ···082
 三、颈肌 ···083
 四、躯干肌 ··083
 五、四肢肌 ··087

第六章 脉管系统

第一节 概述 ···095
 一、脉管系统的组成 ····························095
 二、血液循环 ······································096

第二节 脉管系统的解剖结构 ················097
 一、心 ··097
 二、血管 ···103
 三、淋巴系统 ······································108

第三节 心脏的生理 ································110
 一、心脏的泵血功能 ····························110
 二、心肌的生理特性 ····························114

三、心肌的生物电现象…………117
　　四、心音和心电图………………119
第四节　血管的生理………………121
　　一、概述…………………………121
　　二、动脉血压……………………121
　　三、静脉血压……………………123
　　四、微循环………………………124
　　五、组织液的生成与回流………125
第五节　心血管活动的调节………126
　　一、神经调节……………………126
　　二、体液调节……………………129

第七章　呼吸系统

第一节　呼吸系统的结构…………134
　　一、呼吸道………………………135
　　二、肺……………………………136
　　三、胸膜和纵隔…………………137
第二节　呼吸………………………138
　　一、肺通气………………………138
　　二、气体在血液中的运输………143
　　三、肺换气和组织换气…………145
第三节　呼吸运动的调节…………147
　　一、呼吸中枢和呼吸节律………147
　　二、呼吸的反射性调节…………148

第八章　消化系统

第一节　消化系统的解剖结构……153
　　一、消化管………………………154
　　二、消化腺………………………156
第二节　营养物质的消化与吸收…158
　　一、机械消化……………………158
　　二、化学消化……………………161
　　三、吸收…………………………164
第三节　消化器官活动的调节……165
　　一、神经调节……………………165
　　二、体液调节……………………166

第九章　泌尿系统

第一节　泌尿系统的解剖结构……171
　　一、肾……………………………171
　　二、输尿管………………………173
　　三、膀胱…………………………174
　　四、尿道…………………………175
第二节　尿的生成…………………175
　　一、肾小球的滤过功能…………175
　　二、肾小管和集合管的重吸收…178
　　三、肾小管和集合管的分泌……180
　　四、尿生成过程的调节…………182

第三节　尿液及其排放 ……………… 184
　　一、尿液 ………………………………… 184
　　二、尿的排放 …………………………… 185

第十章　生殖系统

第一节　男性生殖系统 ……………… 188
　　一、男性生殖系统的解剖结构 ………… 189
　　二、睾丸的生理功能及其调节 ………… 192
第二节　女性生殖系统 ……………… 194
　　一、女性生殖系统的解剖结构 ………… 194
　　二、卵巢的生理功能及调节 …………… 196

第三节　妊娠 ………………………… 199
　　一、受精 ………………………………… 199
　　二、着床 ………………………………… 200
　　三、妊娠的维持 ………………………… 200
　　四、分娩 ………………………………… 201

第十一章　神经系统

第一节　神经系统的解剖结构 ……… 204
　　一、脊髓和脊神经 ……………………… 205
　　二、脑和脑神经 ………………………… 208
第二节　神经系统的功能 …………… 214

　　一、神经系统的感觉功能 ……………… 216
　　二、神经系统对躯体运动的调节 ……… 221
　　三、神经系统对内脏活动的调节 ……… 225
　　四、脑的高级功能 ……………………… 227

第十二章　内分泌系统

第一节　概述 ………………………… 233
　　一、内分泌系统与激素 ………………… 233
　　二、激素的分类与信息传递方式 ……… 234
　　三、激素作用的一般特征 ……………… 234
第二节　下丘脑和垂体 ……………… 235
　　一、垂体的结构 ………………………… 235
　　二、下丘脑-腺垂体系统 ………………… 236
　　三、下丘脑-神经垂体系统 ……………… 238
第三节　甲状腺及甲状旁腺 ………… 238

　　一、甲状腺 ……………………………… 238
　　二、甲状旁腺 …………………………… 240
第四节　胰岛 ………………………… 241
　　一、胰岛素 ……………………………… 241
　　二、胰高血糖素 ………………………… 242
第五节　肾上腺 ……………………… 243
　　一、肾上腺皮质 ………………………… 243
　　二、肾上腺髓质 ………………………… 244

第十三章 感觉器官

第一节 眼 …………………………… 248
 一、眼的解剖结构 ………………… 248
 二、眼的功能 ……………………… 253

第二节 耳 …………………………… 255
 一、耳的解剖结构 ………………… 256
 二、耳的功能 ……………………… 260

第十四章 能量代谢和体温

第一节 能量代谢 …………………… 263
 一、能量的来源和利用 …………… 264
 二、影响能量代谢的因素 ………… 265
 三、基础代谢 ……………………… 266

第二节 体温及其调节 ……………… 267
 一、人的正常体温及生理变化 …… 267
 二、体热平衡 ……………………… 269
 三、体温调节 ……………………… 272

第十五章 实验指导

实验一 ABO血型的鉴定 …………… 276
实验二 人体动脉血压的测量 ……… 277
实验三 心电图的描记 ……………… 278
实验四 肺通气的测定 ……………… 279
实验五 心肺复苏术 ………………… 281
实验六 血糖的测定 ………………… 282
实验七 人体体温的测定 …………… 283
实验八 各个系统解剖标本的观察 … 284

参考文献

数字资源目录

1. 微课数字资源

数字资源1　常用的人体解剖学术语
数字资源2　细胞膜的物质转运功能
数字资源3　肌组织
数字资源4　血小板的生理功能
数字资源5　运动系统
数字资源6　脉管系统
数字资源7　呼吸系统的结构
数字资源8　胃的解剖视频
数字资源9　认识泌尿道感染
数字资源10　月经周期中卵巢对子宫的影响
数字资源11　脊髓的位置和外形
数字资源12　甲状腺
数字资源13　感觉器官
数字资源14　体温及其调节

2. 目标检测答案

3. 各章习题库

4. 各章习题库答案

5. 教学课件PPT

百度网盘链接：https://pan.baidu.com/s/1n3KRQHChvx0fv4BSBPy9bA

提取码：1218

第一章 绪 论

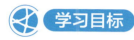

知识目标

1. 掌握人体的组成和分部，解剖学标准姿势、方位术语，生命的基本特征，内环境的基本概念，内环境稳态、调节机制。
2. 熟悉人体解剖生理学的研究内容。
3. 了解人体解剖生理学的研究方法。

技能目标 能将本节课所学的解剖学、生理学基础知识贯彻到后续各章节分论的学习之中。

素养目标 培养尊重生命、敬畏生命的精神。

第一节 概 述

一、人体解剖生理学研究内容和方法

（一）人体解剖生理学的研究内容

人体解剖生理学是研究正常人体的形态结构及其生命活动规律的科学。包括人体解剖学和人体生理学两部分，前者是研究正常人体形态结构的科学，后者是研究人体生理功能的科学。解剖学与生理学既相互独立又密切联系，形态是功能的基础，功能是形态活动的表现。目前人体解剖生理学的研究内容大致可以分为以下3个不同的水平。

1. 细胞和分子水平

细胞和分子水平以细胞及其所含的物质分子为研究对象。如对细胞增殖、细胞的物质转运功能的研究，其意义在于探索生命现象最本质的基本规律。

2. 器官和系统水平

器官和系统水平研究人体各器官和系统生理活动的规律、调控机制及它们对整体水平的生理功能的作用和意义。如对心脏的泵血功能的过程及影响因素的研究，其意义在于揭示各器官、系统的活动规律，有利于把握整个机体活动的规律。

3. 整体水平

整体水平以完整机体为研究对象，观察和分析各种生理条件下不同器官、系统之间相互联系、相互协调的规律及机体与环境之间的相互关系，目的在于揭示整体活动规律。

（二）人体解剖生理学研究方法

人体解剖学是借助解剖手术器械切割尸体，用肉眼观察各部分的位置、形态和结构的科学。人体生理学是一门实验性科学，生理学知识主要来源于对人体生命活动的观察以及对动物的实验研究。

（1）人体实验 由于大多数实验会对人体造成不同程度的伤害，受到伦理学的限制，能够直接在人体进行的实验数量很少。目前，主要是在不损伤人体健康的前提下，对人体一些生理指标进行测定与监测，如对人体身高、体重、动脉血压、肺活量的测定，随着科学技术的发展，也可利用影像学技术查验人体的器官形态功能情况。

（2）动物实验 动物实验可分为急性实验法和慢性实验法，前者把要研究的某一组织或器官从活着或刚死去的动物体上分离出来，或使动物处于麻醉状态，进行解剖，作为实验研究对象；后者是以完整、清醒的动物为研究对象，在保持比较自然的外界环境条件下进行较长时间的观察、实验。

二、人体的组成

人体的组成按结构层次分为：细胞→组织→器官→系统→整体。

细胞是生物体基本的结构和功能单位。人体细胞的结构从外到内分别是细胞膜、细胞质和细胞核。

组织是由许多形态相似的细胞及细胞间质组成的细胞群。人体组织包括：上皮组织、结缔组织、肌组织和神经组织。

器官是指几种组织相互结合，组成具有一定形态和功能的结构。人体的器官众多，如心、脑、肺、肝、肾、眼等。

系统由若干个功能相关的器官联合起来，共同完成某一特定的连续性生理功能。人体主要包括运动系统、脉管系统、呼吸系统、消化系统、泌尿系统、生殖系统、内分泌系统、神经系统及感觉器。各系统之间协调配合，使人体各种复杂的生命活动得以正常进行。

三、常用的人体解剖学术语

为了正确地描述人体结构的形态和位置关系，国际上规定了统一的解剖学标准姿势和方位术语。

（一）解剖学的标准姿势

解剖学标准姿势是指身体直立，面向前，两眼向正前方平视，两足并立，足尖向前，上肢下垂于躯干两侧，手掌向前（图1-1）。在描述任何结构时，无论所描述的人体、标本或模型处于何种位置，均要按标准姿势描述方位。

（二）解剖学方位术语

1. 上和下

上和下是对部位高低关系的描述，近颅者为上，近足者为下。如眼位于鼻之上，而口则位于鼻之下。

2. 前和后（腹侧和背侧）

距身体腹面近者为前（腹侧），距背面近者为后（背侧）。如乳房在前胸壁，肾脏在腹后腔。

3. 内侧和外侧

内侧和外侧是对各部位与正中面相对距离的位置关系的描述。如眼位于鼻的外侧，而在耳的内侧。

4. 内和外

内和外是对体腔各空腔器官的相互位置关系的描述。近腔者为内，反之为外。如心位于胸腔内和腹腔外。

5. 浅和深

浅和深是对器官或结构与体表皮肤的位置关系的描述，凡离体表皮肤近者为浅，远者为深。

（三）轴和面

依据解剖学标准姿势，人体可设置三个相互垂直的轴和面（图1-2）。

1. 轴

（1）**垂直轴** 上下方向，与地面垂直的线。
（2）**矢状轴** 为前后方向的水平线。
（3）**冠（额）状轴** 为左右方向的水平线。

数字资源1
常用的人体解剖学术语

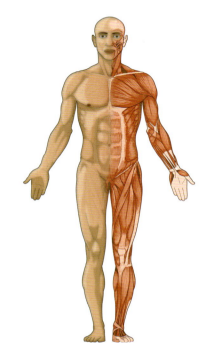

图1-1 解剖学标准姿势

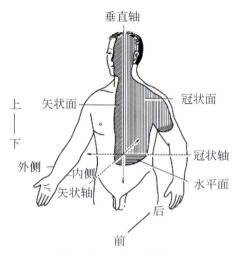

图1-2 人体的轴和面

2. 面

（1）**矢状面** 将人体分成左右两部的纵切面称矢状面。
（2）**冠状面** 将人体分为前后两部的纵切面称冠状面，又称额状面。
（3）**水平面** 将人体分为上下两部的横切面称水平面，又称横断面。

第二节　生命活动的基本特征

一、新陈代谢

新陈代谢是指机体与环境之间的物质和能量交换以及生物体内物质和能量的自我更新过程。新陈代谢包括两个方面：① 机体从外界环境中摄取营养物质合成为机体自身物质的过程称合成代谢，又称同化作用，这一过程伴随着能量的吸收；② 机体分解自身物质并将分解的产物排出体外的过程称分解代谢，又称异化作用，这一过程伴随着能量的释放。机体与环境不断进行物质的交换，以维持体温和机体各种生理活动的能量来源。新陈代谢是生命活动的最基本的特征，新陈代谢一旦停止，生命也就终止。

二、兴奋性

兴奋性是指机体对刺激发生反应的能力或特征，是机体生存的必备条件。

1. 刺激

刺激是指能引起机体或其组织细胞发生一定反应的内、外环境的变化。按刺激性质的不同可分为：① 物理性刺激，如光、电、声、机械等；② 化学性刺激，如酸、碱、药物等；③ 生物性刺激，如细菌、病毒、寄生虫等；④ 社会心理性刺激，如情绪波动、社会环境改变等。

刺激能引起机体产生反应需要具备3个基本条件：刺激强度、刺激作用时间、刺激强度与时间变化率。刺激必须达到一定的强度才能引起组织或细胞产生反应，但是如果刺激作用的时间太短，即使刺激强度再大也不能引起组织产生反应。各种组织兴奋性的高低不同，通常以刺激强度作为判断组织兴奋性高低的客观指标。在刺激时间足够，刺激强度与时间变化率不变的前提下，生理学上将能引起细胞组织发生反应的最小刺激量称为阈强度，也称阈值。相当于阈强度的刺激称为阈刺激，大于阈强度的刺激称为阈上刺激，小于阈强度的刺激称为阈下刺激。要引起组织产生反应，刺激的强度必须大于或等于该组织的阈值。

阈值的大小能反映组织兴奋性的高低，不同组织或同一组织在不同功能状态下都会有不同的阈值，其大小与组织兴奋性的高低成反比关系。引起组织兴奋性的阈值愈低，则该组织的兴奋性愈高，相反，阈值愈高，则该组织的兴奋性愈低。

2. 反应

反应是指机体接受刺激后所产生的变化。机体的反应可分为两种：由相对静止状态变为活动状态或者活动状态由弱变强，称为兴奋；由活动状态变为相对静止状态或活动状态由强变弱，称为抑制。

三、适应性

机体所处的外部环境无时无刻不在发生着变化，人类在长期的进化过程中，逐步建立了一套通过自我调节以适应生存环境改变的反应方式。这种机体根据外部环境的变化调整自身功能活动以保持生存的能力称为适应性。适应性包括生理性适应和行为性适应，前者如气温升高时人体出现的毛细血管扩张、出汗现象，后者如气温升高时人体的减少衣着、安装降温设施行为。适应性以兴奋性为基础，同时，适应性有一定限度，超过限度，机体就会出现适应不全，甚至完全不能适应。

四、生殖

人类和其他生物一样，个体生长发育到一定阶段后，能够产生与自己相似的子代个体，这种功能称为生殖或自我复制。所不同的是人类及高等动物已经分化为雄性与雌性两种个体，各自发育雄性生殖细胞和雌性生殖细胞，由这两种生殖细胞结合以后才能产生子代个体。通过生殖，人类和生物均能延续，所以生殖是生命的特征之一。

第三节 机体的内环境及其调节

一、机体的内环境及其稳态

（一）内环境

人体体内的液体称为体液，约占成人体重的60%，可分为细胞内液与细胞外液，前者分布在细胞内，约占体液总量的2/3；后者分布在细胞外，约占体液总量的1/3，包括血浆、组织液、淋巴液等。机体的绝大部分细胞，并不直接与外界环境相接触，而是生活在细胞外液之中，通过与细胞外液不断进行物质交换而维持生命活动。生理学中，将这种构成细胞生活环境的细胞外液称为内环境，以区别于整个机体赖以生存的外环境。

（二）内环境稳态

无论是外环境还是内环境，都应当具备一定的条件，才能维持机体或细胞代谢的需要。如机体要求外环境要具备适合的光照、相宜的气候、充足的水源及丰富的物质资源等。而细胞对内环境的要求则是其各种理化性质必须保持相对稳定。内环境在各种生理活动的调节下达到动态平衡的一种相对恒定的状态，生理学上称内环境稳态。内环境各项理化因素的相对恒定性，是高等动物生存的必要条件。因为机体新陈代谢过程是由细胞内许多复杂的酶促反应组成的，它要求的理化条件比较严格，如温度、pH值和其他离子浓度都必须保持在一定范围内，酶促反应才能完成。然而在机体生命过程中，内环境理化性质是不断改变的，而体液中各种化学成分的过多或过少，也会在不同程度上影响机体的生命活动。例如，血糖太低时，大脑细胞兴奋性降低，会出现意识障碍的现象；体温的高低直接关系到细胞内的化学反应速度和功能状态，过高或过低的体温都可能导致人类生命受到威胁；当血液pH值过高或过低时，会出现酸碱平衡紊乱，严重时可导致死亡。由此可见，内环境的稳定性遭到破坏，可能导致严重的后果。机体通过调节，使内环境的化学成分和理化特性始终保持在一定生理范围内，以免组织细胞受到伤害。内环境稳态是一种动态平衡，是机体调节活动的结果。

二、机体生理功能的调节方式

机体有完整的调节机制，其生理功能的调节主要包括神经调节、体液调节和自身调节。

（一）神经调节

神经调节是指通过神经系统的活动对机体各部位的生理功能进行调节。是人体最重要的调节方式。神经调节的基本形式是反射。机体接受刺激时，感受器兴奋，冲动通过传入神经到达中枢，再经传出神经到达效应器，完成应答性反应，这一活动称为反射。反射活动的结构基础是反射弧（图1-3），由感受器、传入神经、神经中枢、传出神经和效应器五个部分构成。反射弧的完整，是发生反射活动的必要条件。反射活动分为非条件反射和条件反射，非条件反射是人体先天就具有的维持生命的基本反射活动，其反射弧和反射都是固定的；条件反射是后天通过学习获得的，是个体在生活过程中逐步建立起来的反射活动。神经调节的特点是迅速、局限和短暂。

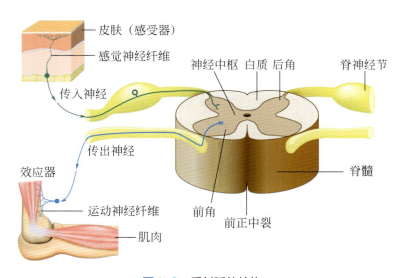

图1-3 反射弧的结构

（二）体液调节

体液调节是指体内产生的一些化学物质通过体液途径对某些细胞或组织器官的活动进行调节的过程。这类化学物质主要指内分泌细胞或内分泌腺分泌的激素，也可以是某些组织细胞产生的特殊化学物质。一般来讲，体液调节是一个独立的调节系统，因为部分内分泌腺或内分泌细胞可以感受内环境中某种理化成分或性质的变化，并直接做出相应的反应。此外，人体内也有些内分泌腺的活动接受来自神经和体液的双重调节，在这种情况下，内分泌腺就成为反射弧上传出神经的延伸部分，这种神经和体液复合调节的作用方式称为神经-体液性调节。与神经调节相比较，体液调节的特点是缓慢、广泛和持久。

（三）自身调节

自身调节是指某些器官、组织、细胞凭借其内在特性，不依赖于神经或体液调节而产生的适应性调节。例如肌肉收缩力量在一定范围内与收缩前肌纤维的长度（初长）成比例，初长加大时收缩力量也增大；人体动脉血压在一定范围内（80～180mmHg）时，肾血流量可通过自身调节机制保持恒定。自身调节的范围较小，也不十分灵敏，但仍有一定的意义。

三、机体生理功能的控制系统

运用控制论原理分析人体各种生理学功能的调节时，人体各种功能调节可分为三种控制系统，即非自动控制系统、反馈控制系统和前馈控制系统。机体主要通过反馈控制系统调节生理功能。

在控制系统中，控制部分不断受到受控部分的影响，这种反过来的信息返回称为反馈。如果调节的结果反过来使调节的原因或过程减弱，称为负反馈；如果调节的结果反过来使调节的原因或过程加强，则称为正反馈。机体大部分的调节系统以负反馈的方式进行调节，例如人在受刺激血压升高时，颈动脉窦和主动脉弓压力感受器兴奋，通过神经调节，使得心率降低、心输出量减少、血管舒张，从而使血压下降，维持血压的相对稳定。正反馈通常出现在病理情况，但也可见于少数正常生理情况，如排尿反射、分娩过程等。

点滴积累

1. 解剖学的标准姿势与方位术语。
2. 生命活动的基本特征包括：新陈代谢、兴奋性、适应性和生殖。
3. 构成细胞生活环境的细胞外液称之为内环境，内环境相对恒定的功能状态，称内环境稳态。
4. 机体的调节机制主要包括神经调节、体液调节和自身调节。运用控制论原理分析人体各种生理学功能的调节，机体主要通过反馈控制系统调节生理功能，反馈可分为正反馈与负反馈。

目标检测

（一）选择题

1. 机体内环境稳态是指（　　）
   A. 细胞内液理化性质保持不变
   B. 细胞内液化学成分相对稳定
   C. 细胞外液理化性质保持相对稳定的状态
   D. 细胞内代谢水平稳定

2. 以下关于体液调节的论述，哪项是错误的？（　　）
   A. 缓慢　　　　　　　　　　B. 广泛
   C. 持久　　　　　　　　　　D. 迅速

3. 关于兴奋性的描述不正确的是（　　）
   A. 是生命最基本的特征
   B. 指可兴奋细胞对刺激产生反应的能力
   C. 阈强度是衡量兴奋性的指标
   D. 阈值越小组织兴奋性越高

4. 机体对刺激所产生的反应，由相对活动状态转变为相对静止状态，称为（　　）
   A. 兴奋　　　　　　　　　　B. 抑制
   C. 正反馈　　　　　　　　　D. 双向性反应

5. 关于反射的描述下列哪项是错误的（　　）
   A. 是机体在中枢神经参与下发生的反应
   B. 可分为条件反射和非条件反射
   C. 没有大脑，就不能发生反射
   D. 其结构基础是反射弧

6. 鼻子在耳朵的（　　）
   A. 内侧　　　　　　　　　　B. 外侧
   C. 内　　　　　　　　　　　D. 外

7. 下列生理过程中，属于负反馈调节的是（　　）
   A. 排尿反射　　　　　　　　B. 降压反射
   C. 分娩　　　　　　　　　　D. 血液凝固

（二）多选题

1. 以下（　　）是神经调节的特点
   A. 迅速　　　　　　　　　　B. 局限
   C. 持久　　　　　　　　　　D. 短暂

2. 兴奋性是指可兴奋细胞对刺激产生反应的能力，以下属于刺激的是（　　）
   A. 光、电　　　　　　　　　B. 温度
   C. 药物　　　　　　　　　　D. 寄生虫

3. 以下属于人体体液的是（　　）
   A. 血液　　　　　　　　　　B. 组织液
   C. 房水　　　　　　　　　　D. 汗液
4. 以下属于非条件反射的是（　　）
   A. 吃过梅子的人，再次看到梅子唾液分泌增加
   B. 炎热环境下，皮肤出汗
   C. 食物进入口腔咀嚼后，引起胃液分泌
   D. 寒冷环境下，皮肤毛细血管收缩
5. 按照调节机制分类，人体的调节方式包括（　　）
   A. 神经调节　　　　　　　　B. 体液调节
   C. 自身调节　　　　　　　　D. 反馈调节

（三）简答题

1. 请简述解剖学的标准姿势。
2. 请举例说明人体维持内环境稳态有哪些调节方式。

第一章　习题库

第二章 细胞

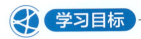

知识目标

  1.掌握细胞的组成，细胞膜结构模型，细胞质基本结构，细胞物质转运的方式和特点，细胞静息电位和动作电位的概念。

  2.熟悉静息电位和动作电位的发生机制。

  3.了解细胞的跨膜信号转导功能。

技能目标 能分析不同生命活动过程的物质转运方式。

素养目标 具有研发创新的意识。

第一节 细胞的基本结构

  细胞是人体和其他生物体形态和功能的基本单位。人体细胞大小不一，如卵细胞较大，直径约200μm，血小板较小，直径只有2μm左右。细胞形态多种多样，细胞形态与其功能及所处环境相适应。如流动血液中的红细胞呈双面凹的圆盘形，能收缩的肌细胞呈长圆柱形或长梭形，能接受刺激并传导冲动的神经细胞有突起等（图2-1）。

  细胞从外到内分为细胞膜、细胞质和细胞核三部分。

一、细胞膜

  细胞膜是生物膜的一种，它有屏障作用，使得细胞内容物和细胞周围的环境分隔开来，从而使细胞能相对独立于环境而存在；同时，它有物质转运功能，细胞要进行正常的生命活动，需要通过细胞膜有选择地从周围环境中获取氧气和营养物质，排出代谢产物；它还有信号转导功能，细胞膜的某些结构具有识别和接受细胞周围刺激信号的能力，并引起细胞内一系列的信号转导过程。因此，细胞膜既是细胞和细胞外液之间的屏障，

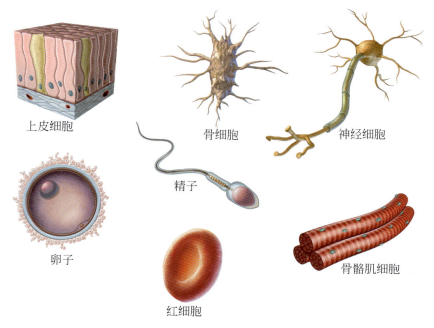

图2-1 细胞的形态

也是细胞和细胞外液之间进行物质交换、信息传递的门户。研究表明，细胞膜主要由类脂、蛋白质和糖类组成。关于这些物质分子的组装结构，目前公认的是1972年由Singer和Nicholson提出的液态镶嵌模型假说。这个假说的基本内容是：生物膜以液态的脂质双分子层为基架，其中镶嵌着具有不同生理功能的蛋白质，外表面还有糖与脂质和蛋白质分别形成的糖脂和糖蛋白（图2-2）。

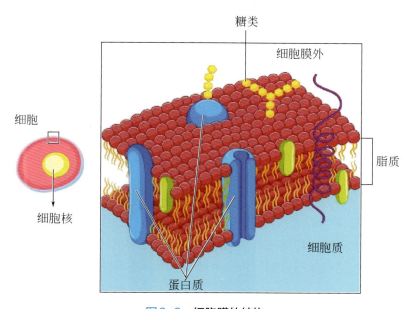

图2-2 细胞膜的结构

（一）脂质

细胞膜的脂质分子中，以磷脂为主，其次是胆固醇，还有少量的鞘脂类脂质。脂质分子具有双嗜性，其头部为亲水性极性基团，尾部为疏水性非极性基团。由于疏水性基团受到具有极性的水分子的排斥，形成亲水性极性基团朝向膜内、外两侧的水溶液，疏水基团两两相对朝向膜内部的脂质双分子层结构。脂质熔点较低，在一般体温条件下为液态，因此，脂质分子在具有稳定性的同时也具有一定的流动性。

（二）蛋白质

膜蛋白根据膜蛋白与脂双层结合的方式不同，可分为内在膜蛋白、表面膜蛋白和脂锚定白三类。内在膜蛋白又称整合蛋白，含有亲水性和疏水性氨基酸，该类蛋白全部或部分嵌入膜内。表面膜蛋白又称外在蛋白，主要分布在细胞膜的内、外表面。脂锚定蛋白可位于膜的两侧。膜蛋白在细胞间的识别、物质的跨膜转运及信号转导等方面起着重要作用。根据功能的不同，细胞膜蛋白质大致可归为以下几类：

① 与细胞膜的物质转运功能有关的蛋白质，如载体、通道和离子泵等。
② 与"辨认"和"接受"细胞环境中特异的化学性刺激有关的蛋白质，统称为受体。
③ 属于酶类的膜蛋白质，具有生物催化剂活性。
④ 与细胞的免疫功能有关的膜蛋白质。

（三）糖类

细胞膜所含的糖类较少，它们和膜内的脂质和蛋白质结合，形成糖脂和糖蛋白。糖脂和糖蛋白上的糖链部分只分布于质膜的外表面。由于构成这些糖链的单糖在排列顺序上有差异，形成细胞不同的抗原性表型，成为特异性的"标志"。如，人的ABO血型系统中，红细胞膜上是A凝集原还是B凝集原，其差别仅在于膜糖脂糖链中一个糖基的不同。

二、细胞质

细胞质包括基质、细胞器和包含物，是生命活动的主要场所。细胞器是分布于细胞质内，具有一定形态，在细胞生理活动中起重要作用的结构。主要的细胞器包括：

（一）内质网

内质网是分布在细胞质中的膜性管道系统。内质网膜可与核膜、高尔基复合体膜、细胞膜相连，将整个细胞互连成一个整体。表面附着核蛋白体的内质网称粗面内质网，其主要功能是合成分泌性的蛋白质、膜蛋白和酶蛋白，并把它们输送出细胞或在细胞内转运到其他部位；没有核蛋白体附着的内质网称滑面内质网，它是脂类合成的重要场所，常作为出芽的位点，将内质网合成的蛋白质或脂类转运到高尔基体。

（二）核糖体

核糖体又称核糖核蛋白体，是由核糖核酸（简称RNA）和蛋白质构成的椭圆形颗粒小体，核糖体是细胞内蛋白质合成的主要构造，被喻为"装配蛋白质的机器"。附着于内质网的核糖体，称为附着核糖体，其主要作用是合成输送到细胞外的分泌蛋白，如酶原、抗体、蛋白质类激素等；有些多聚核糖体散在于细胞质中，称为游离核糖体，其主要作用是合成结构蛋白，或称内源性蛋白质，如细胞膜上的蛋白质、线粒体及细胞质基质中的酶。

（三）线粒体

线粒体是由内、外两层单位膜所形成的圆形或椭圆形的囊状结构。线粒体中存在着催化物质代谢和能量转换的各种酶和辅酶，因而可以彻底氧化分解供能物质，形成高能磷酸化合物 ATP 以备细胞其他生命活动所需。细胞生命活动中所需能量约有95%来自线粒体。因此，线粒体的主要功能是进行细胞的氧化供能，有细胞内"动力工厂""供能站"之称。

（四）溶酶体

溶酶体是一种囊状小体，截至2006年，已发现溶酶体内有60余种酸性水解酶，包括蛋白酶、核酸酶、磷酸酶、糖苷酶、脂肪酶、磷酸酯酶及硫酸脂酶等。这些水解酶在酸性条件下，能对多种物质起水解作用。初级溶酶体与自噬体（细胞内衰老、破损的各种细胞器或过剩的分泌颗粒，由内质网包围形成）或吞噬体（外来的细菌、病毒等，经细胞膜以吞噬的方式吞入细胞形成）相接触，混合形成次级溶酶体。在次级溶酶体中，水解酶对原自噬体和吞噬体中的物质进行分解消化，消化后的产物如氨基酸、单糖、脂肪酸等，通过溶酶体进入胞浆中供细胞膜利用，未能分解的物质残留形成残余体，称为残体，有的存留在细胞内，有的则以出胞的方式排出细胞。溶酶体是细胞内重要的"消化器官"。

（五）高尔基体

高尔基体是由数层重叠的扁平囊泡、若干小泡及大泡三部分组成的膜性结构，是细胞各个膜性结构间物质转运的重要中间环节。高尔基体通过小泡接收由内质网膜转来的蛋白质，随后与扁平囊泡融合，蛋白质在扁平囊泡内进行加工后形成大泡，与扁平囊泡脱离，形成分泌颗粒。可见，高尔基体的功能与细胞内一些物质的积聚、加工和分泌颗粒的形成密切相关，被喻为细胞内的"加工厂"。

（六）中心体

中心体由一对中心粒和中心粒周围物质组成，这两个中心粒互相垂直排列。中心粒与细胞分裂有关。

（七）微丝

微丝是存在于细胞质中的一种实心的丝状结构。微丝主要是由球形肌动蛋白聚合而成的一种可变的结构，与细胞器的位移、分泌颗粒的移动、微绒毛的收缩、细胞入胞和出胞动作的发生，以及细胞的运动等功能有密切关系。

（八）微管

微管是存在于细胞质中的一种非膜性的管状结构，与运动、支持和运输有关。

三、细胞核

细胞核主要包括核膜、核仁、核质三部分。

（一）核膜

核膜是位于细胞核表面的薄膜，由两层单位膜组成。核膜上有许多散在的孔，称为核孔，通过核孔，核膜的内层与外层相连。核孔是核与细胞质进行物质交换的孔道，在核内形成的各种核糖核酸可以经核孔进入细胞质。

（二）核仁

绝大多数真核细胞的细胞核内都有1个或1个以上的核仁，它通常只出现于间期细胞核中，在有丝分裂期消失。核仁的化学成分主要是蛋白质和核酸。

（三）核质

细胞各组成部分在不断发展变化的基础上还要不断增殖，产生新细胞，以代替衰老、死亡和创伤所损失的细胞，这是机体新陈代谢的表现，也是机体不断生长发育、赖以生存和延续种族的基础。间期细胞核中，能被碱性染料着色的物质即染色质，染色质的基本化学成分是脱氧核糖核酸（简称DNA）和组蛋白，二者结合形成染色质结构的基本单位——核小体。在细胞有丝分裂时，若干核小体构成的染色质纤维反复螺旋、折叠，组装成分裂中期染色体。因此，染色质和染色体实际上是同一物质在间期和分裂期的不同形态表现。

DNA分子的功能主要有两方面：一是储藏、复制和传递遗传信息，DNA链上储藏着大量的遗传信息，DNA分子能自我复制，将储藏的遗传信息传递给子细胞；二是控制细胞内蛋白质的合成，即储存的各种遗传信息通过控制蛋白质的合成而表达为各种遗传性状。

 知识链接

细胞的增殖间期

细胞增殖的间期可分为DNA合成前期（G_1期）、DNA合成期（S期）、DNA合成后期（G_2期），其中，进入G_1期的细胞，可有三种情况：① 不再继续增殖，永远停留在G_1期直至死亡，如表皮角质化细胞、红细胞等；② 暂时不增殖，如肝细胞、肾细胞，它们平时保持分化状态，执行肝、肾功能，停留在G_1期，如肝、肾受到损伤，细胞大量死亡需要补充时，它们会进入增殖周期的轨道，这些细胞又可称为G_0期细胞，有人认为G_0期细胞较不活跃，对药物的反应也不敏感；③ 继续进行增殖，例如骨髓造血细胞、胃肠道黏膜细胞等。

第二节　细胞的基本功能

一、细胞膜的物质转运功能

细胞在新陈代谢过程中，从细胞外液摄取所需物质，又将某些物质排出，此功能称为细胞膜的物质转运功能。进出细胞的物质种类繁多，理化性质各异，它们进出细胞的形式也不同。常见的细胞膜转运物质方式可归纳为单纯扩散、易化扩散、主动转运及入胞和出胞四种。

数字资源2
细胞膜的物质转运功能

（一）单纯扩散

单纯扩散，是指物质分子从高浓度区域向低浓度区域移动的现象。由于细胞膜主要由脂质构成，因此只有能溶解于脂质的物质，才能自由地由膜的高浓度一侧向低浓度一侧扩散。单纯扩散量不仅取决于膜两侧该物质的浓度梯度，也取决于该物质通过膜的难易程度，即膜对该物质的通透性。能够通过细胞膜进行单纯扩散的物质不多，主要有 O_2 和 CO_2，以及其他脂溶性小分子物质。

（二）易化扩散

某些不溶于脂质或难溶于脂质的物质，如葡萄糖、氨基酸、K^+、Na^+、Ca^{2+}等，在一定条件下，借助细胞膜结构中特殊蛋白质的帮助而顺着浓度差通过细胞膜的过程，称为易化扩散。易化扩散主要分为两种类型：

1.以"载体"为中介的易化扩散

葡萄糖、氨基酸顺浓度差通过细胞膜的过程属于该类型。"载体"是细胞膜上的镶嵌蛋白质，这种蛋白质分子上有与被运输物质结合的特异结合位点，"载体"在膜的一侧与处于高浓度的被运输物质结合，随后移向膜的另一侧，最后与被运输物质分离，如此反复进行，目前研究对详细的转运过程尚不清楚。以"载体"为中介的易化扩散具有如下共同特征：

（1）**结构特异性**　即每种载体蛋白只能转运具有某种特定结构的物质。

（2）**饱和现象**　由于载体数目或载体上的结合位点数目有限，当膜一侧的浓度增加超过一定限度，即使再增加底物浓度也不能使转运通量增加，这种现象称为饱和现象。

（3）**竞争性抑制**　如果细胞膜上某一载体对结构类似的A、B两种物质都有转运能力，那么在环境中加入B物质会减弱它对A物质的转运能力，这种现象称为竞争性抑制。这是有限数量的结合位点竞争性地被B所占据的结果。

2.以"通道"为中介的易化扩散

K^+、Na^+、Ca^{2+}等离子顺浓度梯度通过细胞膜的过程属于该类型。"通道"也是镶嵌在细胞膜内的一种蛋白质，可随构型的改变而处于不同的功能状态。当"通道"内部结

构无孔道时,则不允许该种离子通过,即通道"关闭",也可称为膜对该种离子的通透性降低或不通透。通道分为两类:

(1) **电压门控通道** 这类通道的开关取决于通道蛋白所在的膜两侧的电位。

(2) **化学门控通道** 这类通道的开关取决于细胞膜所在环境中存在的化学物质,如递质、激素或药物等。

单纯扩散和易化扩散的共同特点是:物质分子或离子都是顺浓度差和顺电位差移动,不需要细胞另外供能,这样的转运方式称为被动转运。

(三) 主动转运

主动转运是指细胞膜将物质分子或离子从低浓度的一侧向高浓度的一侧转运的过程。在这个过程中,需要细胞代谢供给能量,因此主动转运过程与细胞代谢密切相关。通过细胞膜主动转运的物质有 K^+、Na^+、Ca^{2+}、H^+、I^-、Cl^- 等离子和葡萄糖、氨基酸等分子,其中最重要且研究较充分的是钠钾泵(全称钠钾ATP酶,简称钠泵)对 K^+、Na^+ 的主动转运。

钠钾泵能够分解ATP,每分解一个ATP可以逆浓度差地将细胞内的3个 Na^+ 移出膜外,同时将细胞外的2个 K^+ 移入膜内,以形成和保持 Na^+、K^+ 在膜两侧的不均衡分布状态。钠钾泵活动最重要的意义在于它建立起一种势能储备,供细胞的其他耗能过程利用,例如,Na^+、K^+ 在膜两侧的不均匀分布,是神经和肌肉等组织具有兴奋性的基础;同时也是维持细胞形态及许多代谢反应进行的必需条件。主动转运是人体最重要的物质转运形式,除钠钾泵以外,还有钙泵、氢泵、负离子泵、碘泵等。

(四) 入胞和出胞

一些大分子物质或物质团块进出细胞是通过入胞、出胞的形式来实现的。入胞是指细胞外某些物质团块进入细胞的过程,其过程大致是:细胞膜"辨认"细胞外某物质团块,随后与该物质团块相接触的细胞膜内陷,伪足互相接触并发生膜融合和断裂,最后物质团块与包围它的细胞膜一起进入细胞。如该物质团块是固体,上述过程称为吞噬;如进入的物质是液体,则上述过程称为吞饮。出胞是指某些物质由细胞排出的过程,其分泌过程大致是:细胞内包含分泌物的囊泡向细胞膜处移动,随后囊泡膜与细胞膜接触,互相融合,最后在融合处破裂,囊泡内的分泌物被吐出细胞外,该过程主要见于细胞的分泌活动。如内分泌腺将激素分泌到细胞外液中,神经细胞的轴突末梢将递质释放到突触间隙中,一些未消化的残渣也是以出胞的形式排出细胞的。

二、细胞的跨膜信号转导功能

细胞的信号转导是指生物学信息在细胞间或细胞内转换和传递,并产生生物效应的过程。当细胞受到刺激或物质作用时,细胞内部会产生一系列的功能变化,这种外界信号作用通过跨膜转导可以转变成细胞内部信号。主要有以下几种形式:

(一) 离子通道受体介导的跨膜信号转导

离子通道由细胞膜上的通道蛋白组成,通常对转运的离子具有特异性,此类信号转导通过改变细胞内外离子浓度的平衡状态而影响细胞的活动。一般此类通道的开关受控，称为门控通道，由膜内外电位差决定门控开关的门控通道为电压门控通道；由细胞内外的特定化学物质与膜受体结合时发生反应，引起门控通道开放的称为化学门控通道，分为细胞内结合和细胞外结合两种类型；由通道或相关受体受到形变引起门控通道打开的为机械门控通道。

（二）G蛋白耦联受体介导的跨膜信号转导

G蛋白全称为鸟苷酸结合蛋白，细胞膜上最多也最重要的信号转导系统由G蛋白介导。G蛋白位于细胞膜内侧，由α、β、γ三个亚基组成，以三聚体存在并与GDP结合者为非活化型，α亚基是催化亚基，与GTP结合并导致β-γ二聚体脱落则变成活化型。由G蛋白耦联受体所介导的细胞信号通路主要包括：cAMP信号通路和磷脂酰肌醇信号通路。

1.cAMP信号通路

cAMP是由膜上的腺苷酸环化酶（AC）水解及环化胞质内的ATP生成的，生成的cAMP又可被磷酸二酯酶（PDE）迅速分解，生成5'-AMP。当信号分子与G蛋白耦联受体结合后导致受体构象改变，受体与G蛋白结合形成复合体，结合GTP活化，α亚基解离，活化AC，AC利用ATP生成cAMP，使胞内cAMP水平升高。cAMP通过激活蛋白激酶A（PKA）来实现信号转导，PKA调节亚基和催化亚基分离，催化亚基将代谢途径中一些靶蛋白中的丝氨酸或苏氨酸残基磷酸化，从而使其激活或钝化。被磷酸化的靶蛋白往往是调节酶的重要功能蛋白，因而可以介导细胞外信号，调节细胞反应。在不同类型的细胞中，PKA的底物蛋白不同，因此cAMP在不同的靶细胞中有不同的功能。

2.磷脂酰肌醇信号通路

细胞外信号分子与细胞表面G蛋白耦联型受体结合，激活质膜上的磷脂酶C（PLC），PLC使质膜上4,5-二磷酸磷脂酰肌醇（PIP_2）水解成1,4,5-三磷酸肌醇（IP_3）和二酰基甘油（DG）两个胞内信使，IP_3是水溶性的小分子物质，它离开膜后与内质网或肌质网上的IP_3受体结合，诱发胞质Ca^{2+}浓度升高；而DG仍留在膜的内表面，存在于胞质内的蛋白激酶C（PKC）可被膜内侧的DG和膜磷脂中的磷脂酰丝氨酸集合并激活。胞外信号转换为胞内信号，这一信号系统又称为"双信使系统"。

（三）酪氨酸激酶受体介导的跨膜信号转导

酶联受体也是跨膜蛋白，细胞外有同配体结合的结构域，细胞内结构域还可以作为酶或同其他一些蛋白组成复合物后行使酶的作用。酶联受体信号转导的反应比较慢（通常需要数小时），并且需要许多细胞内的转换步骤。其中受体酪氨酸激酶（RTK），是具有酪氨酸激酶活性的受体。一旦有信号分子与受体的细胞外结构域结合，诱发相邻两个同源或异源受体的低聚化，两个单体受体分子在膜上形成二聚体；两个受体的细胞内结构域的尾部相互接触，激活它们的蛋白激酶，使尾部的酪氨酸残基磷酸化。磷酸化导致受体细胞内结构域的尾部装配成一个信号转导复合物，磷酸化的酪氨酸部位成为细胞内信号转导蛋白的结合位点，可有10～20种不同的细胞内信号蛋白同受体尾部磷酸化部位结合后被激活。信号复合物通过几种不同的信号转导途径，扩大信息，激活细胞内一系列的生理和生化反应。

第三节　细胞的生物电现象

生物体在生命活动过程中表现的电现象，称为生物电现象。

一、静息电位

（一）静息电位的概念

静息电位（resting potential）是指细胞未受刺激时，即处于静息状态下，细胞膜两侧存在的电位差。在通常情况下，细胞处于静息状态时，膜外电位相对为正，膜内电位相对为负，这种细胞静息时内负外正的电荷分布状态称为极化。

（二）静息电位的发生机制

静息电位的产生有两个重要条件，一是膜两侧离子的不均衡分布，二是静息时膜对离子通透性的不同。细胞的静息电位与K^+的平衡电位有关，正常时细胞内的K^+浓度高于细胞外，而细胞外Na^+浓度高于细胞内。在静息状态下，细胞膜对各种离子的通透性都很小，相比之下对K^+的通透性较高，于是细胞内的K^+在浓度差的驱使下，由细胞内向细胞外扩散。由于膜内带负电荷的蛋白质大分子不能随之移出细胞，所以带正电荷的K^+外流导致膜内电位变负而膜外变正。但K^+的外流并不会无限制地进行下去，因为最先流出膜外的K^+所产生的"外正内负"的电场力，将阻止K^+的继续外流，随着K^+外流的增加，这种阻止K^+外流的力量（膜两侧的电位差）也不断增强。当促使离子扩散的浓度差驱动力和阻止离子扩散的电位差驱动力相等时，即促使K^+外流的浓度差和阻止K^+外移的电位差两种力达到平衡时，膜对K^+的净通量为零，于是不再有K^+的跨膜净移动，此时膜两侧的电位差也就稳定于某一数值不变，此电位差即为K^+平衡电位。静息电位相当于K^+平衡电位。

二、动作电位

（一）动作电位的概念

动作电位（action potential）是指细胞膜受到刺激而兴奋时，在静息电位的基础上，产生的一次短暂、快速、扩布性的电位变化。动作电位是一个连续的膜电位变化过程，波形分为上升相和下降相。上升相表现为膜电位由原来的静息电位水平迅速减小，原先的极化状态消失，称为去极化（或称除极化），若导致膜极性倒转，变成膜内为正的相反极化状态，即细胞膜电位由外正内负变为外负内正的状态，称为反极化。下降相表现为膜电位逐渐恢复到原先的静息电位水平，此过程称为复极化。若细胞膜的内部电位向负方向发展，外部电位向正方向发展，使得细胞内部在超过静息膜电位时变负，称为超极化。

（二）动作电位的机制

当细胞膜受阈刺激或阈上刺激而兴奋时，膜对Na^+的通透性增加，Na^+通道迅速开放，由于膜外Na^+浓度高于膜内，Na^+顺浓度差和电位差内流，使膜去极化，形成动作电位的上升支。同时，这种膜内相对为正，膜外为相对为负的电位梯度，会阻止Na^+继续内流，当促使Na^+内流的浓度梯度与阻止Na^+内流的电位梯度相等时，Na^+内流停止。因此，动作电位的上升相的顶点是Na^+内流所形成的电-化学平衡电位，即锋电位。在动作电位上升相达到最高值时，膜上Na^+通道关闭，膜对Na^+的通透性下降，Na^+通道失活，内流停止，而K^+通道开放，K^+外流，复极化形成动作电位的下降支。可见，可兴奋细胞每发生一次动作电位，膜内外的Na^+、Na^+比例都会发生变化，于是钠钾泵加速转运，将进入膜内的Na^+泵出，同时将逸出膜外的K^+泵入，从而恢复静息时膜内外的离子分布，维持细胞的兴奋性。

（三）动作电位的特点

"全或无"性质与传导性。

1."全或无"性质

如刺激为阈下刺激，则不引起动作电位；当刺激达到阈值，即引起动作电位，而动作电位一经引起，其幅度就达到最大值，即使刺激强度继续增加，动作电位也不再增大。

2.传导性

动作电位一经产生就可在同一细胞范围内沿细胞膜传到远处，而且电位幅度不会随传导距离增加而衰减，即非递减性传导。

点滴积累

1.细胞的基本结构包括细胞膜、细胞质和细胞核。

2.细胞膜的结构是"液态镶嵌模型"，其主要成分是脂质、蛋白质和糖。细胞质的主要细胞器包括内质网、核糖体、线粒体、溶酶体、高尔基体、中心体、微丝、微管。

3.细胞膜的转运方式包括单纯扩散、易化扩散、主动转运以及入胞和出胞四种。

4.静息电位是指细胞未受刺激时，细胞膜两侧存在的电位差。动作电位是指细胞膜受到刺激而兴奋时，在静息电位的基础上，产生的一次扩布性的电位变化。

目标检测

（一）选择题

1. 细胞膜结构模型是（　　）
   A. 板层结构模型　　　　　　　B. 晶体结构模型
   C. 板块镶嵌模型　　　　　　　D. 液态镶嵌模型

2. 关于细胞内外离子的分布，正确的是（　　）
   A. 细胞内高Na^+，细胞外高Cl^-　　B. 细胞内高K^+，细胞外高Na^+
   C. 细胞内高Na^+，细胞外高K^+　　D. 细胞内高Cl^-，细胞外高K^+

3. 细胞内消化的主要场所是（　　）
   A. 线粒体　　　　　　　　　　B. 溶酶体
   C. 高尔基复合体　　　　　　　D. 粗面内质网

4. 液态镶嵌模型中的液态是指细胞膜上的（　　）
   A. 脂质分子　　　　　　　　　B. 蛋白质分子
   C. 糖分子　　　　　　　　　　D. 以上都不是

5. 白细胞可以吞噬整个病菌，这一事实说明了（　　）
   A. 细胞膜具有选择透过性　　　B. 细胞膜具有一定的流动性
   C. 细胞膜具有全透性　　　　　D. 细胞膜具有支持作用

6. O_2进出细胞主要是通过下列哪种方式进行（　　）
   A. 单纯扩散　　　　　　　　　B. 易化扩散
   C. 主动转运　　　　　　　　　D. 出胞和入胞

7. 关于钠泵的论述不正确的是（　　）
   A. 又称为Na^+-K^+—ATP酶
   B. 从细胞排出K^+，摄入Na^+
   C. 对细胞膜内Na^+，膜外K^+度变化敏感
   D. 一次转运排出3个Na^+，摄入2个K^+

8. 细胞去极化时钠离子进入细胞内属于以下哪种转运方式？（　　）
   A. 单纯扩散　　　　　　　　　B. 载体转运
   C. 易化扩散　　　　　　　　　D. 钠泵活动

（二）多选题

1. 人体细胞组成包括（　　）
   A. 细胞壁　　　　　　　　　　B. 细胞膜
   C. 细胞质　　　　　　　　　　D. 细胞核

2. 以下转运方式，转运过程无须耗能的是（　　）
   A. 单纯扩散　　　　　　　　　B. 入胞与出胞
   C. 易化扩散　　　　　　　　　D. 钠泵活动

3.动作电位的特点包括（　　）
　　A."全或无"现象
　　B.刺激为阈下刺激时不引起动作电位
　　C.不衰减性传导
　　D.给予阈刺激后，其电位可随刺激强度的增强而增大
4.以"载体"为中介的易化扩散，其特点包括（　　）
　　A.结构特异性　　　　　　　　B.饱和现象
　　C.竞争性抑制　　　　　　　　D.有无限结合位点
5.Na$^+$可通过以下哪些方式进出细胞膜（　　）
　　A.单纯扩散　　　　　　　　　B.入胞与出胞
　　C.易化扩散　　　　　　　　　D.钠泵活动

（三）简答题

1.请简述细胞膜四种物质转运方式的异同。
2.请简述动作电位的发生机制。

第二章　习题库

第三章 基本组织

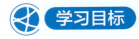 学习目标

知识目标

1. 掌握上皮组织的特点、分类和分布；疏松结缔组织的结构特点及主要功能；神经元的形态结构，神经纤维的主要功能及其传导兴奋的特点。

2. 熟悉上皮细胞的特殊结构；肌组织的分类；神经纤维的结构和分类；神经末梢的分类和主要分布。

3. 了解结缔组织的分类；致密结缔组织、脂肪组织、网状组织；神经胶质细胞的结构和功能。

技能目标

1. 能够将组织结构与器官系统的功能相联系，理解结构与功能的关系。
2. 培养学生独立分析问题和解决问题的能力。

素养目标 具有严谨细致、善于观察的工作态度。

人体组织有多种类型，传统地将上皮组织、结缔组织、肌组织和神经组织称为基本组织。它们互相结合，构成人体的各种器官。

第一节 上皮组织

上皮组织，简称上皮，按其形态、功能和分布的不同，可分为被覆上皮、腺上皮和感觉上皮。本节重点介绍被覆上皮。

一、被覆上皮

被覆上皮覆盖于体表和管、腔、囊的内表面。具有以下结构特点：① 细胞多，排列紧密，细胞间质少；② 上皮细胞呈明显的极性，分为游离面和基底面，游离面朝向身体表面或有腔器官的腔面，基底面朝向深部的结缔组织；③ 上皮细胞基底面借基膜与深部结缔组织相连，基膜为一层均质状的薄膜；④ 被覆上皮内一般无血管，细胞所需的营养物质靠结缔组织中的血管透过基膜供给，上皮内含有丰富的感觉神经末梢。根据细胞层数和形态，被覆上皮分类如下：

（一）单层上皮

1. 单层扁平上皮

单层扁平上皮由一层很薄的扁平细胞构成（图3-1）。表面观，细胞呈不规则形或多边形，细胞边缘呈锯齿状，相互嵌合；垂直切面观，细胞薄扁细长，含核部分略厚，核呈椭圆形。衬贴在心、血管和淋巴管腔面的单层扁平上皮称内皮，内皮表面薄而光滑，有利于血液和淋巴液流动及物质交换；分布在胸膜、腹膜和心包膜表面的单层扁平上皮称间皮，间皮能分泌浆液，表面湿润光滑，有利于器官活动。

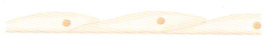

A. 单层扁平上皮模式图

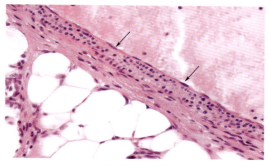

B. 血管腔面内皮光镜图

图3-1　单层扁平上皮

2. 单层立方上皮

单层立方上皮由一层立方细胞组成（图3-2）。表面观，细胞呈六角形；垂直切面观，细胞呈立方形，核圆，居中。主要分布于肾小管、甲状腺滤泡和小叶间胆管等处，以吸收和分泌功能为主。

3. 单层柱状上皮

单层柱状上皮由一层棱柱状细胞组成（图3-3）。表面观，细胞呈六角形；垂直切面观，细胞为柱状，核长椭圆形，靠近细胞基底部。主要分布在胃、肠、胆囊和子宫等处，有保护、吸收或分泌功能。肠黏膜单层柱状上皮间夹有杯状细胞，形似高脚酒杯，可分泌黏液，有润滑和保护上皮的作用。

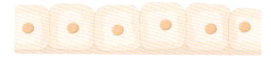

A. 单层立方上皮模式图

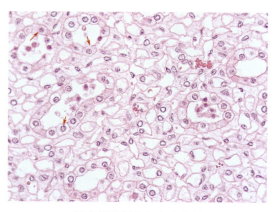

B. 肾小管单层立方上皮光镜图

图3-2　单层立方上皮

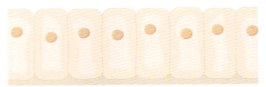
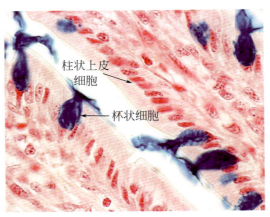

A.单层柱状上皮模式图　　　　　　　B.小肠上皮光镜图

图3-3　单层柱状上皮

4.假复层纤毛柱状上皮

假复层纤毛柱状上皮由柱状细胞、梭形细胞、锥形细胞和杯状细胞组成（图3-4）。这些细胞形态不同、高矮不等，垂直切面观形似复层上皮，所有细胞基底面均附着于基膜上，实际仍为单层上皮。主要分布于呼吸道黏膜，具有保护功能。

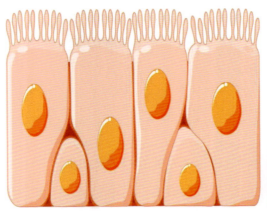
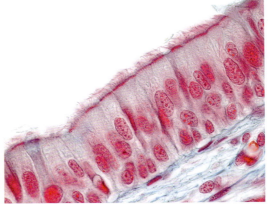

A.假复层纤毛柱状上皮模式图　　　　　　　B.气管上皮光镜图

图3-4　假复层纤毛柱状上皮

（二）复层上皮

1.复层扁平上皮

复层扁平上皮由多层细胞组成，又称复层鳞状上皮。垂直切面观，紧靠基膜的一层基底细胞为立方形或矮柱状，具有较强的分裂增殖能力。中间层为数层多边形细胞，表层细胞呈扁平鳞片状。复层扁平上皮主要分布在皮肤表皮、口腔、食管、肛门和阴道等腔面（图3-5），具有保护作用。

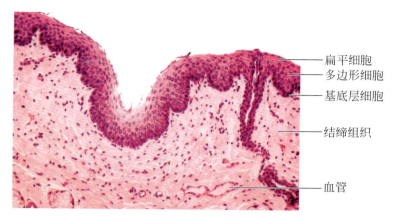

图3-5　复层扁平上皮

2.变移上皮

变移上皮由多层细胞组成，衬于泌尿管道的腔面。上皮的特点是细胞形态和层数可随器官的收缩与扩张状态而变化。如膀胱空虚而收缩时，上皮变厚，细胞层数增多，此时表层细胞呈大立方形，称盖细胞；膀胱充盈扩张时，上皮变薄，细胞层数减少，表层细胞呈扁梭形。

二、腺上皮和感觉上皮

（一）腺上皮

腺上皮是以分泌功能为主的上皮，由腺细胞构成。以腺上皮为主所构成的器官称腺。腺分为两类：一类为外分泌腺，其分泌物经导管排出，如胃腺、肠腺等；另一类为内分泌腺，分泌物（激素）主要进入血液，如甲状腺、肾上腺等。

（二）感觉上皮

感觉上皮是指一些上皮细胞特化形成具有接受特殊感觉功能的上皮组织。如分布在舌头的味蕾、视网膜内皮、鼻腔表皮等。

 知识链接

巴雷特食管

巴雷特食管（BE）指食管下段复层鳞状上皮被化生的单层柱状上皮替代的一种病理现象，可伴有或不伴有肠上皮化生，伴有肠上皮化生的特殊型巴雷特食管是一种癌前病变。食管、胃肠道虽然都是消化道，但它们表面的细胞却不一样，就像同样是道路，有的是柏油路面，有的是水泥路面。食管表面是复层鳞状上皮，有很强的修复能力，胃肠道表面是单层柱状上皮，具有分泌、吸收等功能。当胃十二指肠反流物反复刺激食管黏膜，鳞状上皮受到损伤，但鳞状上皮细胞修复能力很强，食管下段的表面就不停地在"损伤-修复-损伤"中循环，损伤修复的次数多了就会有一部分柱状上皮细胞铺在了食管黏膜上，以减轻反流物质的损伤。如此就形成了巴雷特食管。

第二节　结缔组织

结缔组织由细胞和大量的细胞间质组成，细胞间质包括纤维、基质和组织液，具有连接、支持、营养、运输和保护等多种功能。结缔组织在体内分布广泛，形态多样，广义的结缔组织包括固有结缔组织、软骨组织、骨组织和血液。一般所说的结缔组织是指固有结缔组织，包括疏松结缔组织、致密结缔组织、脂肪组织和网状组织。

一、疏松结缔组织

疏松结缔组织又称蜂窝组织。其特点是细胞种类较多，细胞间质中的纤维排列疏松、散乱，基质丰富（图3-6）。广泛地存在人体的组织之间、器官之间，并在肝、肺内构成间质。具有连接、支持、营养、防御和修复等功能。

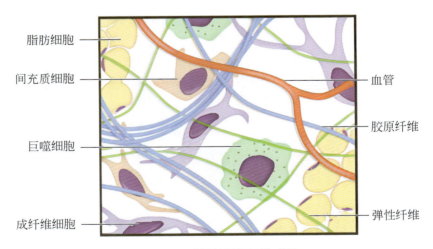

图3-6　疏松结缔组织模式图

（一）细胞

疏松结缔的细胞种类较多，散在分布，主要有以下几类：

1. 成纤维细胞

成纤维细胞是疏松结缔组织中最常见的一种细胞，数量多。细胞扁平或梭形，多突起呈星状；核较大，卵圆形；胞质较丰富，呈弱嗜碱性。成纤维细胞能合成和分泌疏松结缔组织中的纤维和基质，参与组织修复。

成纤维细胞处于功能静止状态时，呈长梭形，核小，长扁卵圆形，胞质少，呈嗜碱性，称纤维细胞。在创伤等条件下，纤维细胞可转变为成纤维细胞，在创伤愈合中起重要作用。

2. 巨噬细胞

巨噬细胞又称组织细胞，来源于血液中的单核细胞。细胞形状随功能状态不同而变化，功能活跃者常伸出伪足而呈不规则形。正常情况下，胞核较小，卵圆形，着色深，胞质丰富，呈嗜酸性，含有大量溶酶体、吞噬体等。巨噬细胞具有强大的吞噬作用，能合成和分泌多种生物活性物质，参与机体免疫功能。

3. 浆细胞

浆细胞呈圆形或椭圆形；核圆形，常偏于细胞一侧，形如车轮状；胞质丰富，呈嗜碱性，核旁有一浅染区。浆细胞来源于B淋巴细胞，可合成与分泌免疫球蛋白，即抗体，参与机体的体液免疫。

4. 肥大细胞

肥大细胞胞体较大，呈圆形或椭圆形；核小而圆，居中；胞质内充满粗大的嗜碱性颗粒，颗粒内含有肝素、组胺和嗜酸粒细胞趋化因子等。组胺参与机体过敏反应。而嗜酸粒细胞趋化因子可吸引血液中的嗜酸粒细胞定向聚集于病变部位，减轻过敏反应。肝素具有抗凝血作用。

5. 脂肪细胞

脂肪细胞体积较大，常呈圆球形或相互挤压成多边形；胞质含大小不等的脂滴，核被挤压成扁圆形，位于细胞一侧。在HE标本中，脂滴被溶解，细胞呈空泡状。脂肪细胞具有合成、贮存脂肪和参与脂质代谢的功能。

（二）纤维

1. 胶原纤维

胶原纤维数量最多，新鲜时呈白色，又称白纤维。HE染色切片中呈嗜酸性，着浅红色，纤维成束排列，粗细不等，呈波浪状，并吻合成网。胶原纤维的成分是胶原蛋白，韧性大，抗拉力强，但弹性差。

2. 弹性纤维

弹性纤维含量较少，新鲜时呈黄色，又称黄纤维。在HE染色切片中，着色淡红，较细，互相交织成网，断端常卷曲。弹性纤维富有弹性，但韧性较差。

3. 网状纤维

网状纤维较细，交织成网。在HE染色下不易显示，硝酸银染色呈棕黑色，又称嗜银纤维。网状组织主要分布在造血器官、淋巴器官等处，构成支架。

（三）基质

基质为无色、透明、黏稠、无定形的胶状物质，充满于纤维、细胞之间，主要成分是蛋白多糖和水等。多糖中以透明质酸最重要，它与蛋白质分子和其他多糖分子结合，分子之间有微小间隙，形成分子筛。分子筛能阻止细菌、异物通过，起着屏障作用。但有些细菌，如溶血性链球菌等能分泌透明质酸酶，分解透明质酸，使屏障解体，致使感染蔓延，形成蜂窝织炎。另外，如治疗需要，亦可将注射液加透明质酸酶一同注射至皮下组织中，该酶使透明质酸分解，使药物得以扩散、吸收，以达到治疗目的。

此外，基质中还含有从毛细血管渗出的组织液，是细胞与血液进行物质交换的场所，成为组织和细胞赖以生存的内环境。

> **知识链接**
>
> **蜂窝织炎**
>
> 蜂窝织炎是皮下组织、筋膜下、肌间隙的疏松结缔组织急性弥漫性化脓感染。病原菌主要为溶血性链球菌及金黄色葡萄球菌，少数可由流感杆菌、肺炎链球菌、大肠埃希菌等引起。大部分是通过小的皮肤损伤侵入皮下，也可以通过其他局部化脓性感染直接扩散或由淋巴、血行感染所致。化学物质直接注入皮内也可导致急性蜂窝织炎。本病好发于四肢、颜面等部位，一般出现局部水肿性红斑、发热、明显疼痛等症状，严重者可出现败血症等情况。治疗包括全身及局部治疗，预后与病情严重程度有关。

二、致密结缔组织

致密结缔组织是一种以纤维为主要成分的固有结缔组织，其特点是细胞和基质很少，胶原纤维数量很多，纤维粗大，排列致密，以支持和连接为其主要功能（图3-7）。主要分布在肌腱和腱膜、韧带、真皮、硬脑膜等处。

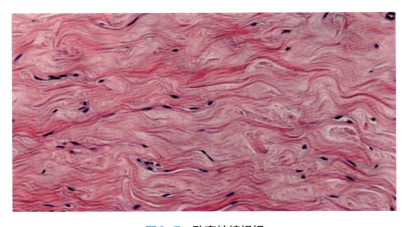

图3-7　致密结缔组织

三、脂肪组织

脂肪组织由大量脂肪细胞聚集而成,由疏松结缔组织分隔成许多脂肪小叶(图3-8)。脂肪组织主要分布在皮下组织、网膜、系膜和黄骨髓等处,是体内最大的贮能库,具有参与能量代谢,维持体温,缓冲保护和支持填充等作用。

四、网状组织

网状组织主要由网状细胞、网状纤维和基质组成(图3-9)。其主要分布于骨髓、淋巴结、脾脏等处,为淋巴细胞发育和血细胞发生提供适宜的微环境。

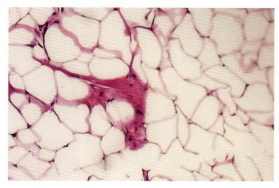

图3-8 脂肪组织

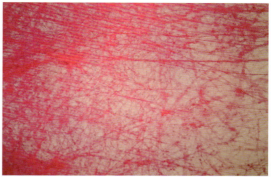

图3-9 网状组织

第三节 肌组织

肌组织主要由肌细胞构成。肌细胞形态细长,呈纤维状,又称肌纤维。肌细胞的细胞膜称肌膜,细胞质称肌质(又称肌浆)。根据肌纤维的分布、结构和功能的特点,可将肌组织分为心肌、骨骼肌和平滑肌(图3-10)。心肌和骨骼肌均有明暗相间的横纹,属于横纹肌。骨骼肌受躯体神经支配,为随意肌;心肌和平滑肌受自主神经支配,为不随意肌。

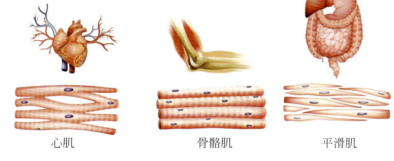

数字资源3
肌组织

图3-10 肌组织

一、骨骼肌

（一）骨骼肌的微细结构

骨骼肌主要由骨骼肌纤维构成，借肌腱附着在骨骼上。光镜下，骨骼肌纤维为长圆柱状；核呈扁椭圆形，数量多，位于肌膜下方；肌质内含大量与细胞长轴平行排列的肌原纤维。

1.肌原纤维

肌原纤维由粗、细两种肌丝构成。每条肌原纤维有许多浅染的明带和深染的暗带相间排列，由于每条肌原纤维的明带和暗带整齐地排列在同一平面上，使整条肌纤维显示明暗相间的横纹。暗带又称A带，其中央有一条浅色的窄带，称为H带，H带中央有一条深色线称M线。明带又称I带，I带中央有一条暗线称Z线。相邻两个Z线之间的一段肌原纤维称为肌节，它包括1/2I带、A带、1/2I带。肌节是肌纤维收缩和舒张的基本结构和功能单位（图3-11）。

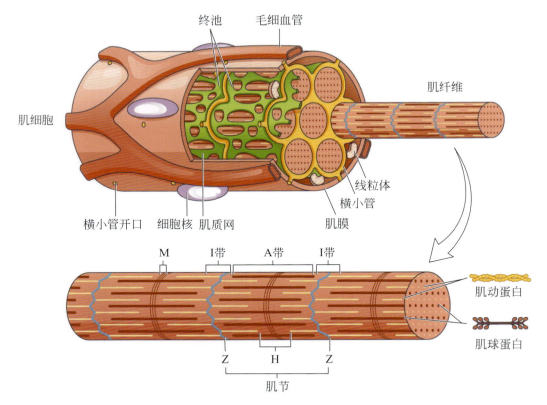

图3-11　骨骼肌连续放大示意图

每个肌节含有两类不同的肌丝。明带只有细肌丝，暗带由粗肌丝和插入其间的细肌丝构成。

（1）**粗肌丝**　位于肌节的中部，长度与暗带相同，中央固定于M线上，两端游离。

粗肌丝由形似豆芽状的肌球蛋白构成，靠近M线的部分称头部，又称横桥。横桥是一种ATP酶，能结合并分解ATP释放能量，使横桥发生屈伸运动。

（2）**细肌丝** 一端固定在Z线上，另一端插入粗肌丝之间，止于H带外侧，末端游离。细肌丝由肌动蛋白、原肌球蛋白和肌钙蛋白构。肌动蛋白构成细肌丝的主体，其上有与肌球蛋白头部相结合的位点。原肌球蛋白可掩盖肌动蛋白的位点。肌钙蛋白既能与原肌球蛋白结合，又能与Ca^{2+}结合，触发肌肉收缩。

2. 横小管

横小管是肌膜向肌质内凹陷而形成的小管，其走向与肌纤维的长轴垂直，故称横小管或T小管（图3-11）。可将兴奋从肌膜迅速传到每个肌节。

3. 肌质网

肌质网是肌纤维内特化的滑面内质网，又称肌浆网。肌质网中部纵行包绕在肌原纤维周围，形成连续的管状系统，称纵小管。纵小管末端膨大，形成与横小管平行并紧密相贴的终池。每条横小管与其两侧的终池共同组成三联体。肌质网膜上有钙泵和钙通道，具有调节肌质中钙离子浓度的功能，在肌纤维的收缩过程中有重要作用。

（二）骨骼肌纤维的收缩原理

目前被公认的骨骼肌收缩的机制是肌丝滑动学说，它认为肌原纤维的缩短是细肌丝向肌节中央滑行插入的结果，肌丝本身的长度保持不变。其过程大致如下：运动神经末梢将神经冲动传递给肌膜，引起肌膜兴奋；肌膜的兴奋经横小管迅速传向终池，引起肌质网释放Ca^{2+}，肌质内Ca^{2+}浓度升高；肌质网膜上的钙泵活动，将大量Ca^{2+}转运到肌质内；肌原蛋白与Ca^{2+}结合后，发生构型改变，进而使原肌球蛋白位置也随之变化；原来被掩盖的肌动蛋白位点暴露，迅即与肌球蛋白头接触，ATP酶被激活，释放能量；肌球蛋白的头部向M线方向折动，将细肌丝拉向M线，肌节缩短。此时，I带变短，A带长度不变，H带因细肌丝的插入而变窄甚至消失；收缩完毕，肌质内Ca^{2+}被泵入肌质网内，肌质内Ca^{2+}浓度降低，肌原蛋白恢复原来构型，原肌球蛋白恢复原位又掩盖肌动蛋白位点，肌球蛋白头与肌动蛋白脱离接触，细肌丝退回原位，肌节复原，肌纤维松弛。

二、心肌

心肌主要由心肌纤维构成，分布于心壁和心脏附近的大血管根部。心肌纤维呈短圆柱状，有分支；核1个，椭圆形，居中，偶有双核；肌质丰富。相邻心肌细胞连接处，称为闰盘。闰盘是心肌的特殊结构，在HE染色的标本中呈着色较深的线状结构。心肌纤维之间有薄层结缔组织、血管、淋巴管与神经。心肌纤维有横纹，但不如骨骼肌明显。

三、平滑肌

平滑肌主要由平滑肌纤维构成，分布于内脏及血管壁等处。平滑肌纤维呈长梭形；核椭圆形或长杆状，居中。平滑肌纤维的横切面，直径很小，呈圆形或不规则形。平滑肌纤维内无肌原纤维，故无横纹。

第四节　神经组织

神经组织由神经细胞和神经胶质细胞构成。神经细胞又称神经元，具有接受刺激、整合信息和传导冲动的功能，是神经系统的结构和功能单位。神经胶质细胞不具有传递信息功能，只对神经元起支持、保护、营养、绝缘等作用，构成神经元生长分化和功能活动的微环境。

一、神经元

（一）神经元的形态结构

神经元形态多样，但都由胞体和突起两部分构成。突起又分为树突和轴突（图3-12）。

1. 胞体

胞体是神经元的营养和代谢中心，主要位于大脑和小脑的皮质、脑干和脊髓的灰质以及神经节内。

（1）**细胞膜**　细胞膜为可兴奋膜，具有感受刺激、处理信息、产生和传导神经冲动的功能。

（2）**细胞核**　细胞核大而圆，位于胞体中央，染色质着色浅，核仁大而明显。

（3）**细胞质**　细胞质中含有尼氏体和神经原纤维两种特征性结构。①尼氏体：也称嗜染质，呈嗜碱性的颗粒状或小块状。尼氏体由发达的粗面内质网和游离的核糖体构成，主要功能是合成蛋白质和神经递质。②神经原纤维：在HE染色片上不能分辨，在镀银染色片中，神经原纤维被染成棕黑色。神经原纤维由神经丝和微管组成，交织成网，构成神经元的细胞骨架，参与细

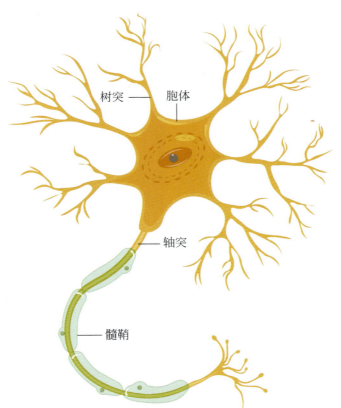

图3-12　神经元结构模式图

胞内物质的运输。

2. 突起

突起由神经元胞体局部的细胞膜和细胞质向表面突出而形成，可分为树突和轴突两种。

（1）**树突** 每个神经元有一个或多个树突，呈树枝状分支，分支上有许多短小的突起，称树突棘，是神经元之间形成突触的主要部位。树突的主要功能是接受刺激并将冲动传向胞体。

（2）**轴突** 每个神经元只有一个轴突，胞体发出轴突的部位呈圆锥形，光镜下该区无尼氏体，染色淡，称轴丘。轴突细而长，轴突末端分支较多，形成轴突终末。轴突的功能主要是传导神经冲动和释放神经递质。

（二）神经元的分类

神经元按突起的数量可分为：① 多极神经元，有一个轴突和多个树突；② 双极神经元，有一个树突，一个轴突；③ 假单极神经元，从胞体发出一个突起，在离胞体不远处分出周围突和中枢突两支，周围突分布到其他组织和器官中，中枢突进入中枢神经系统（图3-13）。神经元按功能可分为感觉神经元（也称传入神经元）、运动神经元（也称传出神经元）、中间神经元（也称联络神经元）。

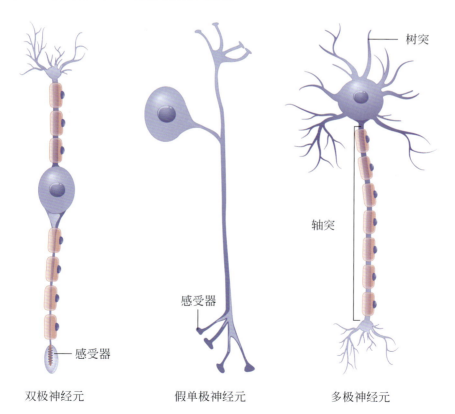

图3-13　神经元的几种形态类型

二、神经胶质细胞

神经胶质细胞即神经胶质，散布于神经元之间，数量、种类较多，可分为中枢神经系统的神经胶质细胞和周围神经系统的神经胶质细胞（图3-14）。

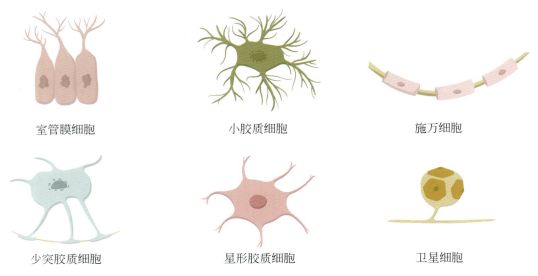

图3-14　神经胶质细胞的种类

中枢神经系统的神经胶质细胞主要有4种：① 星形胶质细胞，是最大的一种胶质细胞，其突起参与构成血脑屏障；② 少突胶质细胞，参与形成中枢神经纤维的髓鞘；③ 小胶质细胞，是最小的神经胶质细胞，具有吞噬功能，来源于血液中的单核细胞，属单核吞噬细胞系统；④ 室管膜细胞，是衬在脑室和脊髓中央管腔面的一层立方形或柱状的神经胶质细胞，构成室管膜，具有支持、保护的功能，并与脑脊液的产生有关。

周围神经系统的神经胶质细胞主要有两种：① 施万细胞，是周围神经系统的髓鞘生成细胞，除有保护和绝缘功能外，在神经纤维的再生过程中有诱导作用；② 卫星细胞，对神经节细胞有保护作用。

三、神经纤维

神经纤维由神经元的轴突或感觉神经元的长突起（统称为轴索）及包绕在其外面的神经胶质细胞构成。根据神经纤维有无髓鞘，可将其分为有髓神经纤维和无髓神经纤维。

（一）有髓神经纤维

周围神经系统的有髓神经纤维由施万细胞包卷轴索形成髓鞘。每个施万细胞呈同心圆状包卷一段轴索，构成结间体，相邻两个结间体之间无髓鞘的狭窄处，称郎飞结。有髓神经纤维的神经冲动从一个郎飞结跳到下一个郎飞结，呈快速跳跃式传导。

中枢神经系统的有髓神经纤维由少突胶质细胞形成髓鞘。一个少突胶质细胞有多个突起可分别包卷多个轴突，其胞体位于神经纤维之间。

知识链接

渐冻症

渐冻症又称肌萎缩侧索硬化（amyotrophic lateral sclerosis，ALS），是一种病因尚未明确的慢性神经元性疾病，主要是由运动皮质上位运动神经元变性，脊髓侧索中的皮质脊髓束的轴索消失和萎缩。这些神经元支配的骨骼肌中，产生广泛的神经源性的肌纤维萎缩，导致四肢、躯干、胸部、腹部肌肉逐渐无力并萎缩，从而影响运动、交流、吞咽和呼吸功能，最终致死。几乎所有的该病病例为散发，发病年龄中老年多见，发病年龄有年轻化趋势，男性多于女性。呈进行性经过，生存期通常为3～5年，少数患者生存期可达10年以上。

（二）无髓神经纤维

周围神经系统的无髓神经纤维是由较细的轴突和包在它外面的施万细胞组成。多个施万细胞沿着轴突形成连续的鞘，但不形成髓鞘，一个施万细胞可包裹许多条轴突。中枢神经系统的无髓神经纤维的轴突外面无特异性的神经胶质细胞包裹，轴索裸露地走行于有髓神经纤维或神经胶质细胞之间。无髓神经纤维因无髓鞘，神经冲动是沿着轴突连续传导的，故其传导速度比有髓神经纤维慢得多。

周围神经系统神经纤维束平行排列，外包结缔组织，构成神经。周围神经纤维在全身各种组织或器官内的终末部分，称为神经末梢，按其功能可分感觉神经末梢和运动神经末梢。感觉神经末梢是感觉神经纤维的终末部，在组织器官内与其他结构共同构成感受器。它能感受刺激，并将刺激转变为神经冲动，传向中枢。运动神经末梢是运动神经元的轴突在肌组织和腺体的终末结构，支配肌的收缩和腺的分泌，称效应器。分布于骨骼肌的运动神经末梢反复分支，呈爪状，并形成扣状膨大附着于肌膜上，称运动终板或称神经肌连接，属于一种突触结构。

 点滴积累

1. 被覆上皮覆盖于体表和管、腔、囊的内表面。主要特点是上皮组织无血管，其营养主要是经过基膜进行物质交换获得的。
2. 被覆上皮根据细胞的层数可分为单层和复层两大类。两者根据细胞的形状又可分为很多类型，其结构和分布各异，功能也不同。
3. 疏松结缔组织的细胞包括成纤维细胞、巨噬细胞、浆细胞、肥大细胞、脂肪细胞等；纤维包括胶原纤维、弹性纤维和网状纤维。
4. 肌组织分为骨骼肌、心肌和平滑肌。心肌特有的结构为闰盘。
5. 神经组织由神经元和神经胶质细胞组成；神经元的基本结构包括胞体和突起两部分，突起又分为树突和轴突；神经元的长轴突以及神经胶质细胞构成神经纤维。

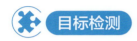

答案

（一）单选题

1. 皮肤被割破，但未见出血，说明伤口到哪层结构（ ）
   A.表皮　　　　　B.真皮　　　　　C.皮下组织
   D.肌组织　　　　E.骨膜

2. 夹有杯状细胞的单层柱状上皮主要分布于（ ）
   A.胃　　　　　　B.小肠　　　　　C.子宫
   D.气管　　　　　E.肾小管

3. 下列关于上皮组织的描述，哪项是错误的（ ）
   A.由密集的细胞组成　　　　　B.富含毛细血管
   C.神经末梢丰富　　　　　　　D.有极性
   E.具有保护、吸收、分泌功能

4. 假复层纤毛柱状上皮分布于（ ）
   A.食管　　　　　B.小肠　　　　　C.膀胱
   D.气管　　　　　E.外耳道

5. 复层扁平上皮分布于（ ）
   A.胃　　　　　　B.气管　　　　　C.膀胱
   D.小肠　　　　　E.食管

6. 下列哪项不是致密结缔组织的分布部位（ ）
   A.真皮　　　　　B.巩膜　　　　　C.骨密质
   D.骨膜　　　　　E.肌腱

7. 脂肪组织主要分布于（ ）
   A.皮下组织　　　B.网膜　　　　　C.系膜
   D.黄骨髓　　　　E.以上都是

8. 心肌纤维特有结构是（ ）
   A.有明显的横纹　B.有闰盘　　　　C.有多核
   D.细胞为长柱形　E.无肌节

9. 平滑肌细胞特点是（ ）
   A.细胞呈长梭形
   B.有1～2个核
   C.横纹不明显
   D.肌浆内含肌原纤维
   E.有肌节

10. 神经元特有细胞器是（ ）
    A.尼氏体　　　　B.溶酶体　　　　C.线粒体
    D.中心体　　　　E.神经纤维

11. 有髓神经纤维传导速度快是由于（ ）
　　A.神经元胞体大　　　　　　　　B.轴突较粗
　　C.有郎飞结　　　　　　　　　　D.轴突内含突触小泡多
　　E.轴突内有大量神经原纤维

（二）多选题

1. 单层扁平上皮分布于（ ）
　　A.心包膜　　　B.淋巴管　　　C.胸膜
　　D.腹膜　　　　E.子宫腔面
2. 上皮组织的结构特点（ ）
　　A.细胞多而密集排列　　　　　　B.细胞间质含量少
　　C.一般不含血管　　　　　　　　D.按功能分为单层上皮和复层上皮
　　E.分布于内脏和血管壁
3. 关于疏松结缔组织描述正确的是（ ）
　　A.细胞种类多　　　　　　　　　B.细胞排列有极性
　　C.基质具有屏障作用　　　　　　D.细胞间质少
　　E.分布广泛
4. 神经元按功能分为（ ）
　　A.假单极神经元　　　　　　　　B.双极神经元
　　C.感觉神经元　　　　　　　　　D.联络神经元
　　E.运动神经元
5. 关于突触描述正确的是（ ）
　　A.是神经纤维的终末
　　B.每个神经元只有一个轴突
　　C.由有髓和无髓神经纤维组成
　　D.轴突细而长，轴突末端可有较多分支，形成轴突终末
　　E.有传导神经冲动和释放神经递质的功能

（三）简答题

1. 请简述上皮组织的特点及分类有哪些。
2. 请简述结缔组织的特点和功能有哪些。

第三章　习题库

第四章 血液

学习目标

知识目标

1. 掌握红细胞的生理功能；红细胞的生成部位、过程、原料、成熟因子及调节；血小板的正常值、特性和生理功能；血液凝固的概念及过程。
2. 熟悉血液的组成和理化特性；血型分类及输血原则。
3. 了解红细胞破坏；纤维蛋白溶解；红细胞凝集；Rh血型。

技能目标

1. 具有运用所学的血液知识，解释和分析贫血、生理性止血、血液凝固、血栓形成等生理、病理现象的能力。
2. 能够初步解读血常规化验单，了解血常规化验数据。
3. 能够根据血液凝固的相关知识，说明抗凝与促凝的临床应用。

素养目标 结合血液组成及相关特性，具有无偿献血的科普及宣传意识。通过输血原则，养成严谨细致的医疗工作作风，增强职业责任感。

血液是在心血管系统中循环流动的流体组织，起着沟通人体各个部分及人体与外环境的作用，是人体内环境中最活跃的部分。血液的基本功能是运输，运输O_2、CO_2、营养物质、激素和代谢产物等以维持机体正常的新陈代谢；含有多种缓冲物质，可调节酸碱平衡；具有重要的防御和保护功能；还有调节体温、参与生理性止血等功能。

第一节 血液的组成和理化特性

一、血液的组成

血液由血浆和悬浮于其中的血细胞组成。若取一定量的血液加入抗凝剂（如柠檬酸钠或肝素）混匀，置于比容管中，以每分钟3000转的速度旋转离心30min后，血细胞会下沉压紧而使管中血液明显分为三层：上层浅黄色的液体为血浆，占总体积的50%～60%；下层为深红色不透明的红细胞，占总体积的40%～50%；中间一薄层灰白色的是白细胞和血小板，约占总体积的1%（图4-1）。

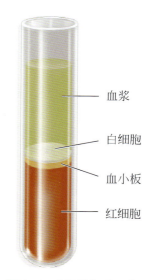

图4-1　血液的组成示意图

（一）血浆

血浆主要成分是水、血浆蛋白、电解质、气体（O_2、CO_2）、营养物质、代谢产物和激素等。血浆对营养物质、代谢产物等的运输和体温调节具有重要作用。血浆中的无机盐绝大部分以离子形式存在，其中以Na^+、Cl^-为主，在形成和维持血浆晶体渗透压、维持酸碱平衡、维持神经肌肉正常兴奋性等方面具有重要作用。

血浆蛋白是血浆中各种蛋白质的总称。用盐析法可将血浆蛋白分为白蛋白、球蛋白和纤维蛋白原三类。正常成人血浆蛋白含量为60～80g/L，白蛋白40～50g/L，球蛋白20～30g/L，纤维蛋白原2～4g/L，白蛋白与球蛋白之比（A/G值）为（1.5～2.5）∶1，白蛋白和大多数球蛋白主要由肝脏产生，故有肝脏疾病时，常致A/G值下降，甚至倒置。

（二）血细胞

血细胞分为红细胞、白细胞和血小板三类。血细胞在血液中所占的容积百分比称为血细胞比容，正常成年男性为40%～50%，成年女性为37%～48%。血细胞比容可反应全血中血细胞（主要是红细胞）的相对值，如贫血患者可能会减小，而严重脱水患者则会增大。

二、血量

血量是指人体内血液的总量。正常成人血量占体重的7%～8%，即每千克体重有70～80mL血液。大部分血液在心血管中循环流动，称为循环血量；小部分血液滞留于肝、肺、腹腔及皮下静脉等处，称为储存血量。剧烈运动、情绪激动或大失血时，储存血量可被动员出来以补充循环血量，维持机体需要。

当人体急性失血，失血量不超过血量的10%，可通过神经和体液调节代偿，不会出现明显临床症状。如急性失血达血量的20%，机体功能将难以代偿，会出现血压下降、脉搏加快、四肢冰冷、眩晕、恶心、乏力，甚至昏倒等临床表现；若急性失血达30%以上，可能危及生命。因此，对失血伤员，在及时止血的同时，输血或补液是有效的救治手段。

三、血液的理化特性

（一）颜色

血液呈红色，这是因为红细胞内含有血红蛋白。动脉血中红细胞含氧合血红蛋白较多而呈鲜红色；静脉血中红细胞含还原血红蛋白较多而呈暗红色。血浆因含胆色素而呈淡黄色；空腹时血浆相对清澈透明，进食之后尤其是摄入较多的脂类食物后，血浆变得混浊。因此，临床做某些血液成分检验时，要求空腹采血。

（二）比重

全血比重为1.050～1.060，红细胞数量越多，全血比重越大。血浆比重为1.025～1.030，血浆蛋白含量越多，血浆比重越大。

（三）黏滞性

血液黏滞性由其内部分子或颗粒之间的摩擦引起。全血相对黏滞性是4～5，主要取决于红细胞数量；血浆相对黏滞性是1.6～2.4，主要取决于血浆蛋白含量。当血流速度低于一定限度时，血液黏滞性也会增大。血液黏滞性是血流阻力的重要来源之一，血液的黏滞性增大，血流阻力便随之增大，会引起血压升高、微循环障碍、血管内凝血等，影响血液循环正常进行。

（四）酸碱度

正常人血浆的pH为7.35～7.45。血浆pH值低于7.35时为酸中毒，高于7.45时为碱中毒。血浆pH低于6.9或高于7.8时，将危及生命。血浆酸碱度的相对稳定主要依赖于血液中缓冲物质以及正常的肺、肾功能。血浆中的缓冲对有$NaHCO_3/H_2CO_3$、蛋白质钠盐/蛋白质和Na_2HPO_4/NaH_2PO_4，其中以$NaHCO_3/H_2CO_3$最为重要。红细胞内也有缓冲对，参与维持血浆pH的恒定。

（五）血浆渗透压

渗透压是指溶质分子通过半透膜吸引水分子的力量，其大小与溶质颗粒的数目成正比，而与溶质的种类和分子大小无关。

1. 血浆渗透压的组成

（1）血浆晶体渗透压　血浆晶体渗透压是由溶解在血浆中的晶体物质（主要是Na^+、Cl^-，约占80%）形成的渗透压，其数值是298.7mmol/L。

（2）血浆胶体渗透压　血浆胶体渗透压是由血浆蛋白（主要是白蛋白）形成的渗透压，约为1.3mmol/L。由于血浆中晶体溶质数目远远大于胶体数目，所以血浆渗透压主要由晶体渗透压构成。

在临床中，将与血浆渗透压相等的溶液称为等渗溶液，如0.9%NaCl（又称生理盐水）和5%葡萄糖溶液。高于血浆渗透压的溶液称为高渗溶液，低于血浆渗透压的溶液称为低渗溶液。

2. 血浆渗透压的生理意义

（1）血浆晶体渗透压 由于血浆中的晶体物质绝大部分不易透过半透膜，而水可以自由通过，所以细胞外液的血浆晶体渗透压相对稳定，对维持细胞内、外的水平衡和保持红细胞正常形态功能具有重要作用（图4-2）。正常情况下，红细胞膜内、外的晶体渗透压基本相等，红细胞在血浆中保持正常形态和功能。若将红细胞置于低渗溶液中，红细胞会膨胀，甚至破裂，血红蛋白逸出，称为溶血。若将红细胞置于高渗溶液中，红细胞发生脱水、皱缩。

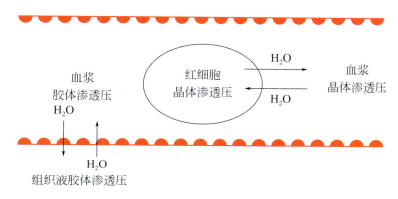

图4-2　血浆渗透压作用示意图

（2）血浆胶体渗透压 血浆胶体渗透压虽小，但由于血浆蛋白不易通过毛细血管壁，所以胶体渗透压在调节血管内、外的水平衡和维持血浆容量相对稳定中起重要作用（图4-2）。如肝、肾疾患等引起白蛋白减少，可导致组织水肿和血浆容量降低。

第二节　血细胞

一、红细胞

（一）红细胞的形态、数量和功能

1. 红细胞的形态

正常成熟红细胞呈中央薄，周边厚的双凹圆盘状，直径7～8μm；无细胞核，无细胞器，细胞内含大量的血红蛋白（Hb）（图4-3）。

2. 红细胞的数量

红细胞是血液中数量最多的血细胞，正常成年男性为（4.0～5.5）×10^{12}/L；女性为（3.5～5.0）×10^{12}/L。红细胞数可随外界条件和年龄的不同而有所变化。红细胞内血红蛋白的含量，成年男性为120～160g/L，女性为110～150g/L。

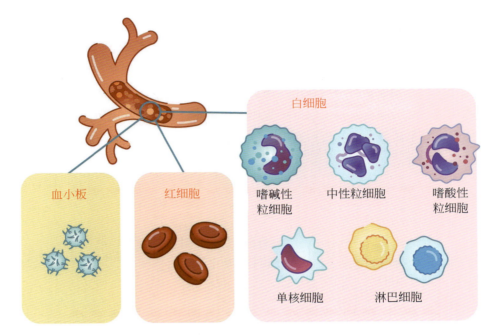

图4-3 血细胞模式图

3.红细胞的功能

红细胞的主要生理功能是运输O_2和CO_2，并能缓冲血液酸碱度的变化，这些功能都是由红细胞内的血红蛋白实现，一旦红细胞破裂，血红蛋白逸出，即失去其正常功能。

（二）红细胞的生理特性

1.可塑变形性

红细胞在外力作用下发生变形的能力，称为可塑变形性。可塑变形性可使红细胞通过比它直径小的毛细血管和血窦孔隙，通过后再恢复其正常形态。这主要是因为双凹圆盘状使得红细胞有较大的表面积与体积比，且细胞膜和内容物均具有流动性。新生红细胞的可塑变形性较大；衰老的红细胞和遗传性球形红细胞的变形能力降低。

 知识链接

贫血

各种原因导致的人体外周血红细胞数目或血红蛋白含量低于正常的临床综合征，称为贫血。临床上常用血常规中的血红蛋白数量来评价贫血。中国血液病专家认为，在中国海平面地区，成年男性Hb < 120g/L，非妊娠成年女性Hb < 110g/L，孕妇Hb < 100g/L，即为贫血。贫血时由于血红蛋白的浓度降低，不能将足够的氧气运到全身组织，导致组织细胞缺氧，就会出现面色苍白、头晕、乏力、困倦、心悸等临床表现。

2.悬浮稳定性

红细胞能相对稳定地悬浮于血浆中而不易下沉的特性，称为悬浮稳定性。临床上常用红细胞沉降率（erythrocyte sedimentation rate，ESR，简称血沉）来表示。血沉是将抗凝血加入血沉管中垂直静置，记录第1小时末红细胞下沉的数值。正常成年男性为0～15mm/h，女性为0～20mm/h。在月经期、妊娠或某些病理情况下（如活动性肺结核、风湿热等疾病时）会出现血沉加快。目前认为，血沉加快是由于红细胞彼此以凹面相贴，形成红细胞叠连，导致红细胞表面积与体积比减小，与血浆之间的摩擦力减小所致。而红细胞叠连形成与血浆成分有关，血浆中球蛋白、纤维蛋白原和胆固醇增多时，血沉加快；血浆中白蛋白、卵磷脂增多，则血沉减慢。

3.渗透脆性

红细胞在低渗盐溶液中发生膨胀破裂的特性，称为渗透脆性，简称脆性。正常红细胞在0.9%NaCl等渗溶液中，能维持正常形态和大小。在0.6%～0.8%NaCl低渗溶液中，会膨胀成球形；在0.42%～0.46%NaCl溶液中，开始有部分红细胞破裂而发生溶血；当NaCl浓度降到0.35%以下时，全部红细胞发生溶血。这一现象说明红细胞对低渗溶液具有一定的抵抗力，其抵抗力的大小，用脆性来表示，两者成反比关系。脆性越大，表示红细胞对低渗溶液的抵抗力越小；脆性越小，表示红细胞对低渗溶液的抵抗力越大。新生的红细胞渗透脆性较小，衰老的红细胞渗透脆性较大。有些疾病，如遗传性球形红细胞增多症，可使患者的红细胞渗透脆性变大。故测定红细胞的渗透脆性有助于一些疾病的临床诊断。

（三）红细胞的生成与破坏

1.红细胞的生成

（1）生成部位　人出生后，红骨髓造血，是红细胞生成的部位。红细胞在红骨髓内发育成熟是一个复杂的过程，分为几个阶段：骨髓造血干细胞分化为红系祖细胞，经原红细胞、早幼红细胞、中幼红细胞、晚幼红细胞、网织红细胞，最后成为成熟红细胞。红细胞在发育成熟的过程中，体积逐渐由大变小，细胞核由大变小最后消失，细胞质中的血红蛋白从无到有，直至达到正常含量。红骨髓造血功能正常是红细胞生成的前提，当骨髓受到某些药物、射线等理化因素抑制时，出现全血细胞减少，称为再生障碍性贫血。

（2）生成原料　红细胞的主要成分是血红蛋白，合成血红蛋白的主要原料是铁和蛋白质。成人每天需20～30mg的铁，其中95%来自衰老红细胞破坏后，血红蛋白分解释放的"内源性铁"，可以循环利用；其余5%约为1mg则由食物提供。如铁需求量增大（如妇女妊娠期、儿童生长期）、铁摄入不足（如胃肠道吸收功能障碍）或长期慢性失血（如月经失调）等，都会导致机体缺铁使血红蛋白合成减少，引起小细胞低色素性贫血，即缺铁性贫血。

（3）成熟因子　红细胞在分裂和成熟过程中，需要叶酸和维生素B_{12}参与。叶酸是DNA合成酶的辅酶，维生素B_{12}可促进叶酸的转化与利用。维生素B_{12}的吸收需要内因子的参与。当叶酸、维生素B_{12}或内因子缺乏时，红细胞分裂延缓甚至发育停滞，引起巨幼红细胞性贫血。

2. 红细胞生成的调节

（1）促红细胞生成素　主要是在肾脏合成的一种糖蛋白，其主要生理作用是促使造血干细胞向原红细胞转化，并促进红细胞发育和血红蛋白合成，促使成熟红细胞释放入血。当机体缺 O_2 时，该激素合成和释放增加，使红细胞生成增多。高原居民、长期从事强体力劳动和体育锻炼的人，由于缺氧的刺激使促红细胞生成素合成增加，其体内红细胞数量往往较多。严重肾病患者，促红细胞生成素合成减少，出现肾性贫血。

（2）雄激素　既能直接刺激骨髓造血，又能促进肾产生促红细胞生成素，使红细胞生成增多。雌激素可以抑制红细胞的生成。因此青春期后男性红细胞多于女性。

3. 红细胞的破坏

红细胞的平均寿命约120天。衰老的红细胞因变形能力减弱且脆性增加，在湍急的血流中受到机械撞击或通过直径小的毛细血管及血窦微小的空隙时破损。衰老或破损的红细胞易滞留于肝、脾的血窦中，被巨噬细胞吞噬。

二、白细胞

（一）白细胞的形态、数量和分类

白细胞为无色、有核，呈球形的血细胞。正常成人白细胞总数为 $(4.0 \sim 10.0) \times 10^9/L$，新生儿白细胞可达 $(12.0 \sim 20.0) \times 10^9/L$。白细胞总数的生理变动范围较大，饭后、运动、妊娠分娩及月经期等均可使白细胞增多。根据细胞质中是否含有特殊颗粒，可将白细胞分为有粒白细胞和无粒白细胞两类。有粒白细胞包括中性粒细胞、嗜酸性粒细胞和嗜碱性粒细胞；无粒白细胞包括单核细胞和淋巴细胞（图4-3）。白细胞分类、百分比及主要生理功能见表4-1。

表4-1　白细胞分类百分比及主要生理功能

分类		百分比 /%	主要生理功能
有粒白细胞	中性粒细胞	50～70	吞噬细菌，尤其是入侵的化脓性细菌
	嗜酸性粒细胞	0.5～5	抑制过敏反应，参与蠕虫的免疫
	嗜碱性粒细胞	0～1	参与过敏反应，释放肝素抗凝
无粒白细胞	单核细胞	3～8	吞噬抗原，诱导特异性免疫应答
	淋巴细胞	20～40	细胞免疫和体液免疫

（二）白细胞的生理功能

白细胞的主要功能是通过吞噬作用和免疫反应，实现对机体的防御和保护作用。白细胞可做变形运动，可穿过血管壁，向某些具有趋化作用的化学物质（如人体细胞的降解产物、细菌、抗原-抗体复合物等）游走，这一特性称为趋化性。白细胞游走到这些物质周围，将其包围并吞入胞质内的过程，称为吞噬作用。

1. 中性粒细胞

中性粒细胞是血液中主要的吞噬细胞，具有非特异性吞噬能力，处在机体抵抗病原微生物，尤其是急性化脓性细菌入侵的第一道防线。当细菌侵入时，中性粒细胞在炎症区域产生的趋化性物质作用下，通过变形运动从血管壁渗出，并集中到病灶处，将细菌吞噬，并在细胞内溶酶体酶的作用下将其消化分解。当中性粒细胞吞噬数十个细菌后，自身即解体，而释放的溶酶体酶又可溶解周围组织而形成脓液。临床上白细胞总数增多和中性粒细胞比例增高，常提示患有急性化脓性细菌感染。当血液中中性粒细胞减少时，机体抵抗力下降，容易发生感染。

2. 嗜酸性粒细胞

嗜酸性粒细胞的胞质内含有较大的、椭圆形的嗜酸性颗粒，颗粒内含有过氧化物酶和碱性蛋白质，由于缺乏溶菌酶，基本上无杀菌作用，仅有微弱的吞噬作用。嗜酸性粒细胞在体内的主要作用：① 限制过敏反应，能抑制嗜碱性粒细胞和肥大细胞在过敏反应中的作用；② 参与对蠕虫的免疫反应，在有过敏反应或寄生虫感染时，常伴有嗜酸性粒细胞增多。

3. 嗜碱性粒细胞

嗜碱性粒细胞的胞质颗粒内含有肝素、组胺、过敏性慢反应物质和嗜酸性粒细胞趋化因子等。肝素具有抗凝血作用，利于血管通畅。组胺、过敏性慢反应物质可使毛细血管壁通透性增加，并使支气管平滑肌痉挛，从而引起荨麻疹、哮喘等过敏反应。嗜酸性粒细胞趋化因子可吸引嗜酸性粒细胞，以限制嗜碱性粒细胞在过敏反应中的作用。

4. 单核细胞

单核细胞体积较大，胞质内没有嗜染颗粒。单核细胞吞噬能力较弱，进入组织称为巨噬细胞，巨噬细胞胞质内含较多的非特异性酯酶、溶酶体颗粒和线粒体，吞噬能力提高。激活的单核-巨噬细胞还能合成和释放多种细胞因子，在特异性免疫应答的诱导和调节中起重要作用。

5. 淋巴细胞

淋巴细胞在免疫应答反应中起核心作用。淋巴细胞包括多种形态相似、功能不同的细胞群，主要分为T淋巴细胞、B淋巴细胞和自然杀伤细胞（NK）三大类。T淋巴细胞主要与细胞免疫有关，B淋巴细胞主要与体液免疫有关，NK细胞能够直接杀伤被病毒感染的自身细胞或肿瘤细胞。

三、血小板

（一）血小板的形态和数量

血小板是骨髓中成熟的巨核细胞脱落下来的具有生物活性的胞质碎片，体积小，呈双面微突的圆盘状。平均寿命为7～14天。正常成人的血小板数量为（100～300）×10^9/L。剧烈运动、妊娠、较大损伤后可使血小板增多；妇女月经期血小板减少。当血小板数量少

于 $50×10^9$/L 时，称血小板过少，可出现出血倾向。当血小板多于 $1000×10^9$/L 时，称血小板过多，则易发生血栓。

（二）血小板的生理特性

1. 黏附

血小板与非血小板表面的黏着称为血小板黏附。血小板不能黏附于正常的内皮细胞的表面，而当血管内皮受损时，血小板即可黏附于内皮下组织。参与血小板黏附的主要有三种成分：血小板膜上的糖蛋白、血管内皮下成分（主要是胶原纤维）和血浆成分，黏附启动了生理性止血和血液凝固的过程。

2. 聚集

血小板与血小板之间相互黏着的现象称血小板聚集。这一现象分为两个时相：第一时相是非常快的可逆性聚集，第二时相是由受损组织释放的二磷酸腺苷（ADP）引起的，血小板聚集后不再解聚，称不可逆性聚集。能促进第二时相血小板聚集的因素有生理性致聚剂，如 ADP、5-HT、儿茶酚胺类等；病理性致聚剂包括病毒、细菌、免疫复合物、药物等。血小板聚集后，血小板膜的通透性增大，水分进入血小板内，使血小板肿胀、破裂、解体。

3. 释放

血小板受到刺激后，血小板颗粒中的储存物被排出细胞外，这一过程称血小板释放。其颗粒成分有 5-HT、ADP、ATP、Ca^{2+}、血小板因子等，其中 5-HT、儿茶酚胺类物质可使小血管收缩，有助于止血，血小板因子参与凝血。

4. 收缩

血小板具有收缩能力。血小板的收缩与其所含收缩蛋白有关。当收缩蛋白活化时，血小板发挥收缩作用，可使血凝块回缩和血栓硬化，有助于止血。

5. 吸附

血小板表面能吸附血浆中的多种凝血因子，当血管内皮受损，血小板黏附和聚集于破损的局部，可使局部凝血因子浓度升高，有利于血液凝固和生理止血。

（三）血小板的生理功能

1. 参与生理性止血

正常情况下，小血管破损后引起的出血在几分钟内自行停止的现象，称为生理性止血。其过程是：① 血管收缩，若损伤不大，可使破损血管破口封闭，产生暂时性止血；② 血小板血栓形成，损伤的血管暴露内膜下的胶原组织，激活血小板，使血小板黏附、聚集形成松软的止血栓以堵塞血管伤口，实现初期止血；③ 血液凝固，在血小板参与下促进血液凝固形成血凝块，并使血块回缩形成牢固的止血栓，达到有效的生理性止血（图 4-4）。

数字资源 4
血小板的生理功能

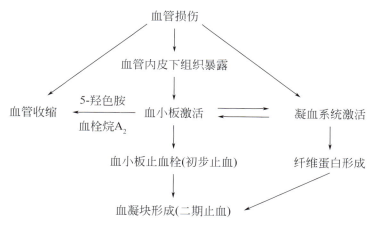

图4-4 生理性止血过程示意图

2.促进凝血

血小板能释放多种与凝血有关的因子，统称为血小板因子，如纤维蛋白原激活因子、抗肝素因子、抗纤溶因子等，而最主要的是血小板磷脂表面，这些因子在血液凝固过程中起重要作用。

3.维持血管内皮的完整性

血小板可随时融入毛细血管内皮细胞，填补血管内皮细胞脱落留下的空隙，以维持毛细血管壁的正常通透性。临床上，当血小板减少到 $50×10^9/L$ 以下时，毛细血管脆性增高，微小的创伤或仅血压升高便会出现出血点或紫癜，称为血小板减少性紫癜。

止血和凝血是两个既有联系又有区别的概念。从血管破损、血液流出到出血自然停止的时间称为出血时间，正常为 1～4min；不超过 9min（模板法）。从血液流出血管至出现纤维蛋白细丝的时间称为凝血时间，正常为 2～8min（玻片法）。测定出血时间可以了解生理止血过程是否正常，测定凝血时间可以了解凝血因子是否缺乏或减少。

第三节　血液凝固与纤维蛋白溶解

一、血液凝固

血液凝固是指血液由流动的液体状态变为不流动的凝胶状态的过程，简称凝血。其实质是血浆中的可溶性纤维蛋白原转变为不溶性纤维蛋白的过程。纤维蛋白交织成网，把血细胞和血液的其他成分网罗在内，从而形成血凝块。

血液凝固后，血凝块逐渐回缩，析出的淡黄色液体称为血清。血清与血浆的主要区别在于血清中不含纤维蛋白原。血液凝固是一系列复杂的酶促反应过程，需要多种凝血因子的参与。

（一）凝血因子

血浆与组织中直接参与血液凝固的物质统称为凝血因子。按国际命名法用罗马数字编号的有12种（因子Ⅵ是活化的因子Ⅴ，故不再视为独立凝血因子）（表4-2）。此外，还有前激肽释放酶、高分子激肽原等。

凝血因子中：① 除FⅣ是Ca^{2+}外，其余均为蛋白质；② FⅡ、FⅦ、FⅨ、FⅩ、FⅪ、FⅫ、FⅩⅢ正常情况下都以酶原形式存在，激活后成为有活性的蛋白酶，称为"活化因子"，以右下角加"a"（activated）表示；③ 除FⅢ存在于组织中外，其余均存在于血浆中；④ 大部分凝血因子在肝合成，且FⅡ、FⅦ、FⅨ、FⅩ等在合成时需要维生素K参与，若肝功能障碍或维生素K缺乏，会导致凝血障碍。

表4-2 按国际命名法编号的凝血因子

凝血因子	同义名	凝血因子	同义名
Ⅰ	纤维蛋白原	Ⅷ	抗血友病因子
Ⅱ	凝血酶原	Ⅸ	血浆凝血活酶
Ⅲ	组织因子	Ⅹ	Stuart（斯图亚特）因子
Ⅳ	钙离子（Ca^{2+}）	Ⅺ	血浆凝血活酶前质
Ⅴ	前加速素	Ⅻ	接触因子
Ⅶ	前转变素	ⅩⅢ	纤维蛋白稳定因子

（二）凝血过程

凝血过程可分为凝血酶原激活物形成、凝血酶形成和纤维蛋白形成三个基本过程。通常依据凝血酶原激活物形成的启动方式和参与凝血的因子不同，将凝血过程分为内源性凝血途径和外源性凝血途径两种（图4-5）。

凝血酶原激活物是因子Ⅹa、因子Ⅴ、Ca^{2+}和PF_3的总称。其中因子Ⅹ的激活过程，按其起始点和参与的凝血因子不同，可分为内源性凝血和外源性凝血两条途径。

（1）内源性凝血途径 是指参与凝血的因子全部存在于血浆中，其启动因子为FⅫ。其凝血过程具体为：

① 凝血酶原激活物的形成：当血管受损，血管内膜下组织特别是胶原纤维暴露，FⅫ与之结合并被激活成FⅫa。FⅫa可激活FⅪ成FⅪa，还可激活前激肽释放酶使之成为激肽释放酶，后者又可正反馈加速FⅫ的激活。因子Ⅻa可激活Ⅺ，在Ca^{2+}参与下，再激活因子Ⅸ为Ⅸa。在Ca^{2+}参与下，FⅨa、FⅧa与Ca^{2+}吸附在血小板第三因子（PF_3）的磷脂表面形成复合物，共同激活FⅩ成为FⅩa。FⅩa与FⅤ被Ca^{2+}连接在PF_3血小板磷脂表面上，形成凝血酶原激活物。

FⅧ是辅助因子，对FⅩ被水解激活起加速作用。临床发现，如果缺乏因子Ⅷ、Ⅸ、Ⅺ的患者，凝血过程缓慢，微小创伤亦可出血不止，分别称为甲型、乙型、丙型血友病。

② 凝血酶形成：凝血酶原激活物可激活凝血酶原（FⅡ），使之成为具有活性的凝血酶FⅡa。

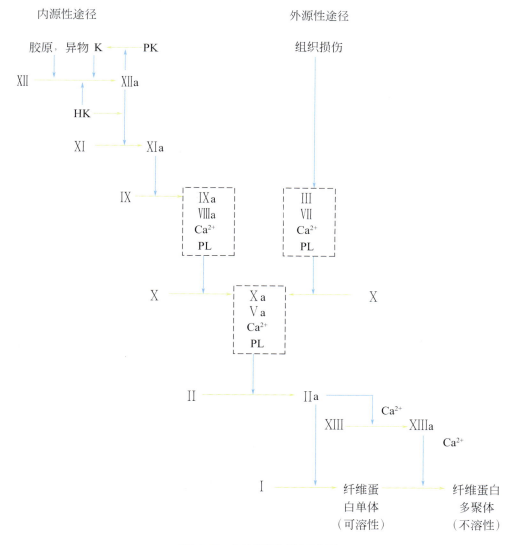

图4-5 血液凝固过程示意图

③ 纤维蛋白形成：凝血酶能迅速催化纤维蛋白原成为纤维蛋白单体。在Ca^{2+}的作用下，凝血酶能激活FⅩⅢ成为FⅩⅢa。FⅩⅢa使纤维蛋白单体变为牢固的不溶性的纤维蛋白多聚体，后者交织成网，把血细胞网罗其中形成血凝块，完成内源性凝血过程。

（2）外源性凝血途径 是指由血管外的FⅢ启动的凝血过程。外源性凝血途径与内源性凝血途径主要区别在于凝血酶原激活物形成的过程不同。在组织损伤、血管破损的情况下，受损组织释放FⅢ，与FⅦ和Ca^{2+}结合形成复合物，激活FⅩ成为FⅩa，随后与内源性凝血完全相同。

凝血过程是一系列复杂的酶促连锁反应，每步反应均有放大效应，一旦触发，凝血因子的相继激活就如"瀑布"样迅速进行，直到血液凝固。

（三）抗凝与促凝

正常情况下，血管内的血液能保持流动状态而不发生凝固，即使有血管损伤，血液凝固也仅限于受损血管的局部，并不延及其他部位，这是多因素作用的结果，主要包括血管内皮完整、纤维蛋白吸附、单核吞噬细胞吞噬、血浆中多种抗凝物质及纤溶系统的作用等。

1. 抗凝物质

血液中的抗凝物质主要有抗凝血酶Ⅲ和肝素。

（1）**抗凝血酶Ⅲ**　主要由肝细胞和血管内皮细胞合成，抗凝血酶Ⅲ能与凝血酶结合使其失活。正常情况下，抗凝血酶Ⅲ的直接抗凝作用非常慢而弱，但它与肝素结合后，其抗凝作用可以增强2000倍以上。

（2）**肝素**　主要由肥大细胞和嗜碱性粒细胞产生，心、肺、肝、肌肉等处含量丰富，但生理情况下血浆中几乎不含肝素。肝素的抗凝作用主要是通过增强抗凝血酶Ⅲ的活性而间接发挥作用。肝素在体内、体外均能立即发挥抗凝作用，已广泛应用于临床防治血栓形成。

2. 抗凝与促凝措施

临床工作中常需要采取各种措施加速或抑制血液凝固。阻断或延缓血液凝固过程的措施称为抗凝；加速血液凝固过程的措施称为促凝。

（1）**抗凝措施**　降低温度和增加异物表面的光滑度可延缓凝血过程。血液凝固多个环节需Ca^{2+}参与，故常用枸橼酸钠、草酸钾作为体外抗凝剂，与Ca^{2+}结合以除去血浆中Ca^{2+}而起抗凝作用。临床上口服抗凝药物如华法林，可抑制维生素K依赖性凝血因子的合成而起到抗凝作用。

（2）**促凝措施**　外科手术常用温热生理盐水纱布、明胶海绵等压迫止血，就是利用纱布提供粗糙面，并适当加温使酶促反应加速而凝血加快。术前应用维生素K可促进维生素K依赖性凝血因子的合成，预防术中伤口的大量渗血。

二、纤维蛋白溶解

纤维蛋白被纤溶酶分解液化的过程，称为纤维蛋白溶解，简称纤溶。纤溶的作用是使生理止血过程中所产生的局部或一过性的纤维蛋白凝块能随时溶解，从而防止血栓形成，保证血流通畅；此外，还参与组织修复、血管再生等。

（一）纤溶过程

1. 纤溶酶原的激活

纤溶酶原是由肝脏产生的一种球蛋白。能使纤溶酶原激活的物质统称为纤溶酶原激活物，主要有血管激活物、组织激活物、激肽释放酶等（图4-6）。

2. 纤维蛋白和纤维蛋白原的溶解

纤溶酶可将纤维蛋白和纤维蛋白原分解为许多可溶性的小肽，总称为纤维蛋白降解产物（图4-6）。纤维蛋白降解产物通常不再发生凝固，其中部分小肽还具有抗凝作用。

（二）纤溶抑制物

血浆中存在许多对抗纤维蛋白溶解的物质，统称为纤溶抑制物，主要有两类：一类是抗活化素，能够抑制纤溶酶原的激活；另一类是抗纤溶酶，能与纤溶酶结合成复合物并使其失活。

正常情况下，机体的凝血与纤溶处于动态平衡状态，既保证出血时能有效止血，又能适时疏通血管，维持血流的正常运行。若凝血过强或纤溶过弱，易形成血栓；反之，纤溶过强或凝血过弱，易发生出血倾向。

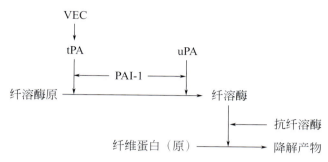

图4-6 **纤维蛋白溶解系统的激活与抑制**

VEC：血管内皮细胞；tPA：组织型纤溶酶原激活物；
uPA：尿激酶型纤溶酶原激活物；
PAI-1：纤溶酶原激活物抑制剂-1。

 知识链接

血栓形成

在活体的心脏或血管内，血液发生凝固或血液中油性成分凝集形成固体质块的过程称为血栓形成，在这个过程中所形成的固体质块称为血栓。正常血液中存在凝血系统和纤维蛋白溶解系统，两者相互拮抗，维持动态平衡，既保证了血液有潜在的可凝固性，又始终保证了血液的流体状态。有时在某些能促进凝血过程的因素作用下，打破了上述动态平衡，触发了凝血过程，血液便可在心血管腔内凝固，形成血栓。血栓形成需要三个主要条件：① 血管内皮细胞损伤，内皮细胞损伤暴露出内皮下的胶原，这对活化血小板和凝血因子Ⅻ至关重要；② 血流状态改变，血流缓慢，如长期卧床等；③ 血液凝固性增加，或血液高凝状态。

第四节　血型与输血

一、血型

血型通常是指红细胞膜上特异性凝集原的类型。凝集原是镶嵌于红细胞膜上在红细胞凝集反应中起抗原作用的特异性物质。与之对应的有凝集素，是存在于血浆中能与红细胞膜上相应的凝集原起凝集反应的特异性抗体。凝集原（抗原）和与之对应的凝集素

(抗体)相遇,红细胞即凝集成簇,这种现象称为红细胞凝集反应。其本质是抗原与抗体的结合反应,在补体作用下,可引起凝集的红细胞破裂,发生溶血,甚至可危及生命。因此,在临床上血型鉴定是输血及组织器官移植成败的关键。此外,白细胞和血小板除存在一些与红细胞相同的血型抗原外,还有它们自己特有的血型抗原。本节仅介绍与临床关系最为密切的ABO血型系统和Rh血型系统。

(一) ABO血型系统

1. ABO血型分型

ABO血型的分型是依据红细胞膜上所含特异性凝集原(抗原)的种类进行分型的,将血液分成四种血型,即A型、B型、AB型、O型。红细胞膜上只含有A凝集原的称A型血;只含B凝集原的称B型血;既含A凝集原又含B凝集原的称AB型血;A和B凝集原都不存在的称O型血。ABO血型系统血清中存在天然凝集素(抗体),不同血型的人血清中含有不同的凝集素(抗体),A型血的血清中只含有抗B凝集素;B型血的血清中只含有抗A凝集素;AB型血的血清中没有抗A和抗B凝集素;而O型血的血清中则含有抗A和抗B两种凝集素。各种血型凝集原和凝集素分布情况见(表4-3)。ABO血型系统中还有亚型,与输血关系密切,输血时应注意亚型的存在。

表4-3 ABO血型系统中的凝集原和凝集素

血型	红细胞膜上的凝集原	血清中的凝集素
A型	A	抗B
B型	B	抗A
AB型	A+B	无
O型	无A,无B	抗A+抗B

2. ABO血型的鉴定

正确鉴定血型是保证输血安全的基础。测定ABO血型的方法是在玻片上分别滴上一滴抗B的标准血清、一滴抗A的标准血清,在每一滴血清上再加一滴待测的血液,3~5min后观察结果,根据有无凝集现象,分析待测细胞膜上的凝集原类型鉴定血型。

知识链接

新生儿ABO溶血

新生儿ABO溶血是因母子ABO血型不合引起的新生儿溶血病,这是一种同族免疫性溶血。一般情况下ABO血型不合的母亲大多为O型。当母亲血型为O型,胎儿血型为A型或B型时,胎儿血液中的A或B抗原由于某种原因进入母体后刺激母体产生血型抗体,此抗体通过胎盘再进入胎儿体内,与胎儿体内的A或B抗原结合,从而引起胎儿红细胞凝集,继而溶解而出现溶血,引起水肿、贫血、肝脾肿大和出生后短时间内出现进行性重度黄疸。

（二）Rh血型系统

Rh血型系统是红细胞血型中最为复杂的一个系统，因最先于恒河猴的红细胞发现而命名为Rh血型。已发现有50多种Rh抗原，与临床关系密切的有D、E、C、c、e五种，其中以D抗原的抗原性最强，临床意义最大。红细胞膜上含有D抗原者称为Rh阳性，无D抗原者称为Rh阴性。

Rh血型系统的特点是血清中不存在天然抗体，但Rh阴性者经D抗原刺激后可产生抗D抗体。当Rh阴性者第一次接受Rh阳性者的血液，不会发生凝集反应，但Rh阴性者经输血后会产生抗D抗体。若再次接受Rh阳性者的血液，就可发生红细胞的凝集反应而溶血。

同理，若Rh阴性的母亲怀有Rh阳性的胎儿，在分娩时胎儿的红细胞或D抗原可以进入母体，母体经刺激后产生抗D抗体（为获得性的，属于IgG，其分子量相对较小，能透过胎盘）。若再次孕育Rh阳性胎儿，母体内的抗D抗体就会通过胎盘与胎儿红细胞膜上的D抗原发生凝集反应，引起胎儿死亡或新生儿溶血。如果在Rh阴性母亲生育第一胎后，及时输注特异性抗D免疫球蛋白中和进入母体的D抗原，以避免母体致敏，则可预防下一次妊娠时新生儿溶血的发生。因此，对Rh阴性者的输血及多次妊娠的妇女应特别重视。

二、输血

输血已成为治疗某些疾病、抢救急性大量出血的患者和保证某些手术顺利进行的重要手段，为了保证输血的安全，提高输血效果，必须遵守输血原则，注意输血的安全、有效和节约。

（一）鉴定血型

输血前进行血型鉴定，保证供血者和受血者的血型相符，对于在生育年龄的女性和反复输血的患者，必须检查他们的Rh血型，尤其是Rh阴性的人，以免在被致敏后产生抗Rh的抗体。

（二）同型血相输

A型血可输给A型人，B型血可输给B型人，AB型血可输给AB型人，O型血可输给O型人。ABO血型系统中还有亚型，因此，输血前必须做交叉配血试验。

（三）交叉配血试验

临床输血为避免亚型或其他类型的血型系统不同，必须进行交叉配血试验。主侧试验是把供血者的红细胞与受血者的血清混合；次侧试验是把受血者的红细胞与供血者的血清混合（图4-7），配血结果有三种：① 主侧出现凝集反应为配血不合，绝对不能进行输血；② 主、

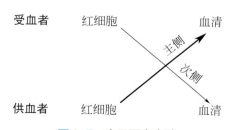

图4-7　交叉配血实验

次侧均不凝集为配血相合,可以进行输血,只有输同型血才会配血相合;③ 主侧不凝集,次侧凝集,为配血基本相合,见于异型输血,只在紧急情况下,进行少量输血(一次不超过300mL),输血速度不宜过快,并应密切注意观察。异型输血时只考虑主侧不凝集,而不考虑次侧,原因在于异型输血量少、缓慢,所输入的血浆可被受血者的血浆所稀释,抗体浓度降低,与受血者红细胞发生凝集反应的危险性大大降低。

以往曾把O型血的人称为"万能供血者",AB型血的人称为"万能受血者",这种说法是不足取的。因为O型血的红细胞上虽然没有A和B抗原,不会被受血者的血浆凝集,但其血浆中的抗A抗体和抗B抗体能与其他血型受血者的红细胞发生凝集反应。当输入的血量较大时,供血者血浆中的抗体未被受血者的血浆足够稀释时,受血者的红细胞会被广泛凝集。同理,AB血型的人A和B抗原可能和献血者的血清发生凝集反应。

(四)输血的类型

输血可分为异体输血和自体输血;又根据输入血液的成分可分为全血输血和成分输血。自体输血是指在手术前先抽取并保存患者本人部分血液,在手术时可按需要再将血液回输给患者。成分输血是指把人血中各种有效成分,如红细胞、粒细胞、血小板和血浆分别制备成高纯度或高浓度的制品,针对不同病情、不同需要再输注。成分输血不但可提高疗效,减少不良反应,还能节约血源。

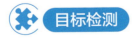

1. 血液由血浆和血细胞组成。血细胞分为红细胞、白细胞、血小板。
2. 红细胞的主要功能是运输O_2和CO_2。它具有可塑变形性、渗透脆性和悬浮稳定性的生理特性。红细胞的生成原料是蛋白质和铁,成熟因子是叶酸和维生素B_{12}。
3. 血小板的主要功能是参与生理性止血、促进凝血、维持血管内皮的完整性。
4. 血液凝固分为凝血酶原激活物形成、凝血酶形成和纤维蛋白形成三个基本步骤。
5. ABO血型系统分型是依据红细胞膜上所含的特异性抗原的种类划分的,分为A型、B型、AB型和O型。由于红细胞存在多种血型物质及亚型,输血前必须鉴定血型,做交叉配血试验。

目标检测

答案

(一)单选题

1. 关于血清正确的是( )
   A. 去掉纤维蛋白的血液
   B. 血液加抗凝剂离心后的上清液
   C. 血清没有纤维蛋白原
   D. 全血去掉血细胞
   E. 全血去掉血小板

2. 血液中的pH值为（　　）
   A.7.15～7.25　　　　　　　　　B.7.35～7.45
   C.6.35～6.45　　　　　　　　　D.8.35～8.45
   E.7.30～7.50
3. 构成血浆晶体渗透压的主要成分是（　　）
   A. 葡萄糖　　　B. 氨基酸　　　C.NaCl
   D. 白蛋白　　　E. 球蛋白
4. 构成血浆胶体渗透压的主要成分是（　　）
   A. 葡萄糖　　　B. 氨基酸　　　C.NaCl
   D. 白蛋白　　　E. 球蛋白
5. 关于输血的原则错误的是（　　）
   A. 必须保证ABO血型相合
   B. 输同型血要做交叉配血试验
   C.O型血可少量、缓慢接受其他型血液
   D.AB型血可少量、缓慢接受其他型血液
   E. 反复输血的人必须保证Rh血型相合
6. 某人血浆中只含有抗A凝集素，则该人的血型可能的是（　　）
   A.A型　　　　　B.B型　　　　　C.O型
   D.AB型　　　　E.Rh型
7. 血浆蛋白浓度下降时，引起水肿的原因是（　　）
   A. 毛细血管通透性增高
   B. 组织液胶渗压降低
   C. 血浆胶渗压降低
   D. 血浆晶渗压降低
   E. 淋巴回流增加
8. 血浆胶体渗透压降低时，可引起（　　）
   A. 组织液减少　　B. 组织液增多　　C. 尿少
   D. 红细胞萎缩　　E. 红细胞膨胀破裂
9. 当红细胞渗透脆性增大时（　　）
   A. 红细胞不易破裂
   B. 对高渗盐溶液抵抗力增强
   C. 对高渗盐溶液抵抗力减小
   D. 对低渗盐溶液抵抗力增强
   E. 对低渗盐溶液抵抗力减小
10. 小血管损伤后，止血栓正确定位于损伤部位，是由于血小板的哪一生理特征（　　）
    A. 吸附　　　　B. 黏附　　　　C. 聚集
    D. 释放　　　　E. 收缩

（二）多选题

1. 与红细胞生成调节有关的是（ ）
   A. 红骨髓正常的造血功能　　　　　　B. 足够的造血原料
   C. 必要的红细胞成熟因子　　　　　　D. 缺 O_2
   E. 雄激素

2. 凝血过程（ ）
   A. 是许多凝血因子相继激活　　　　　B. 是一系列酶促反应
   C. 是正反馈　　　　　　　　　　　　D. 是免疫反应
   E. 是红细胞凝集反应

3. 正常情况下，血液在血管内不凝的原因是（ ）
   A. 血液流动快　　　　　　　　　　　B. 血管内膜光滑完整
   C. 纤维蛋白溶解系统的作用　　　　　D. 有抗凝血物质的存在
   E. 血钙的存在

4. Rh 阴性的人（ ）
   A. 血清中不存在天然抗体　　　　　　B. 可以第一次接受 Rh 阳性血液
   C. 再次接受 Rh 阳性血液发生凝集反应　D. 红细胞膜上不含 D 抗原
   E. 可以第二次孕育 Rh 阳性胎儿

5. 纤溶系统包括（ ）
   A. 纤溶酶原　　　　　　　　　　　　B. 纤溶酶
   C. 纤溶酶原激活物　　　　　　　　　D. 纤溶酶原抑制物
   E. 抗凝血酶

（三）简答题

1. 请简述红细胞的生成条件有哪些。
2. 请简述血小板的生理功能有哪些。

第四章　习题库

第五章 运动系统

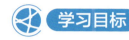 **学习目标**

知识目标

1. 掌握骨的基本结构；躯干骨、颅骨、四肢骨的组成；关节的基本结构；椎间盘、脊柱、胸廓、骨盆的构成；重要关节的构成、结构特点及其运动；全身肌的分类和构造；常见肌的起止点及作用。

2. 熟悉颅的整体观；骨盆的分部；关节的辅助结构；足弓；肌的辅助结构；腹外斜肌的名称、肌纤维走向和作用。

3. 了解全身常用的骨性和肌性标志；骨的化学成分和物理特性；新生儿颅骨的特征；肌的构造；会阴肌；上肢和下肢的局部结构。

技能目标

1. 能在解剖标本上或模型上辨识常见骨的结构并能说出各部分的结构特点和功能。
2. 能在解剖标本上或模型上辨识重要关节的结构并能说出各部分的结构特点和功能。
3. 能在解剖标本上或模型上辨识重要肌肉的位置、起止点和功能。

素养目标 具有健康锻炼和合理运动的理念，并具有健康运动的宣教意识。

运动系统由骨、骨连结和骨骼肌三部分组成。全身各骨以不同形式连接构成骨骼（图5-1），维持人体姿势，赋予人体基本形态，支持体重，保护体内器官，并为骨骼肌提供附着点。骨骼肌是运动系统的动力装置，运动是由骨骼肌收缩牵引骨骼而产生的。在运动过程中，骨骼肌是运动的动力，骨是运动的杠杆，骨连结是运动的枢纽。运动系统对人体起到支持、保护和运动功能。

扫一扫

数字资源5
运动系统

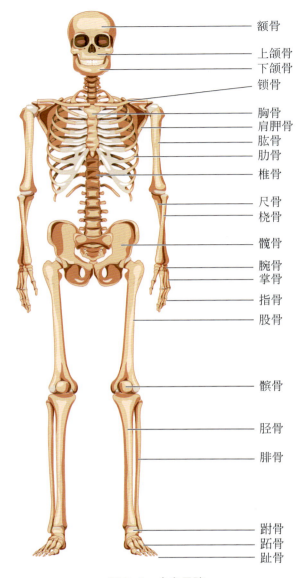

图5-1 全身骨骼

人体某些部位的骨性突起和凹陷、皮肤的皱纹以及肌的轮廓,在人体的表面可以观察或触及,称为体表标志。临床常利用这些体表标志作为确定深部器官的位置以及穿刺定位的依据。

第一节 骨与骨连结

一、概述

每块骨是以骨组织(包括骨细胞、胶原纤维和骨基质)为主体构成的器官,具有一定的形态结构，表面有骨膜包被，骨髓腔及小梁间隙分布有骨髓。骨膜内含丰富的血管、淋巴管及神经，能不断进行新陈代谢和生长发育，并有修复、再生和改建的能力。骨是人体内最坚硬的结缔组织，也是体内最大的钙库，与钙、磷代谢关系密切。

骨与骨之间借结缔组织、软骨或骨相连，形成骨连结，以实现运动、支持和保护的功能。按骨连结的不同方式，可将全身骨连结分为两大类，即直接连结和间接连结。

（一）骨的分布和数目

成人骨按其所在的部位，可分为颅骨、躯干骨和四肢骨三部分（图5-1），共有206块（包括6块听小骨）。

（二）骨的形态和分类

按形态，骨可分为长骨、短骨、扁骨和不规则骨等四类（图5-2）。

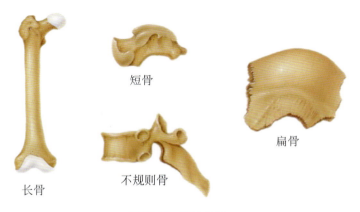

图5-2 骨的分类

1. 长骨

呈长管状，分为一体两端。中部又称为体或骨干，内有空腔称髓腔，容纳骨髓。两端较膨大称骺，一般都具有光滑的关节面，与相邻关节面构成关节。骨干与骺相邻的部分称干骺端，幼年时保留透明软骨成分，称骺软骨。成年后，骺软骨骨化，骨干与骺融为一体，遗留的痕迹称骺线。长骨主要分布在四肢，如股骨和肱骨等。

2. 短骨

呈立方体，较短小，多成群分布于承受压力较大而运动较复杂的部位，彼此连结稳固，如腕骨和跗骨等。

3. 扁骨

呈板状，多位于人体中轴，参与构成颅腔、胸腔和盆腔壁，具有保护腔内器官的作用。如颅盖骨、肋骨、胸骨等。

4. 不规则骨

形状不规则，如颞骨和椎骨。

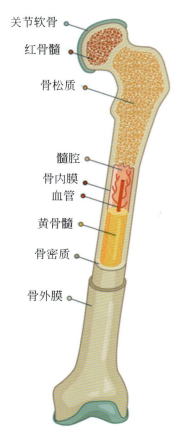

图5-3 骨的构造

（三）骨的结构

骨主要由骨质、骨膜和骨髓等构成（图5-3）。

1. 骨质

骨质由骨组织构成，按结构可分为密质骨和松质骨。二者在微细结构上的主要区别在于骨板的排列形式不同。骨密质分布于骨的表面，结构致密，抗压抗扭曲性强。骨松质分布于骨质的内部，呈海绵状，由相互交织的骨小梁排列而成。骨小梁的排列方向多数都与该骨所承受压力的方向一致。

2. 骨膜

骨膜主要由致密结缔组织构成，紧贴在骨的表面（关节面除外），富有神经、血管、淋巴管和幼稚的成骨细胞，对骨的营养、再生和感觉有重要作用。在生长发育期间，它可以造骨，使骨逐渐增粗。当骨折等骨损伤时，骨膜成骨功能重新活跃，以促进骨折的修复愈合。在骨科手术时，如骨膜过度剥离或损伤，则骨折愈合困难。

3. 骨髓

骨髓为充填于骨髓腔和骨松质网眼内的软组织，主要由多种类型的细胞和网状组织构成，并有丰富的血管分布。骨髓分为红骨髓和黄骨髓。红骨髓含有不同发育阶段的红细胞和其他幼稚的血细胞，故呈红色，有造血和免疫功能。胎儿和幼儿的骨髓均为红骨髓，随着年龄的增长，5岁以后，长骨骨干内的红骨髓逐渐被脂肪组织代替，变为乳黄色，称黄骨髓，失去造血能力。但当失血过多或重度贫血时，黄骨髓能转化为红骨髓，恢复造血功能。临床常选髂骨等处进行骨髓穿刺，检查骨髓象，以协助诊断疾病。

（四）骨的化学成分和物理特性

骨既坚硬，又具有一定的韧性和弹性。骨的这种特性主要取决于它的化学成分。骨的化学成分有有机质和无机质两类。有机质主要是胶原纤维束和黏多糖蛋白等，构成骨的支架，使骨具有弹性和韧性。无机质主要是碱性磷酸钙，使骨坚硬。骨的两种成分的比例，随年龄的增长发生变化。成年人骨有机质和无机质的比例约为3∶7，最为合适，因而骨具有较大的硬度和一定的弹性。幼儿时期骨的有机质和无机质各占一半，故弹性和韧性都较大，易变形，在外力作用下不易骨折或折而不断。老年人的骨无机质所占比例更大，脆性增加，在外力的作用下，易发生骨折。

知识链接

青枝骨折

骨折是指骨或骨小梁的完整性遭到破坏，或骨的连续性发生部分或完全中断。儿童多发生青枝骨折，这是由骨的化学成分和物理特性所决定的。成年人新鲜骨的有机质与无机质比例约为3∶7。骨十分坚韧，具有一定的弹性和韧性，能承受较大压力而不变形、不断裂。幼儿骨的有机质比例比成人高，骨的弹性和韧性较大，当外力作用于骨发生骨折时，仅有部分的骨质和骨膜被拉长、皱褶或破裂，骨折处有成角、弯曲畸形，断裂的两部分没有完全分离，如同青嫩的树枝被折断的形状，故称青枝骨折。

（五）骨的发生和发育

骨由幼稚的结缔组织发育而成，发生于中胚层间充质。它的发生有两种方式：一种是幼稚的结缔组织先增殖成结缔组织膜，然后由膜形成骨，称膜化骨，如顶骨和额骨都由膜化骨所形成；另一种是幼稚的结缔组织先发育为软骨，再由软骨通过骨化，改建为骨，称软骨化骨，如四肢和躯干骨都由这种方式形成。

（六）直接连结

骨与骨之间没有任何间断或缝隙的连接称为直接连结。直接连结较牢固，不活动或少许活动。这种连结有三种不同的连结方式，即纤维连结、软骨连结和骨性结合三类。

1. 纤维连结

两骨之间以致密结缔组织相连结，其间没有腔隙，如颅骨之间的缝、椎骨之间的韧带等。如果缝骨化，则成为骨性结合。

2. 软骨连结

两骨之间借软骨相连结，如相邻椎体之间的椎间盘和左右耻骨之间的耻骨联合等。

3. 骨性结合

两骨间以骨组织连结，常由纤维连结或透明软骨骨化而成，如骶骨的愈合、颅缝的骨化等。

（七）间接连结

相邻的两骨间借膜性的结缔组织囊相连，在相对的骨面之间具有腔隙，称为间接连结，又称为关节。在肌的牵动下能够产生运动，因而一般具有较大的活动性。

1. 关节的基本构造

人体关节的构造虽各不相同，但都有关节面、关节囊和关节腔等基本结构（图5-4）。

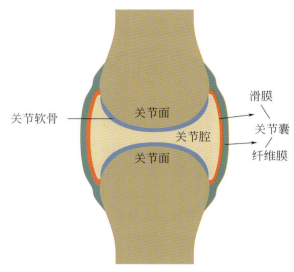

图5-4 关节的基本结构

（1）**关节面** 是参与组成关节的各相关骨的邻接面，表面覆盖关节软骨。每一关节至少包括关节头和关节窝两个关节面。关节软骨多数由透明软骨构成，在运动时可以减少关节面的摩擦和缓冲外力的冲击。

（2）**关节囊** 是由致密结缔组织膜构成的囊，附着于关节面的周围或其附近的骨面上，并与骨膜融合续连。可分为内外两层。外层为纤维膜，厚而坚韧，由致密结缔组织构成，含有丰富的血管和神经。内层为滑膜，由薄而柔润的疏松结缔组织膜构成，衬贴于纤维膜的内面，薄而平滑、柔软。滑膜富含血管网，能产生滑液，具有润滑关节软骨等作用。

（3）**关节腔** 是构成关节各骨的关节软骨和关节囊的滑膜层所围成的潜在性密闭腔隙，腔内含有少量滑液，关节腔内为负压，有助于增强关节的稳定性（图5-4）。

2. 关节的辅助结构

关节除了具备上述的关节面、关节囊、关节腔三项基本结构外，有些关节还具有韧带、关节盘和关节唇等辅助结构。韧带是位于关节囊周围或关节囊内的连于相邻两骨之间的致密结缔组织束，有加强关节的稳固或限制其过度运动的作用。关节盘位于两骨的关节面之间，其周缘附着于关节囊，将关节腔分成两部。关节盘可使相邻关节面的形态更相适应，可增加关节稳固性和灵活性。关节唇是附着于关节窝周缘的纤维软骨环，它增大关节面，加深关节窝，增加了关节的稳固性，如肩胛骨的关节盂唇等。

3. 关节的运动

关节运动幅度的大小取决于关节两骨关节面的大小差别，即差别愈大，运动幅度愈大；差别愈小，运动幅度愈小。此外，韧带的发达程度、邻近骨的形态和关节囊的松紧程度对关节的运动幅度也有一定的影响。滑膜关节的运动形式基本上是沿三个互相垂直的轴所做的运动，主要有以下几种。

（1）**屈和伸** 是骨绕关节冠状轴进行的运动。运动时，构成关节的两骨之间的夹角变小称为屈，反之，夹角变大的运动称为伸。

（2）**收和展** 是骨绕关节矢状轴进行的运动。运动时，骨向正中矢状面靠拢的动作称为收，反之，远离正中矢状面的运动称为展。

（3）**旋转** 是骨绕关节垂直轴进行的运动。骨的前面转向内侧的动作称为旋内；转向外侧的动作称为旋外。

（4）**环转** 运动骨的上端在原位转动，下端则做圆周运动，运动时全骨描绘出一圆锥形的轨迹。环转运动实际上是屈、外展、伸、内收四种动作的连续运动。

二、颅骨及其连结

（一）颅骨

颅骨有23块（未包括中耳的3对听小骨）。除下颌骨和舌骨外，由骨连结相连形成颅。颅位于脊柱的上方，借寰枕关节与脊柱相连。颅腔容纳、支持和保护脑。

1.颅的组成

以眶上缘、外耳门上缘和枕外隆凸的连线为界，颅分为脑颅与面颅两部分（图5-5）。

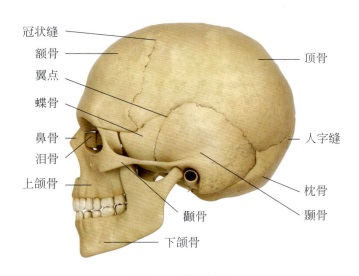

图5-5　颅骨侧面

脑颅位于颅的后上方，由8块骨组成，包括额骨、筛骨、蝶骨和枕骨各1块，颞骨和顶骨各两块，它们共同围成颅腔。额骨位于颅的前上方，分为额鳞、眶部、鼻部三部分。筛骨为脆弱的含气骨，位于两眶之间，额骨与蝶骨之间，参与构成鼻腔上部、鼻腔外侧壁和鼻中隔。蝶骨居颅底中央，形似展翅的蝴蝶。颞骨位于颅两侧，并延至颅底，参与构成颅底和颅腔侧壁。枕骨位于颅的后下部，呈勺状。顶骨居颅顶中部，呈四边形。

面颅位于颅的前下部，由15块颅骨构成。包括上颌骨、腭骨、颧骨、鼻骨、泪骨、下鼻甲、犁骨、下颌骨和舌骨。面颅骨形成颜面的基本轮廓，并参与构成眼眶、鼻腔和口腔的骨性支架。

下颌骨为最大的面颅骨，分为一体两支。下颌体位于前部，为弓状板，呈马蹄铁形，其上缘构成牙槽弓，有容纳下牙根的牙槽。下颌体前部的外侧面，每侧各有一小孔，称颏孔。下颌支位于后部，略呈长方形，为下颌体后方骨板，其外面后下部粗糙，为咬肌所附着，称咬肌粗隆。下颌支后上方末端较粗大的突起，称髁突；后下部形成的钝角，称下颌角，可在体表摸到。下颌支内面中央有下颌孔，由下颌孔经下颌骨内的下颌管走向前下方，与颏孔相通。

舌骨居下颌骨下后方，中间部较宽厚，称舌骨体；两外侧部细长，称大角，向上的短突为小角。舌骨体和大角都可在体表摸到。犁骨为斜方形骨板，组成骨性鼻中隔后下份。上颌骨成对，构成颜面的中央部，几乎与全部面颅骨相接。骨内有一大的含气腔，称为上颌窦。

腭骨成对，呈L形，位于上颌骨腭突与蝶骨翼突之间，分为水平板和垂直板两部，水平板组成骨腭的后部，垂直板参与构成鼻腔外侧壁的后部。鼻骨成对，为长条形小骨片，构成外鼻的骨性基础。颧骨位于眶的外下方，形成面颊部的骨性隆凸，参与颧弓的构成。

2. 颅的整体观

（1）颅的顶面 颅盖各骨借缝紧密相连，其中额骨与两侧顶骨之间的缝称冠状缝；左、右顶骨之间的缝称矢状缝；两侧顶骨与枕骨之间的缝称人字缝（图5-6）。

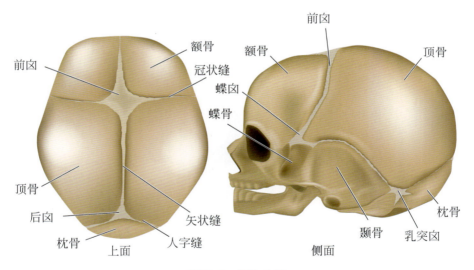

图5-6 新生儿颅

新生儿的颅骨因骨化尚未完成，骨缝间充满结缔组织膜，在多骨交接处，间隙的膜较大，称颅囟（图5-6）。主要的颅囟有：位于矢状缝与冠状缝相接处的前囟，呈菱形，在出生后1～2岁时闭合；位于矢状缝与人字缝会合处的后囟，呈三角形，在出生后不久即闭合。另外，还有位于顶骨前下角的蝶囟和顶骨后下角的乳突囟。颅囟未闭合之前，颅内压增高时，前囟饱满，佝偻病患儿，颅囟的闭合时间延迟。

（2）颅底内面观 颅底内面凹凸不平，与脑的形态相适应，自前向后有三个呈阶梯状加深的陷窝，分别称颅前窝、颅中窝、颅后窝。窝中有诸多孔、裂，多数与颅底外面相通。颅前窝位置最高，容纳大脑半球的额叶；颅中窝容纳大脑半球的颞叶，中间狭窄，两侧宽广。中央为蝶骨体，上面有垂体窝（垂体位于此）。颅后窝位置最深，窝中央可见枕骨大孔。

（3）**颅底外面观** 颅底外面高低不平，神经血管通过的孔裂甚多。颅底外面分为前后两区。前区较低，中部为一水平骨板，称骨腭。骨腭构成口腔的顶和鼻腔的底。骨腭的前方及两侧为一马蹄铁形隆起，称牙槽弓，其游离缘有牙槽。颅底后区较高，中部有枕骨大孔。孔两侧的椭圆形关节面称枕髁，髁前外侧稍上有舌下神经管外口。枕骨大孔后上方的粗糙隆起称枕外隆凸，是重要的骨性标志。枕髁外侧，枕骨与颞骨岩部交界处有不规则的颈静脉孔，其前内侧圆孔为颈动脉管外口，由此向前内，通入颈动脉管。颈静脉孔外侧，有细长的茎突，茎突根部后外侧可见茎乳孔，是重要的骨性标志。乳突前方的光滑凹陷，称下颌窝，与下颌头相关节。窝前缘的隆起称关节结节，两者均与下颌骨的髁突构成关节。

（4）**颅的侧面** 由额骨、蝶骨、顶骨、颞骨及枕骨构成（图5-5）。乳突上方的圆形孔是外耳门。外耳门前方的弓形骨桥为颧弓，二者均可在体表摸到。颧弓内上方浅而大的窝称颞窝。颞窝的内侧壁由额、顶、颞、蝶四骨汇合构成，四骨的相接处最为薄弱，此处常构成H形的缝，称翼点。此处骨板薄弱，骨折时易伤及位于其下方的脑膜中动脉前支，引起颅内出血。

（5）**颅的前面** ① 眶在额骨下方，为一对大致呈四棱锥形斜尖向后内的深窝。眶可分上、下、内侧、外侧四壁，容纳眼球及附属结构。眶的内下方是骨性鼻腔。眶上缘内、中1/3交界处有眶上孔或眶上切迹，眶下缘中点的下方约1cm处有与眶相通的眶下孔。眶上壁前外侧份的深窝称泪腺窝，容纳泪腺。眶内侧壁的前部的纵行凹窝称泪囊窝，容纳泪囊，此窝向下经鼻泪管通鼻腔。外侧壁后部的上方有眶上裂，下方有眶下裂。② 骨性鼻腔位于面颅中央，为顶窄底宽的狭长腔隙，介于两眶和上颌骨之间。骨性鼻腔中位于正中矢状位的骨板由犁骨和筛骨垂直板构成，称骨性鼻中隔。其将骨性鼻腔分为左右对称的两部分。骨性鼻腔的外侧壁自上而下可见三个向下卷曲的突出骨片，称上、中、下鼻甲，各个鼻甲下方都有一个间隙，分别称上鼻道、中鼻道和下鼻道。③ 鼻旁窦在鼻腔周围的一些颅骨内，有多个与鼻腔相通的含气空腔，总称鼻旁窦。鼻旁窦，包括额窦、筛窦、蝶窦和上颌窦，它们分别位于同名的颅骨内，位于鼻腔周围并开口于鼻腔。鼻旁窦具有减轻颅骨重量及发音共鸣的作用（图5-7）。

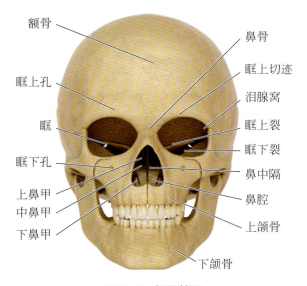

图5-7 **颅骨前面**

（二）颅骨的连结

颅骨之间多以缝、软骨相连接，颅骨的连结可分为纤维连结、软骨连结和滑膜关节三种。颅盖各骨在骨与骨之间留有薄层结缔组织膜，构成缝。随着年龄的增长有的缝可发生骨化而成为骨性结合。

颅骨的滑膜关节为颞下颌关节，又称下颌关节，由下颌骨的下颌头与颞骨的下颌窝和关节结节组成。关节囊松弛，囊外有外侧韧带加强。关节囊内有关节盘，把关节腔分为上、下两部分。下颌关节属于联合关节，两侧必须同时运动，可使下颌骨做上提、下降、前进、后退和侧方运动。

三、躯干骨及其连结

（一）躯干骨

躯干骨包括椎骨、肋和胸骨。

1. 椎骨

成年人的椎骨包括颈椎7块、胸椎12块、腰椎5块、骶椎1块、尾椎1块。

（1）椎骨的一般形态 每块椎骨一般由椎体和椎弓构成。椎体位于前部，呈短圆柱状，是椎骨负重的主要部分。椎体内部充满骨松质，表面的骨密质较薄，因此，遭受暴力冲击时，容易被压成楔形，形成压缩性骨折。椎弓为弓形骨板，位于椎体的后方，呈半环形，两端连于椎体，其紧连椎体的缩窄部分称椎弓根，椎弓根的上、下缘各有一个切迹，分别称椎上切迹和椎下切迹。相邻两个椎骨的上、下切迹共同围成椎间孔，孔内有脊神经和血管通过。椎体与椎弓共同围成椎孔。全部椎骨的椎孔上下贯通，连成椎管，上至枕骨大孔下缘，下达骶管裂孔，管内容纳脊髓。椎弓根后部宽薄，称椎弓板。由椎弓发出7个突起，椎弓后面正中伸向后方或后下方的一个称棘突，伸向两侧的一对称横突；向上、下各伸出一对突起，分别称为上关节突和下关节突，相邻关节突构成关节突关节（图5-8）。

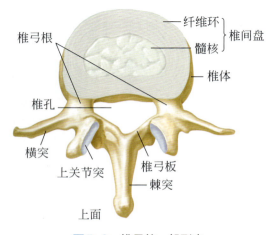

图5-8　椎骨的一般形态

各椎骨除上述形态外，不同部位的椎骨还有各自的特点。① 颈椎横突的根部有横突孔（图5-9）。② 第7颈椎棘突特别长，且末端不分叉，当头前屈时，该突起特别隆起，易在体表触及，是计数椎骨序数和针灸取穴的重要标志。③ 胸椎椎体外侧面的后部，有与肋相连结的关节面。④ 腰椎的椎体特别大而肥厚，棘突呈板状向后呈水平伸出，棘突间隙较大。

（2）特化的椎骨 ① 第1颈椎又称寰椎，呈环形，无椎体、无棘突、无关节突，由前弓、后弓及侧块组成（图5-10）。② 第2颈椎又称枢椎，椎体有一个向上伸出的齿突，与寰椎齿突凹相关节（图5-10）。③ 骶骨：成人骶骨由5块骶椎融合而成，骶骨呈三角形，底朝上，接第5腰椎，其前缘的中部向前突出，称为岬（图5-11）。尖向下，接尾骨。骶骨的前面微凹而光滑，有4对骶前孔；骶骨后面粗糙隆凸，有4对骶后孔。骶骨外侧部上宽下窄，上份有耳状面与髂骨的耳状面构成骶髂关节。骶骨内的纵行管道称骶管，与两侧的骶前、后孔相通，骶管上通连椎管，下端的裂孔称骶管裂孔，裂孔两侧各有一个向下的突起称骶角，骶角可在体表扪及，骶管麻醉常以骶角作为标志。④ 尾骨：成人尾骨由3～4块尾椎融合而成（图5-11）。尾骨呈三角形，上接骶骨，下端游离为尾骨尖。

2.肋

肋由肋骨与肋软骨组成，前部是肋软骨，后部是肋骨，呈弓形，共12对。肋骨为细长的扁骨，富有弹性，可分为中部的体和前后两端。肋骨的后端膨大，称肋头，有关节面，与胸椎上、下

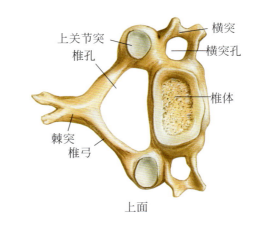

图5-9　颈椎

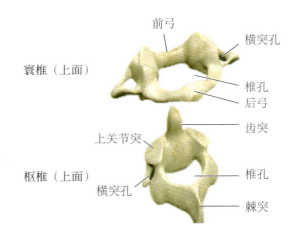

图5-10　寰椎和枢椎

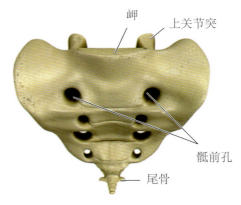

图5-11　骶骨和尾骨

肋凹相关节。肋头的外侧稍细部分为肋颈。肋体长而扁，分内、外两面和上、下两缘。内面近下缘处有肋沟，肋间神经和血管沿此沟走行。

3. 胸骨

胸骨位于胸前壁正中，呈长方形扁骨，前凸后凹，自上而下可分胸骨柄、胸骨体和剑突三部分。胸骨柄上宽下窄，上缘的中部微凹，称为颈静脉切迹。胸骨柄与胸骨体的连接处略向前突，形成胸骨角。胸骨角易在体表摸到，胸骨角两侧平对第2肋，是计数肋及肋间隙序数的重要标志。胸骨角向后平对第4胸椎体下缘。剑突狭窄而扁薄，下端游离。

（二）躯干骨的连结

躯干骨的连结包括椎骨间的连结形成脊柱、胸椎、肋、胸骨连结构成的胸廓。

1. 脊柱

脊柱由24块椎骨、1块骶骨和1块尾骨通过骨连结形成，构成人体的中轴。脊柱有保护脊髓、支持体重和运动的功能。

（1）**椎骨间的连结** 各椎骨之间借椎间盘、韧带、软骨和滑膜关节相连。

① 椎间盘：位于相邻的两个椎体之间（第1及第2颈椎之间除外）的纤维软骨盘，椎间盘由周围部和中央部两部分构成（图5-8）。周围部为纤维环，由多层同心圆排列的纤维软骨构成，前宽后窄，坚韧而有弹性。中央部为髓核，是一种富有弹性的胶状物质，位于椎间盘的中部稍偏后方，有缓和冲击的作用。纤维环围绕在髓核周围，髓核承受压力时有向外膨出的趋势，纤维环可防止髓核向外突出。

成人有23个椎间盘，最上一块在第2、第3颈椎体之间，最下一块在第5腰椎与骶骨底之间。椎间盘富有弹性、坚韧，能牢固地连结椎体，还可以在承受压力时被压缩，除去压力后又复原，从而吸收震荡，减缓冲击以保护脑。此外，椎间盘又容许椎体之间有少量的运动，有利于脊柱向各方运动。在脊柱运动时，椎间盘可以相应地改变形状。当脊柱向后弯曲时，椎间盘的后部被挤压变薄，前部增厚，伸直时又恢复原状。颈、腰部的椎间盘后部薄弱，尤其后外侧部缺乏韧带加强，成年人由于椎间盘的退行性改变，在体位骤变、过度劳损、暴力撞击等情况下，纤维环破裂时，髓核容易向后外侧脱出，突入椎管或椎间孔，常压迫相邻的脊髓或神经根，形成椎间盘突出症。此病多发生在活动度较大的颈部和腰部。

② 韧带：连接椎骨的韧带有长、短两类。长韧带近乎脊柱全长，共有3条，即前纵韧带、后纵韧带和棘上韧带。前纵韧带位于椎体前面，是全身最长的韧带，很坚韧，上起自枕骨大孔前缘，下达第1或第2骶椎椎体。前纵韧带有防止脊柱过度后伸和椎间盘向前脱出的作用。后纵韧带位于椎体的后面（椎管前壁），窄而坚韧，起自枢椎，下达骶管前壁。后纵韧带有限制脊柱过度前屈和防止椎间盘向后脱出的作用。棘上韧带是连结胸、腰、骶椎各棘突尖之间的纵行韧带，呈细带状，比较坚韧，都有限制脊柱前屈的作用。短韧带连结相邻的两个椎骨，其中连接上、下两椎弓板的称黄韧带，又称弓间韧带，非常坚厚，由黄色的弹性纤维构成，黄韧带有限制脊柱过度前屈的作用，并协助围成椎管。

连接相邻棘突间的韧带称棘间韧带,较薄弱,附着于棘突根部到棘突尖。

③关节:脊柱间的关节有关节突关节、寰枕关节和寰枢关节。

关节突关节由相邻两个椎骨的上、下关节突的关节面构成,属平面关节,运动幅度很小。寰枕关节为两侧枕髁与寰椎侧块的上关节凹构成的联合关节,可使头做俯仰和侧屈运动。寰枢关节由寰椎和枢椎组成,包括3个滑膜关节,即寰枢外侧关节和寰枢正中关节。寰枢关节以齿突为轴,可使头做前俯、后仰、侧屈和旋转运动。

(2) 脊柱整体观 脊柱的长度与性别、年龄、姿势等有关。成年男性脊柱长约70cm,女性和老年人的脊柱略短。脊柱的长度因姿势不同而略有差异,静卧比站立时一般可高出2～3cm,这是由于站立时椎间盘被压缩所致。脊柱的功能是支持躯干和保护脊髓。①前面观:可见脊柱的椎体自上而下逐渐增大,至骶骨耳状面以下,由于重力经髂骨传到下肢骨,椎体已无承重意义,体积也逐渐缩小。椎体这种大小的变化与脊柱承受重力的变化密切相关。②后面观:从后面观察脊柱,可见所有椎骨棘突纵行排列于后正中线上。颈椎棘突短而分叉,近水平位,其中第7颈椎棘突水平伸向后,且明显高于其他颈椎的棘突。胸椎棘突细长,呈叠瓦状排列,斜向后下方。腰椎棘突呈板状,棘突之间间隙较大,水平伸向后方。③侧面观:从侧面观察脊柱,可见成人脊柱有4个生理性弯曲,即颈曲、胸曲、腰曲、骶曲。其中,颈曲和腰曲凸向前,胸曲和骶曲凸向后。这些弯曲增大了脊柱的弹性,对维持人体的重心稳定、减缓行走与跳跃时对脑和脏器的冲击与震荡有重要意义,且扩大了胸腔和盆腔的容积,以容纳众多的脏器(图5-12)。

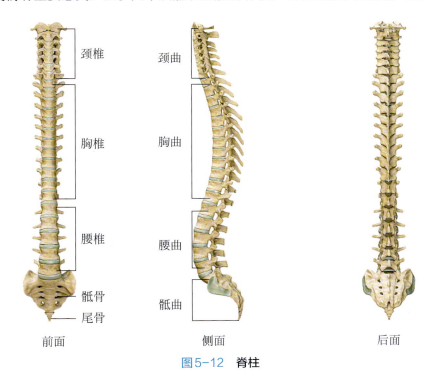

图5-12 脊柱

(3) 脊柱的运动 脊柱在相邻两椎骨之间的运动幅度很小,但由于脊柱运动是各椎骨连结同时运动,因此整个脊柱的运动幅度相当大,脊柱的主要运动有前屈、后伸、侧屈、旋转和环转运动等。由于下颈、下腰部运动灵活,运动幅度最大,故脊柱损伤也以这两处较多见。

2. 胸廓

（1）**胸廓的组成** 胸廓由12块胸椎、12对肋、1块胸骨和它们之间的连结共同构成（图5-13）。构成胸廓的主要关节有肋椎关节和胸肋关节。肋后端与胸椎构成关节,主要有肋头的关节面与相应胸椎的椎体肋凹构成的肋头关节以及肋结节的关节面和相应胸椎的横突肋凹构成的肋横突关节。12对肋的前端均有肋软骨。第1肋软骨与胸骨柄形成直接连结;第2～7对肋软骨与胸骨侧缘相应的肋切迹构成胸肋关节;第8～10的肋软骨依次与上位肋软骨相连,形成一对肋弓。第11和第12肋前端游离,又称浮肋。

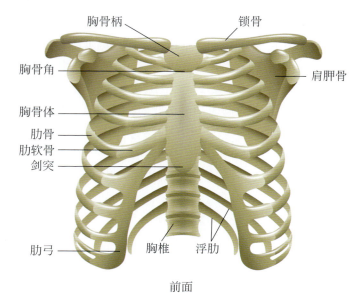

图5-13 胸廓

（2）**胸廓的形态** 成人胸廓近似扁锥形,容纳胸腔脏器。胸廓上窄下宽,有上、下两口和前、后、外侧壁。胸廓下口宽阔而不整齐,由第12胸椎、第11及第12对肋前端、肋弓和剑突共同围成。左右肋弓在中线构成向下开放的胸骨下角。相邻两肋之间的间隙称肋间隙。胸廓的内腔称胸腔,容纳心及其大血管、肺、气管、食管和神经等。

（3）**胸廓的功能** 胸廓具有保护胸腔及部分腹腔脏器的功能。胸廓参与呼吸运动。胸廓的肋在呼吸肌的牵引下可上提或下降,从而使胸腔容积扩大或缩小,协助吸气或呼气。

四、附肢骨及其连结

（一）附肢骨

附肢骨包括上肢骨和下肢骨。上肢骨、下肢骨分别由与躯干相连接的肢带骨和游离的自由肢骨组成。由于人类直立,上肢从支持功能中解放出来,成为灵活运动的劳动器官,故上肢骨的形体较小,骨连结灵活;下肢是支持和移动人体的器官,因而下肢骨粗大坚固粗壮。

1.上肢骨

上肢骨每侧32块，共64块。

（1）**锁骨** 位于颈、胸交界处，略呈"～"形弯曲，横架于胸廓前上方（图5-14）。

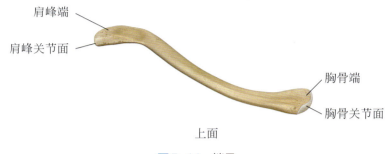

图5-14 锁骨

锁骨全长都可在体表摸到。锁骨的内侧端钝圆粗大，为胸骨端，与胸骨柄构成胸锁关节；外侧端扁平，为肩峰端，与肩胛骨肩峰组成肩锁关节。锁骨位置表浅，在外力作用下，容易发生骨折，骨折部位多位于中、外1/3交界处。锁骨上面光滑，下面粗糙，有肌和韧带附着。锁骨是唯一直接与躯干相连的上肢骨，支撑肩胛骨，使肩胛骨远离胸壁，有利于上肢的运动。

（2）**肩胛骨** 位于胸廓背面的外上部，为三角形扁骨，分二面、三缘和三个角（图5-15）。肩胛骨的前面微凹陷，与胸廓相对，称肩胛下窝；后面有一斜向外上方的高嵴，称肩胛冈。肩胛冈上、下方的窝，分别称冈上窝和冈下窝。肩胛冈的外侧端扁平游离，称肩峰，是肩部的最高点，与锁骨外侧端相接。肩胛冈和肩峰都可以在体表摸到。肩胛骨的外侧角为腋缘与上缘会合处，较粗大，有一朝外侧方的浅窝，称关节盂，与肱骨头相关节；肩胛骨的上缘短而薄，外侧有一弯曲的指状突起，称喙突；内侧缘薄而锐利，因邻近脊柱，又称脊柱缘。外侧缘肥厚邻近腋窝，称腋缘。上角平第2肋；下角平第7肋，可作为在背部计数肋骨和肋间隙序数的标志。

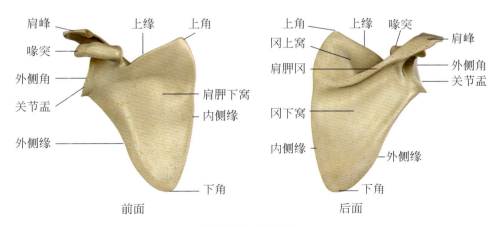

图5-15 肩胛骨

（3）肱骨 为典型的长骨，位于臂部，是上肢最大的管状骨（图5-16）。肱骨可分为肱骨体及上、下两端，上端膨大，其内上呈半球状，称肱骨头，与肩胛骨的关节盂相关节。肱骨头的外侧有一个较大的隆起，称大结节；前方有一个较小的隆起，称小结节。大、小结节向下分别延伸为大结节嵴和小结节嵴。两结节间的纵沟称结节间沟，有肱二头肌长头腱通过。肱骨上端与体交界处稍细，称外科颈，是肱骨较易发生骨折的部位。肱骨体中部的前外侧面，有粗糙的三角肌粗隆，三角肌粗隆后下方，可见自内上斜向外下的浅沟，称桡神经沟，桡神经和肱深动脉沿此沟经过。肱骨下端较扁阔，向内、外侧各形成一个突起，内侧的称内上髁，外侧的称外上髁，都可以在体表摸到。内上髁后方的浅沟称尺神经沟，尺神经由此经过。内上髁和外上髁之间的前面有两个关节，它们与前臂骨构成关节，内侧部有滑车状的肱骨滑车，与尺骨形成关节；外侧的呈半球状，称肱骨小头，与桡骨相关节。滑车前上方可见冠突窝；滑车后上方为鹰嘴窝，伸肘时容纳尺骨鹰嘴。肱骨下端与体交界处，即两髁之间的上方，前后扁薄，并稍向前弯，骨质较薄弱，故此处容易发生骨折。

（4）尺骨、桡骨 位于前臂，尺骨在内侧，桡骨在外侧（图5-17）。尺骨，分一体两端。上端粗大，后上方的突起为鹰嘴；前面有一半圆形深凹，称滑车切迹，与肱骨滑车相关节。尺骨下端较细，呈球状，为尺骨头，其前、外、后有环状关节面与桡骨的尺切迹相关节。尺骨头后内侧的锥状突起，称尺骨茎突。桡骨上端细小，称桡骨头，头上面的关节凹与肱骨小头相关节，其周围的环状关节面与尺骨相关节。头下方略细，称桡骨颈。颈的内下方有一粗糙隆起，称为桡骨粗隆，为肱二头肌的抵止处。桡骨下端膨大，外侧向下突出，称桡骨茎突。体表可扪及鹰嘴、尺骨头、桡骨茎突。

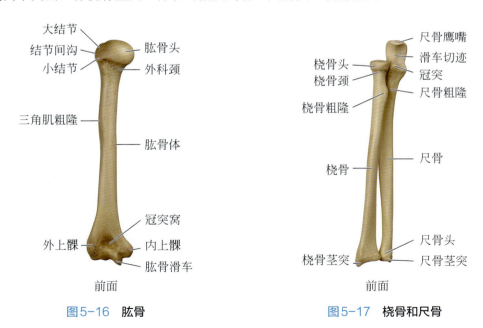

图5-16 肱骨　　　　　图5-17 桡骨和尺骨

（5）手骨 包括腕骨、掌骨和指骨（图5-18）。① 腕骨：共8块，为小型短骨，排成近、远两列。由桡侧向尺侧，近侧列依次是手舟骨、月骨、三角骨和豌豆骨；远侧列依次为：大多角骨、小多角骨、头状骨和钩骨。② 掌骨：共5块。由桡侧向尺侧，依次为第1、第2、第3、第4和第5掌骨。③ 指骨，共14块。拇指有2节，分为近节和远节指骨，其余各指为3节，由近侧向远侧，分别为近节指骨、中节指骨和远节指骨。

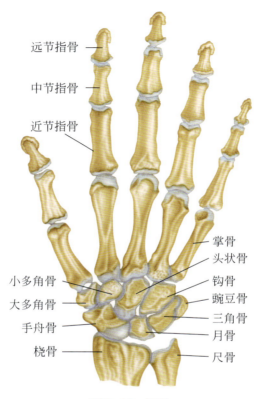

图5-18　手骨

2. 下肢骨

下肢骨每侧31块，共62块。

（1）**髋骨**　为不规则骨，上部扁阔，中部窄厚，有朝向下外的深窝，称髋臼（图5-19）。髋臼下方的卵圆形大孔称闭孔。髋骨由三块骨组成，它的上方是髂骨，前下方是耻骨，后下方是坐骨，三骨会合于髋臼，16岁左右完全融合。

髂骨上部扁薄而宽阔，其上缘肥厚，形成弓形的髂嵴，两侧髂嵴最高点的连线约平第4腰椎棘突，是计数椎骨的标志。髂嵴前、后端的突出部，分别称髂前上棘和髂后上棘。髂前上棘后上方5～7cm处，髂嵴外缘向外突起，形成髂结节。在髂前、后上棘的下方各有一薄锐突起，分别称髂前下棘和髂后下棘。髂骨上部、髂骨翼内面光滑而微凹的浅窝，称髂窝，为大骨盆的侧壁。髂骨翼后下方为粗糙的耳状面，与骶骨耳状面相关节。髂窝下界有钝圆的弓形隆起，称弓状线。由弓状线向耻骨延伸的骨嵴称耻骨梳，耻骨梳向前终于耻骨结节。髋骨后下部最低部为粗糙的隆起，称坐骨结节，是坐位时体重的承受点，可在体表扪及。坐骨结节后上方的三角形突起称坐骨棘。坐骨棘下方为坐骨小切迹，坐骨棘与髂后下棘之间为坐骨大切迹。耻骨体向前内侧伸出耻骨上支，此支向

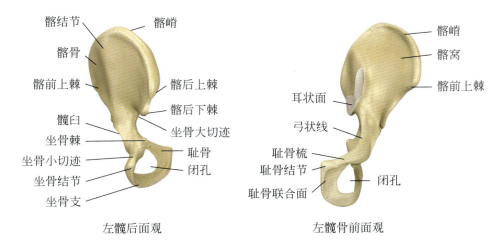

图 5-19　髋骨

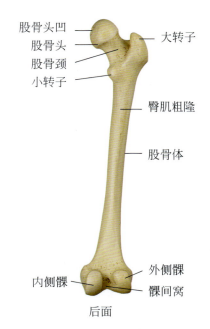

图 5-20　股骨

下弯曲移行为耻骨下支。耻骨上、下支相互移行处内侧的椭圆形粗糙骨面，称耻骨联合面，两侧联合面借纤维软骨相接，构成耻骨联合。髂嵴、髂前上棘、髂结节、坐骨结节和耻骨结节等，是重要的骨性标志，都可在体表摸到。

（2）**股骨**　股骨位于大腿（图5-20），是人体最长、最粗的长骨。

股骨分一体两端。上端有弯向内上方的球形膨大，称股骨头，与髋臼相关节。股骨头下外下方的狭细部称股骨颈。股骨颈以下为股骨体。股骨颈与体连接处上外侧的方形隆起，称大转子；内下方的较小的隆起，称小转子，都有肌腱附着。大转子是重要的体表标志，可在体表扪及。股骨体的后面有纵行骨嵴，称粗线，向上外延续于粗糙的臀肌粗隆。股骨下端有两个膨大，为内侧髁和外侧髁，内侧髁和外侧髁的前面、下面和后面都是光滑的关节面，分别与髌骨、胫骨相关节。两髁之间的深窝称髁间窝。内外侧髁侧面最突起处分别为内上髁和外上髁，都是体表可以摸到的重要骨性标志。

（3）**髌骨**　位于股骨下端的前面，股四头肌腱内，是全身最大的籽骨。略呈底向上、尖向下的三角形。髌骨的位置表浅，可因外力打击而出现骨折。

（4）**胫骨、腓骨**　位于小腿，二骨并列，胫骨在内侧，腓骨在外侧。

① 胫骨：胫骨为小腿主要承重骨（图5-21）。分一体两端。上端膨大，向两侧和后方突出，形成内侧髁和外侧髁，两髁上面微凹，各有上关节面，与股骨的内、外侧髁相关节。胫骨上端与胫骨体移行部的前面，有一个三角形的粗糙隆起，称胫骨粗隆。内侧

髁、外侧髁和胫骨粗隆于体表均可摸到。胫骨体呈三棱柱形，较锐的前缘和平滑的内侧面直接位于皮下，无肌肉覆盖，外侧缘有小腿骨间膜附着，称骨间缘。胫骨下端较膨大，其内侧部向下的突起称内踝。② 腓骨：腓骨位于胫骨外后方（图5-21），细长，分一体两端。上端膨大，称腓骨头。下端略呈扁三角形，形成外踝。腓骨头和外踝都可以在体表摸到。

（5）**足骨**　足骨包括跗骨、跖骨和趾骨（图5-22）。

① 跗骨：属于短骨，共7块。分前、中、后三列。包括距骨、跟骨、足舟骨、骰骨以及内侧楔骨、中间楔骨、外侧楔骨。② 跖骨：共5块，由内侧向外侧依次为第1、第2、第3、第4、第5跖骨。每一跖骨近端为底，与跗骨相对，中间为体，远端圆而光滑，与近节趾骨底关节。③ 趾骨：共14块，属于长骨，相当于手的指骨。𧿹趾为2节，其余各趾为3节。形态和命名与指骨相同。𧿹趾骨粗壮，其余趾骨细小。

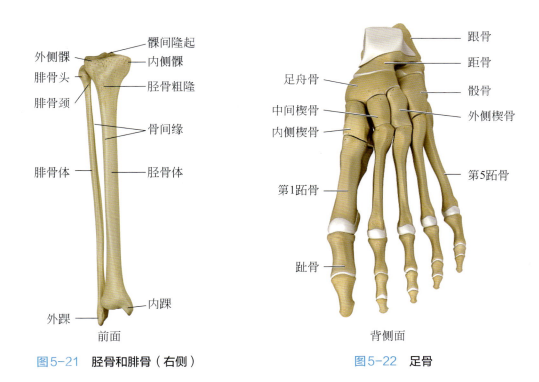

图5-21　胫骨和腓骨（右侧）　　　图5-22　足骨

（二）附肢骨的连结

1.上肢骨的连结

上肢骨的连结包括上肢带的连结和自由上肢骨的连结。

（1）**胸锁关节**　胸锁关节是上肢骨与躯干骨连结的唯一关节。由锁骨的胸骨端与胸骨的锁切迹及第一肋软骨的上面构成，属于多轴关节。关节囊坚韧，周围有胸锁前、后韧带及锁间韧带等韧带加强。关节内有纤维软骨构成的关节盘，将关节腔分为内下和外上两部分。胸锁关节可做前后运动、上下运动、旋转运动以及环转运动。

（2）**肩关节** 肩关节由肱骨头与肩胛骨关节盂构成（图5-23），也称盂肱关节。肱骨头膨大，关节盂浅而小，两关节面的大小差别较大，肩关节囊薄而松弛，在关节盂周缘有纤维软骨构成的盂唇来加深关节窝，仍仅能容纳关节头的1/4～1/3。因此，肩关节的运动幅度大而且运动灵活，但也减少了关节的稳定性。关节囊的上壁有喙肱韧带，囊的前壁和后壁也有许多肌和腱等加入，以增加关节的稳固性。囊的下壁相对薄弱，是肩关节脱位最常见的部位。

肩关节是全身运动幅度最大的关节，可做前屈、后伸、内收、外展、旋内和旋外以及环转运动。

（3）**肘关节** 肘关节是由肱骨下端和尺、桡骨上端构成（图5-24），包括三个关节，即肱骨滑车和尺骨滑车切迹构成肱尺关节、肱骨小头和桡骨关节凹构成的肱桡关节、桡骨环状关节面和尺骨桡切迹构成的桡尺近侧关节。3个关节包在一个关节囊内，形成共同的关节腔。幼儿桡骨头发育尚未完成，环状韧带松弛，在肘关节伸直位猛力牵拉前臂时，桡骨头易被环状韧带卡住，发生桡骨小头半脱位。肘关节的运动以肱尺关节为主，可做屈、伸运动。

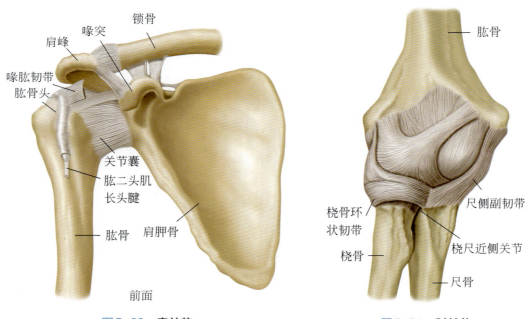

图5-23　肩关节　　　　　　　　图5-24　肘关节

（4）**前臂骨的连结** 桡骨、尺骨借桡尺近侧关节、桡尺远侧关节和前臂骨间膜相连。桡、尺骨体的相对缘，借致密结缔组织构成的骨间膜相连。当前臂旋后时，骨间膜稍松弛；前臂处于旋前位时，两骨交叉，骨间膜最松弛；前臂处于半旋前位时，骨间膜最紧张，这也是骨间膜的最大宽度。桡骨、尺骨的近端以桡尺近侧关节相连，桡骨、尺骨的远端以桡尺远侧关节相连。

（5）**手关节** 手关节包括桡腕关节、腕骨间关节、腕掌关节、掌骨间关节、掌指关节和手指间关节，各关节均以构成该关节诸骨的名称命名。桡腕关节又称腕关节，由桡骨下端远侧面和尺骨头下方的关节盘作为关节窝与手的舟骨、月骨和三角骨的近侧关节面作为关节头而构成。桡腕关节可做屈、伸、内收、外展及环转运动。腕骨间关节为相邻各腕骨之间构成的关节，可分为近侧列腕骨间关节、远侧列腕骨间关节和两列腕骨之间的腕中关节。腕骨间关节属微动关节，运动幅度微小。腕掌关节由远侧列腕骨与5块掌骨底构成。大多角骨与第1掌骨底构成拇指腕掌关节为人类及灵长目动物所特有，活动性较大，可做前屈、后伸、内收、外展、环转和对掌运动。对掌运动是拇指尖的掌面与其余各指的掌面相接触的运动。掌骨间关节是第2～5掌骨底相互之间的关节，只能做轻微的滑动。掌指关节由掌骨头与近节指骨底构成，共5个。指骨间关节由各指相邻的两节指骨的底和滑车构成，共9个，只能做屈、伸运动。

2. 下肢骨的连结

下肢骨的连结包括下肢带的连结和自由下肢骨的连结。

（1）骨盆 骨盆由骶骨、尾骨、左右髋骨以及其间的骨连结构成（图5-25）。骨盆的主要作用是传递体重和支持、保护盆腔脏器，在女性还是胎儿娩出的产道。骨盆可由骶骨岬至耻骨联合上缘的两侧构成的环形界线，分为前上方的大骨盆和后下方的小骨盆。大骨盆又称假骨盆，小骨盆又称真骨盆，临床通常所说的骨盆是指小骨盆。

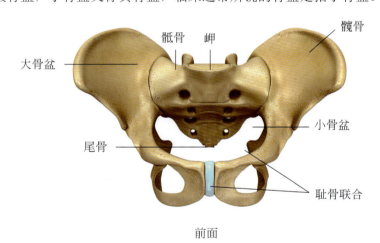

图5-25 **骨盆**

骨盆的位置，因人体姿势的不同而改变。人体直立时，骨盆向前倾斜，两侧髂前上棘和两耻骨结节位于一个冠状面上。

从青春期开始，骨盆的形态出现性别差异。骨盆的性别差异在人的全身骨骼中是最为显著的。女性骨盆的形态特点与妊娠和分娩有关，因此，女性骨盆外形短而宽，近似圆形，较宽大，骨盆腔的形态呈圆筒状，骨盆下口和耻骨下角较大，耻骨下角为90°～100°。

（2）髋关节 髋关节由髋臼与股骨头构成（图5-26）。髋臼的周缘附有纤维软骨构成的髋臼唇。关节囊厚，坚韧紧张，包裹除外侧1/3的全部股骨颈。关节囊周围有多条韧带加强，其中最大的是位于前壁的髂股韧带。该韧带起自髂前下棘，向下经囊的前方止于转子间线，可限制大腿过伸，对维持人体直立姿势有很大作用。髋关节的囊内韧带主要有股骨头韧带，连于股骨头凹和髋臼横韧带之间，韧带内有滋养股骨头的血管通过。

髋关节的运动种类与肩关节相似。即绕冠状轴做屈伸运动，绕矢状轴做内收与外展运动，绕垂直轴做旋内与旋外运动，还可做环转运动。髋关节囊的后下部相对较薄弱，脱位时，股骨头易向下方脱出。

（3）**膝关节** 膝关节是人体最大最复杂的关节，由股骨下端、胫骨上端和髌骨构成（图5-27）。膝关节的关节囊薄而松弛，但周围有韧带加固，以增加关节的稳定性，其中，前壁的髌韧带最强大。髌韧带为股四头肌腱的中央部纤维索。两侧有胫侧副韧带和腓侧副韧带加强。在关节囊内有前、后交叉韧带和半月板，前交叉韧带位于外侧，后交叉韧带位于内侧，二者相互交叉排列。膝交叉韧带牢固地连结股骨和胫骨，可防止胫骨向前、后移位。在股骨内、外侧髁与胫骨内、外侧髁关节面之间，有两块半月形纤维软骨板，分别称为内侧半月板和外侧半月板。内侧半月板较大，呈C形，其外缘中部与关节囊和胫侧副韧带紧密相连。外侧半月板较小，近似"O"形，其外缘与关节囊相连。半月板的上面微凹，下面平坦，可使股骨、胫骨两骨的关节面更为适宜，从而加强关节的稳定性。在膝关节周围，特别是肌腱附着处有许多滑膜囊，其中最大的是髌上囊。滑膜囊内充满滑液，可减少肌腱运动时与骨面的摩擦。膝关节的运动主要是绕冠状轴做屈伸运动；当膝关节处于半屈位时，还可做轻度的旋内和旋外运动。

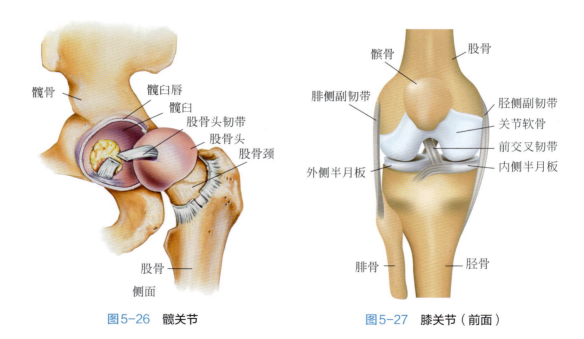

图5-26 髋关节　　　　　　　图5-27 膝关节（前面）

（4）**小腿骨间的连结** 胫、腓两骨之间的连结紧密，上端是胫骨外侧髁与腓骨头构成的胫腓关节，可轻微活动；下端是借韧带紧密相连的胫腓连结。两骨干之间以小腿骨间膜相连。胫腓两骨之间的活动度甚小，几乎不能运动。

（5）**足关节** 足关节包括距小腿（踝）关节、跗骨间关节、跗跖关节、跖骨间关节、跖趾关节和趾骨间关节,均由与关节名称相应的骨组成。距小腿关节又称踝关节,由胫、腓骨的下端和距骨组成。踝关节的关节囊附着于各关节面的周围,关节囊的前、后壁薄而松弛,两侧壁有韧带加强。内侧有内侧韧带,较坚韧。外侧韧带较薄弱,有距腓前韧带、跟腓韧带、距腓后韧带,三条韧带均起自外踝,距腓前韧带和距腓后韧带止于距骨,跟腓韧带止于跟骨。踝关节能做背屈(伸)和跖屈(屈)运动。与跗骨间关节协同作用,可使足内翻和外翻。足的内侧缘提起、足底朝向内侧的运动称内翻;足的外侧缘提起、足底朝向外侧的运动称外翻。其他足关节的运动性都较小。

(6)**足弓** 足骨借关节和韧带紧密相连,在纵、横方向上都连结形成凸向上的弓形,称为足弓(图5-28)。足弓可分为前后方向的内侧纵弓、外侧纵弓和内外方向的一个横弓。足弓有弹性,可缓冲在行走和跳跃时地面对人体的冲击力,从而保护体内脏器;同时也保护足底的血管和神经,使其免受重力压迫。足弓的维持主要凭借足底的韧带、足底的肌和长、短肌腱的牵引。当因慢性劳损引起韧带松弛,或这些软组织发育不良,或因骨折时,虽然这些韧带十分坚韧,都可导致足弓塌陷,形成扁平足。

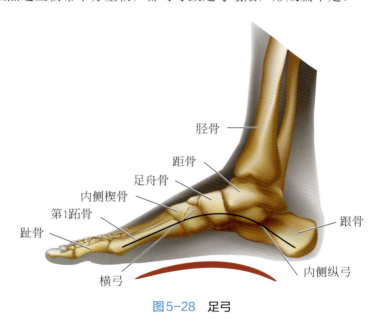

图5-28 足弓

第二节 骨骼肌

一、概述

骨骼肌是运动系统的动力部分,通常附着于骨。在神经系统支配下,骨骼肌收缩,牵引骨产生运动。骨骼肌收缩迅速、有力,容易疲劳,可随人的意志收缩,故称为随意肌。每一块骨骼肌都是一个器官,都有一定的位置、形态、结构和辅助装置、血管分布和神经支配,具有一定的功能。骨骼肌在人体内分布极为广泛,主要分布于头、颈、躯干和四肢，有600多块，约占体重的40%。

（一）肌的分类

肌的形态多样，按其外形大致可分为长肌、短肌、扁肌和轮匝肌四种（图5-29）。长肌呈长梭形或带状，肌束与肌的长轴平行，收缩时可引起较大幅度的运动，主要分布于四肢。有的长肌有两个以上的起始头，以后合成1个肌腹，依其头数被称为二头肌、三头肌或四头肌；有些长肌的肌腹被中间腱分成两个部分。短肌较短小，具有明显的节段性，收缩时运动幅度较小，主要分布于躯干深部。扁肌呈薄片状，扁薄而宽阔，也称为阔肌，除能引起运动外，还对体内脏器起到保护和支持作用，多分布于躯干浅部，胸、腹壁。轮匝肌呈环形，主要由环形肌纤维构成，位于孔、裂的周围，收缩时使孔裂关闭。

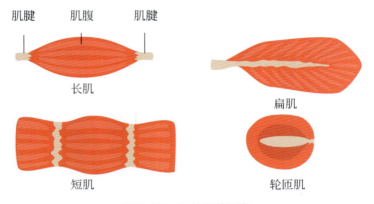

图5-29　肌的各种形态

（二）肌的构造

骨骼肌包括肌腹和肌腱两部分（图5-29）。肌腹位于肌的中部，为肌性部分，主要由大量骨骼肌纤维聚成的许多肌束合成，色红而柔软，是肌的收缩部分。肌腱主要由致密结缔组织构成，呈银白色，非常坚韧，无收缩能力，只起到传递力的作用。长肌的腱多呈条索状；扁肌的腱多扁薄宽阔，形成腱膜。

（三）肌的起止和作用

骨骼肌通常越过一个或多个关节，两端分别附于两块或两块以上骨的表面。肌收缩时，两骨彼此靠近或分离而产生运动，其中一骨的位置相对固定，而另一块骨相对地移动。通常将躯干肌靠近身体正中矢状面的附着点作为起点，远离正中矢状面的附着点作为止点；将四肢肌在靠近躯干侧或四肢近端的附着点作为起点，在远离躯干侧或四肢远端的附着点作为止点。在一般情况下，肌收缩时，止点向起点方向移动。肌在骨上的起点、止点是相对的，在一定条件下二者可以互换。

（四）肌的配布

肌多成群配布在关节的周围，其配布形式多与关节的运动轴密切相关，即在每一个运动轴的相对侧，都配布有两组作用相反的肌或肌群。这些配布在运动轴的相对两侧，运动作用完全相反的肌或肌群，互称拮抗肌；而位于关节运动轴同一侧，完成同一运动的两块或多块肌，称为协同肌。

（五）肌的命名

肌的命名原则很多，通常按照其形态、位置、起止点、大小、作用或肌束走行方向等来命名。按其位置命名的有肋间内肌、肋间外肌、冈上肌、冈下肌等；根据肌的作用命名，如屈肌、伸肌、收肌、提肌等；根据肌的构造命名，如半腱肌、半膜肌等；根据肌的起止点命名，如胸锁乳突肌、肱桡肌等。

（六）肌的辅助结构

骨骼肌的辅助结构有筋膜、滑膜囊、腱鞘和籽骨等，这些结构具有保持肌的位置、保护和协助肌活动的作用。

1. 筋膜

筋膜分为浅筋膜和深筋膜，由结缔组织构成。

（1）浅筋膜　又称皮下筋膜、皮下组织或皮下脂肪，位于真皮之下。主要由疏松结缔组织构成，包被全身各部，内含脂肪、浅动脉、皮下静脉、皮神经及淋巴管等，有些局部还可有乳腺和皮肌。脂肪的含量多少，随人体部位、性别、营养状况和年龄等因素的差别而不同。浅筋膜具有保护深部器官等功能。

（2）深筋膜　又称固有筋膜，由致密结缔组织构成。位于浅筋膜的深面，包被体壁和四肢的肌、血管和神经等。深筋膜包裹每一块肌，在四肢，深筋膜深入肌群，并附着于骨面，形成肌间隔以分割不同的肌群，以利于肌群的活动。在腕部和踝部，深筋膜显著增厚，形成支持带，对深面的肌腱起到约束和支持的作用。深筋膜呈鞘状包裹血管和神经，形成血管神经鞘。此外，深筋膜还包裹腺体，形成腺体的被膜。深筋膜不仅有保护和约束肌的作用，在肌收缩时，还可减少相邻肌或肌群之间的摩擦，有利于肌或肌群的活动。

2. 滑膜囊

滑膜囊为一封闭的结缔组织扁囊，壁薄内含有少量滑液，多位于肌或肌腱与骨面之间。在肌收缩时，滑膜囊可减少两者之间的摩擦，促进肌腱运动的灵活性。

3. 腱鞘

腱鞘是包围在某些肌腱外面的双层鞘管状结构，分内、外两层。多位于活动性较大的部位，如腕部、踝部、手指掌侧和足趾跖侧等处。

（1）腱纤维鞘　是腱鞘的外层，是由增厚的深筋膜和骨膜所形成的骨性纤维性管道。它容纳肌腱及其滑膜鞘，对肌腱有固定作用。

（2）腱滑膜鞘　位于腱纤维鞘内，由两层滑膜构成，是密封的套管状结构。可分为脏、壁两层。脏层包在肌腱周围，壁层紧贴在纤维层的内面和骨面。脏、壁两层在腱的深面相互移行，形成系膜样结构，供应肌腱的血管由此通过。腱滑膜鞘的脏、壁两层之间有一狭窄腔隙，内有少量滑液，可减轻腱与骨的摩擦，使肌腱能在鞘内自由滑动。

二、头肌

头肌可分为面肌和咀嚼肌两部分（图5-30）。

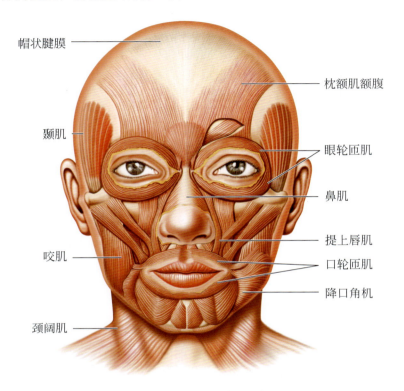

图5-30 头肌（前面）

（一）面肌

面肌是扁薄的皮肌，位置浅表，位于面部和颅顶，收缩时可改变面部皮肤的外形，显示喜、怒、哀、乐等各种表情，故又称表情肌。面肌大多起自颅骨的不同部位，止于面部皮肤，主要位于口、眼、鼻等孔裂周围，有开大或闭合上述裂孔的作用。颅顶肌由枕额肌组成，覆盖于颅骨外面，由枕腹、额腹以及两者之间的帽状腱膜构成。空裂周围肌主要有眼轮匝肌、口轮匝肌、颊肌等。

（二）咀嚼肌

咀嚼肌与咀嚼动作有关，包括咬肌、颞肌等，配布于颞下颌关节周围，运动颞下颌关节，参与咀嚼运动。咬肌呈长方形，位于下颌支的外面，起自颧弓的下缘和内面，止于咬肌粗隆。咬肌收缩时可上提下颌骨。颞肌位于下颌窝内，起自颞窝骨面，肌束呈扇形向下会聚，通过颧弓的深面，止于下颌骨冠突。颞肌收缩时上提下颌骨，并可向后牵拉下颌骨。咬肌和颞肌都可在体表摸到。

三、颈肌

颈肌位于颅和胸廓之间,按其所在位置分为颈浅肌与颈外侧肌群、颈前肌群和颈深肌群(图5-31)。

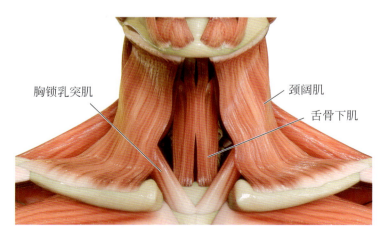

图5-31 颈肌(前面)

(一)颈浅肌与颈外侧肌群

颈浅肌与颈外侧肌群主要有颈阔肌和胸锁乳突肌。颈阔肌位于颈部浅筋膜内,为薄的扁肌,薄而宽阔,属于皮肌,收缩时拉口角及下颌向下,并具有紧张颈部皮肤的作用。胸锁乳突肌位于颈部外侧部,大部分为颈阔肌所覆盖。起自胸骨柄和锁骨内侧端,斜向后上方,止于颞骨的乳突。一侧胸锁乳突肌收缩,使头向同侧倾斜,面部转向对侧;两侧同时收缩,可使头后仰。

(二)颈前肌群

颈前肌群包括舌骨上肌和舌骨下肌。舌骨上肌位于舌骨与下颌骨和颅底之间,是一对小肌,每侧有4块肌。包括二腹肌、下颌舌骨肌、茎突舌骨肌和颏舌骨肌。舌骨上肌的作用是上提舌骨,并可使舌升高。舌骨下肌群位于颈前部、舌骨与胸骨之间,在喉、气管、甲状腺的前方,每侧有4块肌,分浅、深两层排列。舌骨下肌的作用是下降舌骨和喉。

(三)颈深肌群

颈深肌群位于颈椎两侧,包括前斜角肌、中斜角肌和后斜角肌。三者均起自颈椎横突,前斜角肌和中斜角肌止于第1肋,后斜角肌止于第2肋。前斜角肌、中斜角肌与第1肋之间的三角形间隙称为斜角肌间隙,内有锁骨下动脉和臂丛神经通过。

四、躯干肌

躯干肌包括背肌、胸肌、膈、腹肌和会阴肌。

（一）背肌

背肌位于躯干背部，分为背浅肌和背深肌两群（图5-32）。

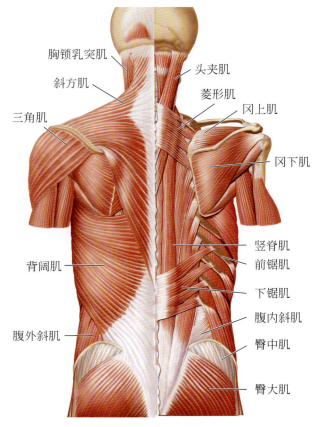

图5-32　背肌

1.背浅肌

背浅肌是躯干与上肢相连的肌，起自脊柱的不同部位，止于上肢带骨或肱骨。浅层有斜方肌和背阔肌，其深面有肩胛提肌和菱形肌。

（1）斜方肌　位于项部和背上部，为三角形的扁肌，两侧相对，合在一起构成斜方形。斜方肌起自枕骨、项韧带、第7颈椎棘突及全部胸椎棘突，上部纤维斜向外下方，中部纤维平行向外侧，下部纤维斜向外上方，止于锁骨外侧1/3、肩峰和肩胛冈等处。该肌上部肌束收缩，可上提肩胛骨；下部肌束收缩，可使肩胛骨下降；全肌收缩，使肩胛骨向脊柱靠拢。如果肩胛骨固定，两侧的上部肌束同时收缩，可使头后仰。该肌瘫痪时，产生"塌肩"。

（2）背阔肌　为全身最大的扁肌，位于背的下半部，起自下部胸椎棘突和全部腰椎棘突以及髂嵴等处，肌纤维向外上方集中，止于肱骨小结节的下方。该肌收缩时，使肩关节内收、后伸及旋内；若上肢上举固定，此肌收缩可上提躯干。

（3）肩胛提肌　位于项部两侧，被斜方肌覆盖。起自上4个颈椎横突，止于肩胛骨上角。该肌的作用是上提肩胛骨。

（4）**菱形肌** 为菱形的扁肌，位于斜方肌中部的深面，由大小菱形肌合成。该肌起自下2个颈椎和上4个胸椎的棘突，肌纤维行向外下方，止于肩胛骨内侧缘。该肌收缩时使肩胛骨向脊柱靠拢并向上移动。

2.背深肌

背深肌分为长肌和短肌，在脊柱棘突两侧排列，可分数层，以浅层中的竖脊肌最为重要。竖脊肌为背肌中最大、最长的肌，又称骶棘肌，位于脊柱两侧的沟内、斜方肌和背阔肌深面。从外侧向内侧由髂肋肌、最长肌和棘肌三列肌束组成。起自骶骨后面、髂嵴后部和腰椎棘突，肌纤维向外上分为3组，沿途分别止于肋骨、椎骨及颞骨乳突。竖脊肌是脊柱强有力的伸肌，一侧肌收缩使脊柱向同侧屈；双侧同时收缩使脊柱后伸和仰头。竖脊肌对保持人体直立姿势有重要意义。

（二）胸肌

胸肌分为胸上肢肌和胸固有肌两群（图5-33）。胸固有肌参与构成胸壁。

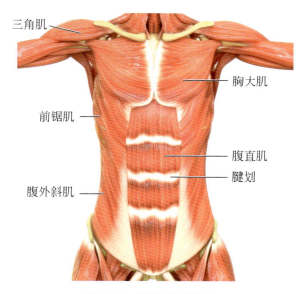

图5-33 胸腹肌（前面）

1.胸上肢肌

胸上肢肌为扁肌，位于胸壁的前面及侧面浅层，均起自胸廓的前面和侧面，止于上肢带骨或肱骨。

（1）**胸大肌** 位于胸壁的前上部，为扇形扁肌，宽而厚。起自锁骨内侧2/3段、胸骨前面和第1～6肋软骨前面等处，肌束向外上方集中，止于肱骨大结节的下方。此肌收缩时，可使臂内收和旋内；当上肢固定时，可上提躯干；也可提肋以扩大胸腔协助吸气。

（2）**胸小肌** 位于胸大肌深面，呈三角形。起自第3～5肋骨，肌束向上外方，止于肩胛骨的喙突。作用是牵拉肩胛骨向前下方；当肩胛骨固定时，可提肋助吸气。

（3）前锯肌　位于胸廓外侧壁，为宽大的扁肌。以肌齿起自上8～9个肋骨外面，止于肩胛骨内侧缘和下角。该肌收缩时，拉肩胛骨向前，并使肩胛骨紧贴胸廓；当肩胛骨固定时，可提肋助深吸气。若前锯肌瘫痪，则肩胛骨内侧缘与下角离开胸廓而翘起，称为"翼状肩胛"。

2. 胸固有肌

胸固有肌位于肋间隙内，分浅、深两层。浅层称肋间外肌，共11对，起自上位肋骨下缘，肌束斜向前下，止于下位肋骨上缘。在肋软骨间隙处，无肋间外肌。肋间外肌收缩时提肋助吸气。深层称肋间内肌，位于肋间外肌的深面，起自下位肋骨的上缘，止于上一肋骨下缘。肋间内肌收缩时降肋助呼气。

（三）腹肌

腹肌位于胸廓与骨盆上缘之间，参与腹壁的组成，是腹壁的主要组成部分，可分为前外侧群和后群两部分。前外侧群肌包括腹直肌、腹外斜肌、腹内斜肌和腹横肌等（图5-33）。后群位于后壁脊柱的两侧，有腰大肌和腰方肌等。

1. 前外侧群肌

（1）腹直肌　位于腹前壁正中线两侧，居腹直肌鞘中，呈带状，起自耻骨联合和耻骨结节之间，肌束向上，止于胸骨剑突和第5～7肋软骨的前面。肌的全长被3～4条横行的腱划分成多个肌腹。腱划由结缔组织构成，与腹直肌鞘的前层紧密结合。

（2）腹外斜肌　位于腹前外侧部浅层，是腹前外侧壁最浅层的宽阔扁肌。以8个肌齿起自下8个肋骨的外面，肌束由后外上方斜向前内下方，后下部肌束止于髂嵴前部，其余肌束向内移行为腱膜。腱膜经腹直肌前面，参与构成腹直肌鞘前层的构成，止于白线。腹外斜肌腱膜下缘卷曲增厚，连于髂前上棘与耻骨结节之间，形成腹股沟韧带。

（3）腹内斜肌　位于腹外斜肌深面，起自胸腰筋膜、髂嵴和腹股沟韧带外侧1/2。大部分肌束由后外下方斜向前内上方，在腹直肌外侧缘处移行为腱膜。

（4）腹横肌　位于腹内斜肌的深面，为腹壁最深层的扁肌。起自下6对肋软骨的内面、胸腰筋膜、髂嵴和腹股沟韧带外侧1/3，肌束横行向内侧，在近腹直肌外侧缘处移行为腱膜，经腹直肌后面，参与腹直肌鞘后层的构成，止于白线。腹内斜肌腱膜的下部与腹横肌腱膜的相应部位结合，形成腹股沟镰，止于耻骨结节外侧的骨面。

在男性，腹横肌和腹内斜肌下缘都有少量肌束随精索入阴囊，形成提睾肌，该肌收缩，可上提睾丸。

腹前外侧群肌的作用是保护腹腔脏器，维持腹压。收缩时，使腹腔缩小，以增加腹压，协助咳嗽、排便、呕吐及分娩；还可降肋助深呼气；可使脊柱前屈、侧屈和旋转。

2. 后群

腰方肌呈长方形，位于腹后壁、脊柱的两侧。起自髂嵴，向上止于第12肋和第1～4腰椎横突。作用是降第12肋，一侧收缩使脊柱侧屈。

3. 腹前外侧壁的局部结构

（1）腹直肌鞘　位于腹前壁，是包裹腹直肌的纤维性鞘，由腹外侧壁三块扁肌的腱膜构成，分前、后两层。前层完整，由腹外斜肌腱膜与腹内斜肌腱膜的前层构成；后层不完整，由腹内斜肌腱膜的后层与腹横肌腱膜构成。约在脐下4～5cm水平，形成一凸向上方的弧形游离缘，称弓状线，又称半环线。自弓状线以下，腹直肌后面直接与腹横筋膜相贴。

（2）**白线** 是由两侧腹直肌鞘的纤维彼此交织形成的纤维性结构，位于腹前壁正中线上，上宽下窄。白线上端附于剑突，下端附于耻骨联合。白线在中点处有疏松的瘢痕组织区即脐环，此处是腹壁的薄弱点，可发生脐疝。

（3）**腹股沟管** 位于腹股沟韧带内侧半的稍上方，为腹前外侧壁扁肌间的一条裂隙，长约4～5cm。腹股沟管有内外两个口：内口称腹股沟管深环（腹股沟管腹环），位于腹股沟韧带中点上方约1.5cm处，由腹横筋膜形成；外口即腹股沟管浅环（腹股沟管皮下环），在耻骨结节的外上方，为腹外斜肌腱膜的三角形裂孔。

腹股沟管在男性有精索通过，在女性有子宫圆韧带通过。

（4）**腹股沟三角** 又称海氏三角，位于腹前壁的下部，为腹直肌外侧缘、腹股沟韧带和腹壁下动脉围成的三角区。腹股沟三角也是腹壁下部的薄弱区和疝的易发部位。

（四）膈肌

膈肌分隔胸腔和腹腔，是向上膨隆的扁薄阔肌，呈穹窿形，构成胸腔的底和腹腔的顶。膈肌的周围部由肌束构成，起自胸廓下口内面及腰椎前面，各部肌束向中央集中，移行于腱膜，称为中心腱。

膈肌上有3个裂孔，分别是主动脉裂孔、食管裂孔和腔静脉孔。① 主动脉裂孔：位于第12胸椎前方，膈与脊柱之间，有主动脉和胸导管通过。② 食管裂孔：位于主动脉裂孔左前上方，约平第10胸椎体水平，有食管和左右迷走神经通过。③ 腔静脉孔：位于食管裂孔右前上方的中心腱内，位置最高，约平第8胸椎，有下腔静脉通过。

膈肌为主要的呼吸肌，收缩时，膈肌穹窿下降，胸腔容积扩大，引起吸气；舒张时，膈的顶部上升恢复原位，胸腔容积缩小，以助呼气。膈肌与腹肌同时收缩，则能增加腹压，可协助排便、咳嗽、呕吐、喷嚏及分娩等活动。

（五）会阴肌

会阴肌位于小骨盆下口附近，数目较多，分为前方的尿生殖三角肌和后方的肛门三角肌，其中较重要的有会阴深横肌和肛提肌。

五、四肢肌

四肢肌分上肢肌和下肢肌。上肢肌数目较多，比较细小，与上肢具有复杂的劳动功能相适应。下肢肌比较粗大有力，与下肢支持体重和行走等功能有关。

（一）上肢肌

上肢肌根据它们的所在部位，分为上肢带肌、臂肌、前臂肌和手肌（图5-34）。

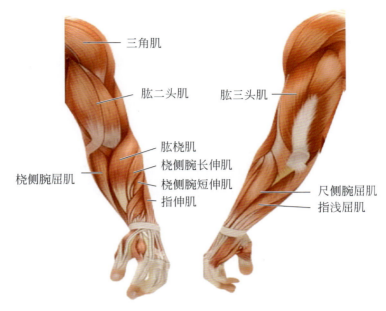

图5-34 上肢肌

1. 上肢带肌

上肢带肌又称肩肌，配布于肩关节周围（图5-32），均起自上肢带骨，止于肱骨，能运动肩关节。

三角肌呈三角形，起自锁骨外侧1/3、肩峰和肩胛冈，肌束逐渐向外下方集中，从前、后和外侧三面包被肩关节，止于肱骨体三角肌粗隆。该肌收缩，可使肩关节外展；前部肌束收缩能使肩关节前屈和旋内，后部肌束收缩能使肩关节后伸和旋外。三角肌的外上部，肌肉丰厚，无重要的血管和神经通过，是肌内注射的常用部位之一。

冈上肌位于斜方肌深面，作用是使肩关节外展。冈下肌位于冈下窝内，作用是使肩关节旋外。小圆肌位于冈下肌下方，作用是使肩关节旋外。大圆肌位于小圆肌下方，作用是使肩关节后伸、内收和旋内。肩胛下肌位于肩胛骨前面，作用是使肩关节内收和旋内。

肩胛下肌、冈上肌、冈下肌和小圆肌的肌腱连成腱板，在经过肩关节囊前面、上面和后面时，与关节囊融合，形成"肌腱袖"，对肩关节的稳定起重要作用。

2. 臂肌

臂肌位于肱骨周围，分为前、后两群。前群为屈肌，后群为伸肌。

（1）**前群** 包括浅层的肱二头肌及深层的肱肌和喙肱肌。肱二头肌呈梭形，位于肱骨前方，在臂前部的中部形成明显的隆起外形。起端有长、短两个头，长头以长腱起自肩胛骨盂上结节，穿经肩关节囊，沿肱骨结节间沟下降；短头在长头内侧，起自肩胛骨喙突；两头在臂中部合并成一个肌腹，向下延续为肌腱，以扁腱止于桡骨粗隆。当屈肘时，在肘关节前方所能摸到的条索状结构，即该肌腱。肱二头肌的主要作用是屈肘关节，同时也有屈肩关节和使前臂旋后的作用。喙肱肌位于肱二头肌短头后内方，作用是使肩关节前屈和内收。肱肌位于肱二头肌下半部深面，作用是屈肘关节。

（2）后群　位于肱骨后方，主要有肱三头肌。肱三头肌起端有三个头：长头、内侧头和外侧头。长头起自肩胛骨关节盂的下方，外侧头起自肱骨后面桡神经沟外上方，内侧头起自神经沟的内下方，三个头向下会合为一个肌腹，以一坚韧的扁腱止于尺骨鹰嘴。主要作用是伸肘关节。

3. 前臂肌

前臂肌位于桡、尺骨的周围，多数起自肱骨的下端，少数起自桡、尺骨及前臂骨间膜；除少数外，多数肌的肌腹位于前臂的近侧部，向远侧部移行为细长的腱，止于腕骨、掌骨或指骨。前臂肌分为前、后两群。前群主要是屈肌和旋前肌；后群主要是伸肌和旋后肌。前臂肌的前后群都分为浅、深两层。前群的肌肉有9块，主要是屈腕、屈指和使前臂旋前的肌，即肱桡肌、旋前圆肌、桡侧腕屈肌、掌长肌、尺侧腕屈肌、指浅屈肌、拇长屈肌、指深屈肌、旋前方肌。

后群的肌肉有11块，主要是伸腕、伸指和使前臂旋后的肌，即桡侧腕长伸肌、桡侧腕短伸肌、指伸肌、小指伸肌、尺侧腕伸肌、肘肌、旋后肌、拇长展肌、拇短伸肌、拇长伸肌、示指伸肌。

4. 手肌

手肌位于手掌，是一些运动手指的短小的肌。手肌分为外侧、中间和内侧三群。

外侧群位于手掌的外侧部，较为发达，在手掌拇指侧形成一隆起，称鱼际。该肌群主要包括拇短展肌、拇短屈肌、拇对掌肌、拇收肌这4块肌。其作用分别为使拇指外展、前屈、对掌和内收。内侧群位于手掌的内侧部，共同形成小鱼际。该肌群主要有小指展肌、小指短屈肌、小指对掌肌这3块肌。主要作用是屈小指和使小指外展。中间群包括蚓状肌和骨间肌，分别位于掌心和掌骨之间，蚓状肌收缩时可屈第2～5指掌指关节和伸其指骨间关节；骨间掌侧肌可使第2、第4、第5指内收（向中指靠拢），骨间背侧肌可使第2、第4指外展（离开中指），第3指左右倾斜。

5. 上肢的局部结构

（1）腋窝　位于臂上部内侧和胸外侧壁之间，是一个四棱锥形的腔隙，分为顶、底及四个壁。顶即上口，主要由第1肋、锁骨和肩胛骨上缘围成，由颈部通向上肢的腋动、静脉和臂丛神经等即经此口进入腋窝。底被筋膜和皮肤所封闭。四个壁主要由肌构成。腋窝内有重要的血管、神经、大量的脂肪及淋巴结、淋巴管等。

（2）肘窝　位于肘关节前面，是尖朝向远侧的三角形凹窝，表面覆有筋膜和皮肤。肘窝内有血管、正中神经和肱二头肌腱等结构。

（3）腕管　位于腕部掌侧面，由腕骨沟和屈肌支持带共同围成。管内有拇长屈肌腱、指浅屈肌腱、指深屈肌腱和正中神经通过。

（二）下肢肌

下肢肌按部位分为髋肌、大腿肌、小腿肌和足肌（图5-35）。下肢肌比上肢肌粗壮强大，这与维持人体直立姿势、支持体重和行走有关。

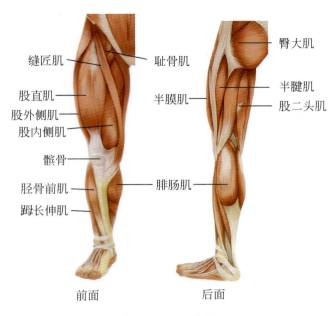

图5-35 下肢肌

1. 髋肌

髋肌又叫盆带肌，主要起自骨盆的内面和外面，跨过髋关节，止于股骨，能运动髋关节。按其所在的部位和作用，可分为前、后两群。

（1）**前群** 有髂腰肌和阔筋膜张肌。① 髂腰肌：由腰大肌和髂肌合成。腰大肌起自腰椎体侧面及横突，位于脊柱腰部两侧；髂肌起自髂窝，位于腰大肌外侧，呈扇形。两肌向下会合，经腹股沟韧带的深面，止于股骨小转子。髂腰肌可使髋关节前屈和旋外等。若下肢固定时，则可使躯干前屈。② 阔筋膜张肌：位于大腿前外侧。起自髂前上棘，肌腹被阔筋膜包裹，向下移行于髂胫束，止于胫骨外侧髁。作用是可屈髋关节并紧张阔筋膜。

（2）**后群** 后群肌主要位于臀部，故又称臀肌，包括臀大肌、臀中肌、臀小肌和梨状肌等。臀大肌位于臀部浅层，大而肥厚，略呈四边形。起自髂骨翼外面和骶骨后面，肌束斜向下外，止于股骨臀肌粗隆和髂胫束。臀大肌位置表浅，肌束肥厚，其外上1/4深面无较大的血管和神经通过，是临床肌内注射的常用部位。臀大肌的作用是伸髋关节，还可使髋关节外旋；下肢固定时能伸直躯干，防止躯干前倾，是维持人体直立的重要肌肉。臀中肌和臀小肌位于臀部的上外侧，其中臀中肌的下部被臀大肌所掩盖，臀小肌位于臀中肌的深面。臀中肌和臀小肌都呈扇形，两肌均起自髂骨翼外面，肌束向下集中形成短腱，止于股骨大转子。两肌均可使髋关节外展。梨状肌位于臀大肌的深面和臀中肌的下方。起自骶骨前面，向外出坐骨大孔达臀部，止于股骨大转子。此肌收缩时，使髋关节外展和外旋。

2. 大腿肌 大腿肌配布在股骨的周围，分为前群、内侧群和后群。

（1）**前群** 位于股骨前部，有缝匠肌和股四头肌。缝匠肌位于大腿前面及内侧面浅层，呈长带状，是全身最长的肌。起自髂前上棘，经大腿前面转向内下，止于胫骨上端的内侧面。此肌的作用是屈髋关节和膝关节，并使已屈的膝关节旋内。股四头肌位于大腿前面，是全身中体积最大的肌，起始端有四个头，即股直肌、股内侧肌、股外侧肌和股中间肌。其中股直肌位于大腿前面，起自髂前下棘；股内侧肌和股外侧肌分别位于股直肌的内外侧，起自股骨粗线内、外侧唇；股中间肌位于股直肌深面，起自股骨体前面。四个头向下构成肌腱，包绕髌骨的前面和两侧，并自髌骨以下延成髌韧带，止于胫骨粗隆。股四头肌的作用是伸膝关节。

（2）**内侧群** 位于股内侧部，共5块，分层排列，分别是耻骨肌、长收肌、股薄肌、短收肌、大收肌。上述各肌均起自耻骨支、坐骨支和坐骨结节的前面，除股薄肌止于胫骨上端内侧面外，其他各肌都止于股骨粗线。内侧群各肌都可使髋关节内收。

（3）**后群** 位于股后部，共3块，即位于外侧的股二头肌、位于内侧的半腱肌、半膜肌。均起自坐骨结节，向下跨过髋关节和膝关节的后面，股二头肌止于腓骨头；半腱肌止于胫骨上端内侧；半膜肌止于胫骨内侧髁的后面。后群肌的作用是屈膝关节和伸髋关节。

3. 小腿肌 位于胫腓骨周围，分为前群、外侧群和后群。

（1）**前群** 位于小腿的前方，有3块肌，由内侧向外侧依次为胫骨前肌、姆长伸肌和趾长伸肌。3块肌均起自小腿骨和骨间膜，经踝关节的前面下行，止于足骨，可使踝关节背屈、足内翻或伸趾等。

（2）**外侧群** 位于腓骨的外侧，有2块肌，即腓骨长肌和腓骨短肌。二者皆起自腓骨外侧面，向下移行长腱，经外踝后方至足底，腓骨短肌腱向前止于第5跖骨粗隆；腓骨长肌止于内侧楔骨和第1跖骨底。此群肌能使足外翻和跖屈。

（3）**后群** 后群位于小腿的后方，分浅、深两层。浅层包括小腿三头肌，由浅层的腓肠肌和深层的比目鱼肌组成。腓肠肌有内、外侧两个头，分别起自股骨内、外上髁后面；比目鱼肌起自胫、腓骨上部的后面，3个头会合向下，移行为跟腱，止于跟骨结节。小腿三头肌的作用是使踝关节跖屈和足外翻。深层有4块肌，分别为腘肌、趾长屈肌、胫骨后肌、姆长屈肌。腘肌斜位于小腿上方腘窝底，起自股骨外侧髁的外侧面上缘，止于胫骨比目鱼肌线以上的骨面；其余各肌起自胫、腓骨后面和骨间膜，由内侧向外侧依次为趾长屈肌、胫骨后肌、姆长屈肌，各肌向下移行为肌腱，经内踝后方至足底，胫骨后肌止于足舟骨粗隆及楔骨，趾长屈肌分为4条肌腱，止于第2～5趾的远节趾骨底，姆长屈肌止于姆趾远节趾骨底。趾长屈肌的作用是屈第2～5趾和踝关节；胫骨后肌的作用是屈踝关节和使足内翻；姆长屈肌的作用是屈踝关节和屈姆趾。

4. 足肌

足肌可分为足背肌和足底肌，主要位于足底，其分布和手相似，有屈趾骨间关节和支持足弓等作用。

5. 下肢的局部结构

（1）**股三角** 股三角位于股前内侧的上部，呈尖向下的三角形。由上界的腹股沟韧带、外侧界的缝匠肌和内侧界的长收肌内侧缘围成。表面覆盖有筋膜和皮肤。股三角在腹股沟韧带稍下方，由内侧向外侧，依次排列有股静脉、股动脉和股神经等结构。

（2）**腘窝** 腘窝是膝关节后方的凹陷，呈菱形。由上外侧界的股二头肌、上内侧界的半腱肌和半膜肌、下外侧界和下内侧界的腓肠肌外侧头和内侧头构成，底为膝关节囊。表面覆盖有筋膜和皮肤。腘窝内有血管和神经等通过。

 点滴积累

1. 成人骨共有206块，其中躯干骨51块，颅骨29块，上肢骨64块，下肢骨62块。
2. 下颌骨为最大的面颅骨，分为一体两支。
3. 颅底内面凹凸不平，自前向后有陷窝，分别称颅前窝、颅中窝、颅后窝。
4. 椎间盘是位于相邻的两个椎体之间的纤维软骨盘，成人有23个椎间盘。
5. 前纵韧带位于椎体前面，是全身最长的韧带。
6. 从侧面观察脊柱，可见成人脊柱有4个生理性弯曲，即颈曲、胸曲、腰曲、骶曲。
7. 骨骼肌在人体内分布极为广泛，有600多块，约占体重的40%。
8. 背阔肌是全身最大的扁肌。
9. 股四头肌位于大腿前面，是全身中体积最大的肌。

目标检测

答案

（一）单选题

1. 下列哪块骨属于长骨（　　）
   A. 趾骨　　　　　B. 肋骨　　　　　C. 胸骨
   D. 腕骨　　　　　E. 椎骨
2. 髋关节易向（　　）方向脱位。
   A. 后下　　　　　B. 侧方　　　　　C. 后上
   D. 前下　　　　　E. 前上
3. 颈椎的结构特点是（　　）
   A. 横突有横突孔　　　　　　　B. 第1颈椎有齿突
   C. 第7颈椎棘突末端分叉　　　D. 第7颈椎称枢椎
   E. 第2颈椎称隆椎
4. 右侧胸锁乳突肌收缩（　　）
   A. 头歪向右侧、面转向左侧　　B. 头歪向右侧、面转向右侧
   C. 头歪向左侧、面转向左侧　　D. 头后仰
   E. 头歪向左侧、面转向右侧
5. 肩胛下角（　　）
   A. 平第1肋　　　B. 平第3肋　　　C. 平第5肋
   D. 平第7肋　　　E. 平第9肋

6. 胸骨角（　）
   A. 平对第2肋间隙　　　　　　　　B. 平对第3肋间隙
   C. 是两肋弓的夹角　　　　　　　　D. 凸向内面
   E. 为胸骨体与剑突形成的结构
7. 关节盂与（　）构成关节？
   A. 锁骨肩峰端　　B. 肱骨头　　C. 肩胛冈
   D. 肋头　　　　　E. 股骨头
8. 膝关节的主要运动形式是（　）
   A. 环转运动　　　B. 内翻和外翻　　C. 内收和外展
   D. 旋内和旋外　　E. 屈和伸
9. 既能屈膝又能屈髋的肌（　）
   A. 股薄肌　　　　B. 缝匠肌　　C. 股四头肌
   D. 半膜肌　　　　E. 股二头肌
10. 伸膝关节的肌（　）
   A. 梨状肌　　　　B. 臀大肌　　C. 股四头肌
   D. 缝匠肌　　　　E. 髂腰肌

（二）多选题

1. 常选作肌内注射的是（　）
   A. 臀小肌　　　　B. 臀中肌　　C. 臀大肌
   D. 三角肌　　　　E. 股外侧肌
2. 不参与构成膝关节的结构是（　）
   A. 股骨内侧髁　　B. 胫骨内侧髁　　C. 外踝
   D. 内踝　　　　　E. 腓骨
3. 胸椎的形态特点（　）
   A. 椎体粗大　　　　　　　　　　B. 横突有孔
   C. 棘突末端分叉　　　　　　　　D. 棘突向后下倾斜
   E. 侧面有肋凹
4. 维持人体直立的肌（　）
   A. 竖脊肌　　　　B. 腰大肌　　C. 臀大肌
   D. 股四头肌　　　E. 小腿三头肌
5. 关节的基本结构有（　）
   A. 关节囊　　　　B. 交叉韧带　　C. 关节盘
   D. 关节半月板　　E. 关节腔

（三）简答题

1. 试述椎骨的基本形态。
2. 试述膝关节的构成、特点和运动。

第五章　习题库

第六章 脉管系统

学习目标

知识目标

1.掌握心血管系统的组成；体循环、肺循环的概念及特点；心的位置及心内四个腔室的结构；心的传导系统；体循环静脉的组成；上下腔静脉的属支情况；心率与心动周期的概念；心输出量及其影响因素；血压、收缩压、舒张压、平均动脉压的概念；动脉血压正常值、形成及其影响因素。

2.熟悉头颈、四肢主要浅静脉的形成及注入深静脉的部位；淋巴系统的组成及功能；心肌的生物电现象及生理特性；肾上腺素、去甲肾上腺素对心血管活动的调节作用及机制。

3.了解心的构造；血管分布规律；胸腺；中心静脉压的概念及意义；微循环的组成及其主要生理功能；组织液的生成及其影响因素。

技能目标

1.能在解剖标本上或模型上指出心的结构、体循环和肺循环的路径，并能说出各自的结构特点和功能。

2.能在解剖标本上或模型上辨识重要血管的位置，并能说出其功能。

素养目标 具有心血管健康知识和心血管健康宣教意识。

扫一扫

数字资源6
脉管系统

第一节 概 述

一、脉管系统的组成

脉管系统包括心血管系统和淋巴系统，是封闭的管道系统，分布于人体各部。心血管系统由心、动脉、毛细血管和静脉组成，其内有血液周而复始地循环流动。淋巴系统由淋巴管道、淋巴器官和淋巴组织组成。淋巴液沿淋巴管道向心流动，最后汇入静脉，因此，淋巴管道可视为静脉的辅助管道。

脉管系统的主要功能是物质运输，即将消化系统吸收的营养物质和肺吸入的氧运送到全身器官的组织和细胞供其生理活动的需要；同时将它们的代谢产物、多余的水及二氧化碳运送到肺、肾、皮肤等器官排出体外，以保证机体的新陈代谢持续进行。脉管系统还运输内分泌器官和内分泌细胞所分泌的激素或生物活性物质，作用于相应的靶器官，以实现机体的体液调节。此外，脉管系统对维持人体内环境理化特性的相对稳定以及实现防卫功能等方面均起到重要作用。

（一）心血管系统的组成

心血管系统包括心、动脉、毛细血管和静脉。

1. 心

心是主要由心肌构成的中空器官，是连接动、静脉的枢纽和心血管系统的动力装置。心内部有四个腔：左心房、左心室、右心房和右心室。在神经体液的调节下，心有规律地收缩和舒张，推动血液循环在血管内不停地循环流动。

2. 动脉

动脉是运送血液离心的管道。动脉由心室发出，在行程中不断分支，可分为大、中、小动脉，最后移行为毛细血管。大动脉管壁以弹性纤维为主，有较大的弹性，当心室收缩射血时，大动脉的管腔扩大；心室舒张时，管壁弹性回缩，推动血液继续向前流动。中小动脉尤其是小动脉管壁中的平滑肌发达，在神经体液调节下收缩或舒张，从而改变管腔大小，调节局部血流量和血管阻力。

3. 毛细血管

毛细血管是连接小动脉和小静脉末梢之间的微细管道。毛细血管彼此吻合成网，分布广泛，除软骨、角膜、晶状体、毛发、牙釉质和指甲外，几乎遍布全身各处。毛细血管数量多，管壁薄，通透性大，血流缓慢，是血液与组织液进行物质交换及气体交换的场所。

4. 静脉

静脉是引导血液回心的血管。静脉起始于毛细血管的静脉端，在回心的过程中不断接受属支，逐渐汇合成中静脉、大静脉，最后注入心房。与相应的动脉比较，静脉具有管壁薄、通透性大、管腔大、容血量较大、弹性小、数量多的特点。

（二）淋巴系统的组成

淋巴系统是脉管系统的一个组成部分，由各级淋巴管道、淋巴组织和淋巴器官组成。淋巴管道包括毛细淋巴管、淋巴管、淋巴干和淋巴导管；淋巴器官包括淋巴结、脾、胸腺等；淋巴组织为含有大量淋巴细胞的网状组织。

当血液经动脉流至毛细血管时，其中部分成分经毛细血管壁进入组织间隙，形成组织液。组织液与细胞之间进行物质交换后，大部分经毛细血管静脉端吸收入静脉，小部分含有大分子物质的组织液进入毛细淋巴管，形成淋巴液。淋巴液沿各级淋巴管道向心流动，并经过淋巴结的淋巴窦过滤，最后汇入静脉。因此，淋巴管道是心血管系统的辅助管道。

淋巴系统的功能是协助静脉回流组织液。同时，淋巴器官和淋巴组织具有产生淋巴细胞、滤过淋巴液和参与免疫反应的功能。

二、血液循环

血液自心室射出，经动脉、毛细血管和静脉返回心房，周而复始地循环流动过程，称为血液循环（图6-1）。在神经体液调节下，血液沿心血管系统如此循环不息。依据循环途径和功能的不同，血液循环可以分为相互衔接、同步进行的体循环和肺循环两部分，二者通过房室口相通。

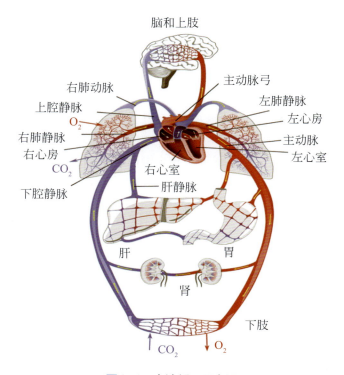

图6-1　血液循环示意图

1. 体循环

当心室收缩时，血液由左心室泵出，经主动脉及其分支到达全身毛细血管，富含氧和营养物质的血液在此与周围的组织、细胞进行物质和气体交换，再通过各级静脉，将代谢产物和二氧化碳等带回血液，最后经上、下腔静脉和心冠状窦返回右心房，这一循环途径称为体循环，又称大循环。

2. 肺循环

从体循环回流的静脉血，自右心房经右房室口到达右心室，右心室收缩时搏出，经肺动脉干及其各级分支到达肺泡毛细血管进行气体交换，排出二氧化碳，吸入氧气，将富含氧的血液经肺静脉注入左心房，这一循环途径称为肺循环，又称小循环。

第二节　脉管系统的解剖结构

一、心

1. 心的位置

心斜位于胸腔的中纵隔内，两肺之间，膈肌上方，是一个中空的肌性纤维性器官（图6-2）。心外面被心包包裹，心约2/3位于身体正中矢状面的左侧，1/3位于正中矢状面的右侧。心前方平对胸骨体和第2～6肋软骨，大部分被肺和胸膜遮盖，只有左肺心切迹内侧部分借心包与胸骨体下部左半及左侧第4～6肋软骨相邻；后方平对第5～8胸椎；两侧借纵隔胸膜与胸膜腔及肺相邻；上方与出入心的大血管相连；下方邻膈。心的位置随生理功能、年龄、体型和体位等状况的不同而有所变化。

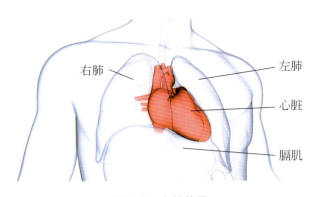

图6-2　心的位置

2. 心的外形

心大小与本人的拳头相似，形似倒置、前后稍扁的圆锥体。心可分为"一尖""一底""两面""三缘"，表面有4条沟（图6-3）。

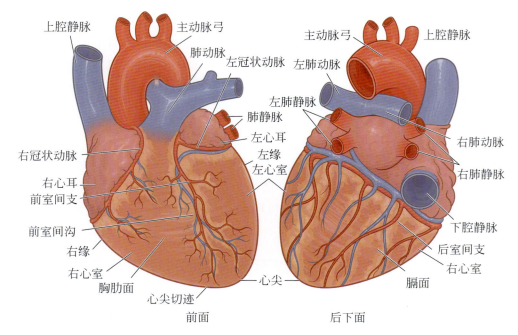

图6-3　心的外形和血管

心尖由左心室构成，朝向左前下方，圆钝而游离，与左胸前壁接近。其体表投影在左侧第5肋间隙、锁骨中线内侧1～2cm处。活体在此处可触及心尖搏动。

心底朝向右后上方，主要由左心房和小部分的右心房构成。上、下腔静脉分别从上、下方开口于右心房；左、右肺静脉分别从两侧注入左心房。因与出入心的大血管干相连，故心底比较固定。心底后面隔心包后壁与食管、迷走神经和胸主动脉等相邻。心的胸肋面又称前面，朝向前上方，大部分由右心房和右心室构成，小部由左心耳和左心室构成。胸膈面大部分隔心包被胸膜和肺遮盖，小部分隔心包与胸骨体下部和左侧第4～6肋软骨相邻，故在左侧第4肋间隙与胸骨左侧缘处进行心内注射，一般不会伤及胸膜和肺。胸肋面上部可见起自右心室的肺动脉干，行向左上方；起自左心室的升主动脉，在肺动脉干的后方向右上方走行。膈面又称下面，近似呈水平位，朝向下后方，隔心包紧贴于膈，大部分由左心室和一小部右心室构成。

心的下缘（锐缘）接近水平位，介于膈面与胸肋面之间，由右心室和心尖构成。左缘（钝缘）居胸肋面与肺面之间，斜向左下，主要由左心室构成。右缘由右心房构成，垂直向下。心左、右缘形态圆钝，无明确的边缘线。

心的表面有4条浅沟，可作为4个心腔的表面分界。近心底的表面有一环形浅沟称为冠状沟，又称房室沟，近似环形，是右上方的心房与左下方的心室表面的分界。从冠状沟发出两条纵行的浅沟，分别从心的胸肋面和膈面向下至右侧心尖而形成前室间沟和后室间沟，是左、右心室在心表面的分界。前、后室间沟在心尖右侧的会合处稍凹陷，称心尖切迹。在心底，右心房与右上、下肺静脉交界处的浅沟称后房间沟，是左、右心房在心表面的分界。后房间沟、后室间沟和冠状沟的相交处，称房室交点，是心表面的一个重要标志。冠状沟和前室间沟、后室间沟内均有血管通过。

3.心腔

心为一中空性的肌性器官，被心间隔分为互不相通的左、右两半。后上部为心房，前下部为心室，分隔两心房的中隔是房间隔，分隔两心室的中隔是室间隔。因此，左、右半心各分成左、右心房和左、右心室四个腔，同侧心房和心室借房室口相通。房室口的边缘附有瓣膜，称为房室瓣（图6-4）。

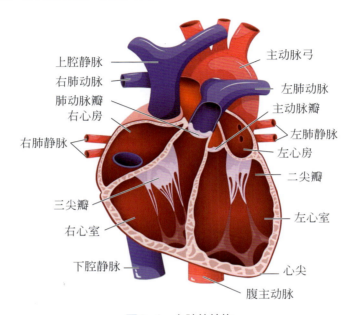

图6-4　心腔的结构

（1）右心房　位于心的右上部，壁薄而腔大，以界沟或界嵴为界，可分为前、后两部。前部为固有心房，后部为腔静脉窦。

固有心房构成右心房的前部，其内面有许多平行排列的肌束，称为梳状肌。梳状肌之间的心房壁较薄。在心耳处，肌束交错成网，当心功能障碍时，心耳处血流缓慢，易淤积在此处形成血栓。

腔静脉窦位于右心房的后部，内壁光滑，无肌性隆起。内有上、下腔静脉口和冠状窦口。上腔静脉口开口于腔静脉窦的上部，在上腔静脉与右心耳交界处的心外膜下有窦房结，在手术剥离上腔静脉根部时，应避免损伤其附近的窦房结及其血管。下腔静脉口开口于腔静脉窦的下部。在下腔静脉口的前缘为下腔静脉瓣。

冠状窦口位于下腔静脉口与右房室口之间，相当于房室交界区的深面。窦口下部有冠状窦瓣。

右心房内侧壁的后部主要由房间隔形成。房间隔右侧面中下部有一卵圆形凹陷，称卵圆窝。胎儿时期此处为卵圆孔，出生后此孔逐渐闭合，遗留的凹陷即卵圆窝。此处薄弱，是房间隔缺损的好发部位。房间隔前上部的右心房内侧壁，有与主动脉窦相应的凸起，称主动脉隆凸，为心导管术的重要标志，手术时防止误伤。

固有心房的前下部有右房室口，右心房的血液由此口流入右心室。右心房有3个入口和1个出口。上方有上腔静脉口，下方有下腔静脉口，下腔静脉口与右房室口之间有冠状窦口。上腔静脉口、下腔静脉口分别引导身体上、下半身的血液汇入右心房；冠状窦口引导心壁的血液汇入右心房。右心房的出口是右房室口。

（2）**右心室**　位于左心室的右前方，构成胸肋面的大部分。直接位于胸骨左缘第4、第5肋软骨的后方，在胸骨旁第4肋间隙做心内注射多注入右心室。右心室前壁与胸廓相邻，介于右冠状沟、前室间沟、心右缘以及肺动脉口平面之间，构成胸肋面的大部分。右心室室腔呈锥体形，壁薄，厚约3～4mm，只有左心室壁厚度的1/3。右房室口有三尖瓣，通过腱索连于乳头肌。右心室内有肺动脉口，口周围有肺动脉瓣，阻止血液向右心房逆流。

右心室腔被一弓形的肌性隆起，即室上嵴，分成后下方的右心室流入道（窦部）和前上方的流出道（漏斗部）两部分。右心室流入道又称固有心腔，自右房室口延伸至右心室尖。右心室流入道的入口为右房室口，呈卵圆形，其周围由致密结缔组织构成的三尖瓣环围绕。三尖瓣环上附着有3个三尖瓣，三尖瓣的游离缘借腱索连于乳头肌。右房室口纤维环、三尖瓣、腱索和乳头肌在结构和功能上是一个整体，称三尖瓣复合体，它们共同保证血液由右心房向右心室的单向流动。

右心室流出道又称动脉圆锥，形似倒置的漏斗，又称漏斗部，位于右心室前上方，其上端借肺动脉口通肺动脉干。肺动脉口周缘有三个彼此相连的半月形纤维环为肺动脉环，环上附有三个半月形的肺动脉瓣。当右心室收缩时，血流冲开肺动脉瓣，进入肺动脉干；当心室舒张时，瓣膜袋口被倒流的血液充盈，使3个瓣膜相互靠拢，关闭肺动脉口，防止血液从肺动脉向右心室逆流。

（3）**左心房**　位于右心房的左后方，构成心底的大部，是四个心腔中最靠后的一个腔。左心房突出左前方的锥形部分称为左心耳。左心房后部较大，有5个开口，其后壁两侧各有一对肺静脉开口，通向肺部，开口处无静脉瓣；一个左房室口，通左心室。

（4）**左心室**　位于右心室的左后方，呈圆锥形，构成心尖和心的前缘。左心室壁厚约是右室壁厚的3倍，为9～12mm。左心室尖向左下，即心尖。

左心室腔以二尖瓣前尖为界分为左后方的左心室流入道和右前方的流出道两部分。左心室流入道又称为左心室窦部，位于二尖瓣前尖的左后方。左心室流入道的入口为左房室口，口周围有二尖瓣环。二尖瓣被两个深陷的切迹分为前尖和后尖。二尖瓣前、后尖借助腱索附着于乳头肌上。二尖瓣环、二尖瓣、腱索和乳头肌在结构和功能上是一整体，称二尖瓣复合体，可以防止血液从左心室向左心房逆流。

左心室流出道又称主动脉前庭，为左心室的前内侧部分，由室间隔上部和二尖瓣前尖组成，室间隔构成流出道的前内侧壁，二尖瓣前尖构成后外侧壁。流出道的上界为主动脉口，位于左房室口的右前方，其周围的纤维环上附有三个半月形的瓣膜，称主动脉瓣。其功能与肺动脉瓣相似，防止血液从主动脉向左心室逆流。

4. 心的构造

（1）**心壁**　由心内膜、心肌和心外膜三层组成，它们分别与血管的三层膜相对应（图6-5）。心肌层是构成心壁的主要部分。

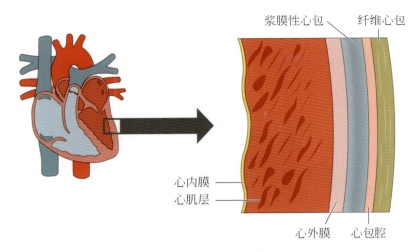

图6-5　心壁的结构

心内膜是被覆于心房和心室内面的一层光滑的薄膜,由内皮和内皮下层构成。内皮与大血管的内皮相延续。内皮下层位于基膜外,由结缔组织构成,其外层较厚,靠近心肌层,又称心内膜下层。心内膜折叠成双层,是形成心脏各瓣膜的结构。心内膜为风湿性心脏病易侵犯的部位。

心肌是心壁最厚的部分,为构成心壁的主体,由心肌细胞构成,包括心房肌和心室肌两部分。心房肌较薄,心室肌较厚,尤以左心室肌最发达。心室肌一般分为浅、中、深三层。心房肌和心室肌分开而不连续,它们被房室口周围的纤维环隔开,因此,心房和心室不会同时收缩。

心外膜为被覆于心肌表面的一层光滑的浆膜,即浆膜性心包的脏层。在大血管与心连通处,结缔组织与血管外膜相连。

（2）**心纤维性支架**　又称心纤维骨骼,位于房室口、肺动脉口和主动脉口的周围,由致密结缔组织构成。心纤维性支架质地坚韧而富有弹性,提供了心肌纤维和心瓣膜的附着处,在心肌运动中起支持和稳定作用。心纤维性支架包括左纤维三角、右纤维三角、4个瓣纤维环（肺动脉瓣环、主动脉瓣环、二尖瓣环和三尖瓣环）、圆锥韧带、室间隔膜部等。

（3）**心间隔**　有房间隔和室间隔。心间隔把心分隔为左半心和右半心,左半心容纳动脉血；右半心容纳静脉血,它们之间互不相通。左、右心房之间为房间隔,左、右心室之间为室间隔。

5.心传导系

心肌细胞按形态和功能可分为两类：普通心肌细胞和特殊心肌细胞。心房壁和心室壁的主要部分是由普通心肌细胞构成,主要功能是收缩。特殊心肌细胞的主要功能是产生和传导兴奋,控制心的节律性活动,具有自律性和传导性。心传导系由特殊心肌细胞构成,包括：窦房结、结间束、房室结区、房室束、左束支、右束支和浦肯野纤维网（图6-6）。窦房结位于上腔静脉与右心房交界处心外膜深面,呈椭圆形,是心的正常起搏点。房室结是房室交界区的中央部分，位于冠状窦口与右房室口之间心内膜的深面，呈扁椭圆形，从前下方发出房室束，进入室间隔。房室结是最重要的次级起搏点，其主要功能是将窦房结传来的冲动传向心室，保证心房收缩后再开始心室的收缩。

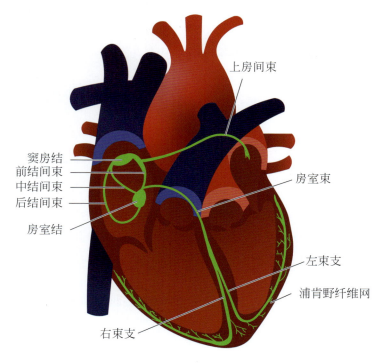

图6-6　心传导系模式图

心的自动节律性兴奋由窦房结开始，借纤维传到左右心房，使心房收缩；同时兴奋又借结间束传到房室结，再经房室束、左右束支、浦肯野纤维网至心室肌，使心室肌也开始收缩。

6.心的血管

心本身的循环称为冠状循环。心的血液供应来自左、右冠状动脉；回流的静脉血，绝大部分经冠状窦汇入右心房，一部分直接流入右心房。

左冠状动脉起于升主动脉起始部的左侧壁，主干很短，向左行于肺动脉干与左心耳之间，随即分为前室间支和旋支。左冠状动脉及其分支主要分布于左心房、左心室、室间隔前2/3和右心室前壁的一部分。

右冠状动脉起于主动脉的冠状动脉右窦，行于右心耳与肺动脉干之间，再沿冠状沟右行，绕过心右缘至冠状沟后部，分为后室间支和右旋支。右冠状动脉分支一般分布于右心房、右心室、室间隔后1/3和左心室膈面一部分，此外还分布于房室结和窦房结。

心的静脉可分为浅静脉和深静脉两个系统。浅静脉起于心肌各部，大部分汇集于冠状窦，再经冠状窦口注入右心房，小部分直接注入心腔。冠状窦的主要属支有心大静脉、心中静脉和心小静脉。

7.心包

心包是包裹心和出入心的大血管根部的纤维浆膜囊，分内、外两层，外层由致密结缔组织构成，是纤维心包；内层为浆膜，称为浆膜性心包（图6-5）。

纤维心包上方包裹出入心的升主动脉、肺动脉干、上腔静脉和肺静脉的根部，并与这些大血管的外膜相移行，下方与膈的中心腱愈着。纤维心包可防止心过度扩张，以保持血容量相对恒定。浆膜心包位于纤维心包的内层，薄而光滑，又分脏、壁两层。脏、壁两层在出入心的大血管的根部互相移行，两层之间的潜在性腔隙称心包腔，内含少量浆液，起润滑作用，可减少心脏跳动时的摩擦。

二、血管

（一）血管的分类及其特点

血管是机体内遍布全身的有着复杂分支的管道，可分为动脉、静脉和毛细血管。除毛细血管外，血管管壁可分为内膜、中膜和外膜三层。内膜的内表面为单层扁平上皮，称为内皮，表面光滑，内膜的最底层为基底内膜；中膜主要由平滑肌和弹性纤维组成；外膜由结缔组织组成，内含营养管壁的血管。各种血管管壁各层的构造与厚度因血管的种类和功能不同而各有差异。

1.动脉

动脉是血液从心脏射出后流经全身器官所经过的血管。由左心室发出的主动脉及各级分支运送动脉血；而由右心室发出的肺动脉干及其分支则输送静脉血。动脉干的分支离开主干进入器官前的一段称为器官外动脉，入器官后的一段称为器官内动脉。

动脉血管从心室发出后，逐级分支，越分越细，最后移行为毛细血管。动脉血管按管径大小可分为大动脉、中动脉、小动脉和微动脉4种。其管壁的厚度、构造及管腔的大小是渐变的。大动脉又称为弹性贮器血管，富含弹性纤维，管壁厚，具有较大扩张性，能承受较大压力。机体的大动脉主要指近心的动脉，包括主动脉、肺动脉、无名动脉、颈总动脉、髂总动脉等。当心室收缩射血时，弹性动脉被动扩张，可储存2/3心室射出的血液；在心室舒张时，被动扩张的血管发生弹性回缩，这种功能称为弹性贮器作用，可维持血管内血液相对稳定的压力状态。

从大动脉血管以后到分支为小动脉前的动脉血管为中动脉，其管壁的平滑肌较多，收缩性强，故又称为肌性动脉。中动脉的主要功能是将心脏射出的血液分配到全身各组织器官，因管壁的平滑肌纤维之间还有交感神经的分布，可调节管壁的口径，对组织器官局部血量的分配起调节作用，因此，中动脉又称为分配血管。

小动脉和微动脉的管径小，弹性纤维少，而平滑肌纤维多，易受神经和激素的影响而改变管腔的大小，从而影响组织器官的血流量，故又称为毛细血管前阻力血管。

2.毛细血管

毛细血管是体内连于动脉和静脉末梢之间，口径最小，分布最广的一类血管，相互交织成网状。毛细血管的管壁最薄，管壁内侧仅由一层内皮细胞构成，管壁外侧为一薄层基底膜，故通透性很强，成为血液与组织液之间进行物质交换的最重要场所。

3. 静脉

静脉是将血液由全身各组织器官收集流回心脏时所经过的管道。静脉血管按管径从细到粗依次可分为微静脉、小静脉、中静脉和大静脉。微静脉由毛细血管汇合而成，收集的血液从微静脉后经各级逐渐变粗的静脉向心汇集，最后注入心房。静脉血管有浅深之分。浅静脉位于皮下浅筋膜内，又称皮下静脉，互相连通，多不与动脉伴行，最后注入深静脉。深静脉位于深筋膜深面，与动脉和神经伴行，又称伴行静脉。与相应的动脉血管相比，静脉血管管壁较薄，管腔较大，弹性纤维和平滑肌较小，结缔组织多，故弹性小，收缩性差，易变形、扩张，可容纳的血量大，故又称为容量血管。较大静脉血管的管壁内膜突向管腔折叠形成两个相对的半月形小带，袋口朝向心脏，称为静脉瓣。静脉瓣有保证血液向心流动和防止血液逆流的作用。受重力影响较大的四肢静脉的瓣膜多，而躯干较大的静脉少或无瓣膜。综上所述，静脉血管的主要作用是收集血液向心回流，另外，还可调节血管系统的血容量等。

（二）动脉血管的分布

动脉血管分肺循环动脉和体循环动脉。

1. 肺循环的动脉

肺动脉干位于心包内，发自右心室，系一粗短的动脉干，在主动脉的前方向左后上方斜行，上行至主动脉弓的下方分为左、右肺动脉，经两侧的肺门分别进入肺部，在肺内反复进行分支。

2. 体循环的动脉

主动脉是体循环的动脉主干，全长可分为升主动脉、主动脉弓和降主动脉。升主动脉由左心室发出，很短，自起始处向右前上方斜行，至右侧第2胸肋关节处移行为主动脉弓。升主动脉发出左、右冠状动脉分支，为心脏提供营养。主动脉弓呈弓形弯向左后方，至第4胸椎体的下缘向下移行为胸主动脉，沿脊柱左前方下行逐渐至其前方，穿膈的主动脉裂孔移行为腹主动脉，至第4腰椎体下缘处分为左、右髂总动脉（图6-7）。

从主动脉弓上发出的分支自右向左分别为头臂干（又称无名动脉）、左颈总动脉和左锁骨下动脉。头臂干为一粗短的干，起始后向右上方斜行至右胸锁关节的后方，又分为右颈总动脉和右锁骨下动脉。左右锁骨下动脉是营养双上肢的血管，左、右颈总动脉为营养头颈部的血管。颈总动脉上段的位置表浅，在活体上可摸到其搏动。当头面部大出血时，可在胸锁乳突肌的前缘、平环状软骨弓的侧方，向后内将该动脉压向其后内方的第6颈椎横突，进行急救止血。在颈总动脉分叉处，有颈动脉窦和颈动脉小球两个重要结构。颈动脉窦是颈总动脉末端与颈内动脉起始部的膨大部分，窦壁内含有丰富的感觉神经末梢，可感受血压的变化，称压力感受器。颈动脉小球是一个扁椭圆形小体，位于颈内动脉与颈外动脉分叉处的后方，借结缔组织连于动脉壁上，属于化学感受器，能感受血液中二氧化碳和氧浓度的变化。

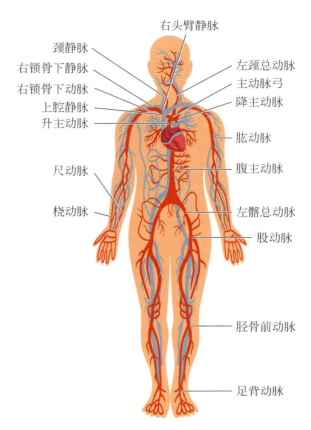

图6-7　体循环的血管

颈外动脉自颈总动脉发出后,先走行于颈内动脉前内侧,后经其前方跨至其外侧,上行穿腮腺至下颌颈处,分为颞浅动脉和上颌动脉两终支。颈外动脉的主要分支有甲状腺上动脉、舌动脉、面动脉、颞浅动脉、上颌动脉。颈内动脉由颈总动脉发出后,在颈部无分支,垂直向上至颅底,经颅底颈动脉管进入颅腔,分支分布于脑和视器。左锁骨下动脉起自主动脉弓,右锁骨下动脉起自头臂干,分别经胸锁关节的后方斜向外侧至颈根部,呈弓形经胸膜顶的前方,穿斜角肌间隙,至第1肋外侧缘延续为腋动脉。锁骨下动脉的主要分支有椎动脉、胸廓内动脉、甲状颈干等。

降主动脉以膈肌的主动脉裂孔为界分为胸主动脉和腹主动脉。胸主动脉是胸部动脉的主干,其分支有壁支和脏支两种。壁支有肋间后动脉、肋下动脉和膈上动脉,分布于胸壁、腹壁上部、背部和脊髓等处;脏支有支气管支、食管支和心包支,分布于气管、支气管、食管和心包,供应胸部相应组织器官的营养需求。

腹主动脉是腹部的动脉主干,沿脊柱的左前方下行,至第4腰椎下缘处分为左、右髂总动脉。腹主动脉壁支主要有4对腰动脉、膈下动脉、骶正中动脉等,分布于腹后壁、脊髓、膈下面和盆腔后壁等处。腹主动脉脏支包括成对的脏支,有肾上腺动脉、肾动脉、睾丸动脉(女性为卵巢动脉),以及不成对的脏支,有腹腔干、肠系膜上动脉和肠系膜下动脉。

髂总动脉又分为髂内动脉和髂外动脉。髂内动脉为盆部动脉的主干，分布到盆腔内器官、臀部等。髂内动脉的脏支主要包括直肠下动脉、子宫动脉和阴部内动脉。髂外动脉沿腰大肌下行，经腹股沟韧带中点深面入股三角，到大腿移行为股动脉，沿途发出分支支配双下肢。

 知识链接

动脉的体表压迫止血部位

当眼裂以下面部出血时，在咬肌前缘下颌骨下缘处，向内将面动脉压向下颌骨，进行压迫止血；当颞部、头顶部软组织出血时，在外耳门前方1cm处向内将颞浅动脉压向颧弓根部，进行压迫止血；当肩和上肢出血时，可在锁骨上窝中点处向后下方将锁骨下动脉压向第1肋，进行压迫止血；当前臂和手部出血时，在臂中部向后外侧将肱动脉压向肱骨，进行压迫止血；当下肢出血时，在腹股沟中点稍内侧下方向后将股动脉压向耻骨上支，进行压迫止血；当足部出血时，在踝关节前方内外踝连线中点处向下将足背动脉压向足舟骨，进行压迫止血。

（三）静脉血管的分布

全身的静脉血管分为肺循环的静脉和体循环的静脉。

1. 肺循环的静脉

肺静脉为肺循环静脉的主干，左、右各有两条，分别为左上肺静脉、左下肺静脉和右上肺静脉、右下肺静脉。这些静脉均起自肺门，出肺门后向内穿过纤维心包，进入左心房后部两侧。左肺上、下静脉分别收集左肺上、下叶的血液，右肺上静脉收集右肺上、中叶的血液，右肺下静脉收集右肺下叶的血液。肺静脉将氧饱和的动脉血液输送到左心房。

2. 体循环的静脉

体循环的静脉可分为上腔静脉系、下腔静脉系和心静脉系三个。

（1）上腔静脉系 是由上腔静脉及其属支组成，是主要收集头颈部、上肢和胸壁等上半身的静脉血回流到右心房的静脉管道（图6-7）。上腔静脉是一条粗短的静脉干，由左、右头臂静脉在右侧第1胸肋关节后方汇合而成。

头臂静脉也称无名静脉，左右各一，分别由同侧的锁骨下静脉和颈内静脉汇合而成，汇合处的夹角称为静脉角，是胸导管和右淋巴导管将淋巴注入静脉的部位。

锁骨下静脉是腋静脉的延续，在第1肋外侧缘续于腋静脉，收集上肢的静脉血。锁骨下静脉的主要属支是腋静脉和颈外静脉。

颈内静脉是头颈部静脉血回流的主干，其属支有颅内支和颅外支。颅内支通过颅内静脉及硬脑膜窦收集颅骨、脑膜、脑、泪器和前庭蜗器等处的静脉血，颅外支通过面静脉及下颌后静脉等收集面部的静脉血。面静脉通过眼上静脉和眼下静脉与颅内的海绵窦交通，并通过面深静脉与翼静脉丛交通，继而与海绵窦交通。面静脉在口角平面以上无静脉瓣。因此，当头面部尤其鼻根至口角间的三角区发生化脓性感染时，若处理不当（如挤压等），病菌可上流到颅内，可导致颅内感染。因此，临床上将鼻根至两侧口角的三角区称为"危险三角"。

颈外静脉由下颌后静脉的后支、耳后静脉和枕静脉在下颌角处汇合形成，沿胸锁乳突肌表面下行，在锁骨上方穿深筋膜，注入锁骨下静脉或静脉角。颈外静脉主要收集头皮和面部的静脉血。颈外静脉浅居皮下，属于浅静脉。若心脏疾病或上腔静脉压力升高时，可见颈外静脉怒张。

上肢的静脉分浅、深两种，富有静脉瓣，浅深静脉之间有许多交通支吻合。上肢浅静脉包括头静脉、贵要静脉、肘正中静脉及其属支。临床上常用手背静脉网、前臂和肘部前面的浅静脉进行取血、输液和注射药物等。

胸部的静脉包括胸后壁的静脉和胸前壁的静脉。胸后壁的静脉主要有奇静脉、半奇静脉、副半奇静脉和椎静脉丛。奇静脉向上连通上腔静脉，向下借右腰升静脉连于下腔静脉，是上、下腔静脉系的重要交通途径之一。

（2）**下腔静脉系** 由下腔静脉及其各级属支组成，主要收集膈肌以下下半身的静脉血液，注入右心房。下腔静脉是人体最粗大的静脉干，由左、右髂总静脉在第4至第5腰椎体前方汇合而成，沿腹主动脉上行，穿过膈肌，注入到右心房。

下腔静脉的属支分壁支和脏支两种，壁支与同名动脉伴行，脏支分为成对脏支和不成对脏支。壁支包括1对膈下静脉和4对腰静脉，每侧4条腰静脉之间有纵行的腰升静脉相连。左、右腰升静脉向上分别续为半奇静脉和奇静脉，向下与髂总静脉和髂腰静脉交通。脏支包括睾丸（卵巢）静脉、肾静脉、右肾上腺静脉和肝静脉等。脏支收集腹腔脏器的静脉血。

下肢的静脉分浅、深两种，比上肢静脉瓣膜多，浅静脉与深静脉之间的交通也较丰富。下肢浅静脉包括小隐静脉和大隐静脉及其属支。大隐静脉是全身最长的静脉，收集足、小腿和大腿的内侧部以及大腿前部浅层结构的静脉血。大隐静脉在内踝前方位置表浅而恒定，临床上常在此做静脉穿刺或插管。

肝门静脉系由肝门静脉及其属支组成，是下腔静脉的一个重要属支。它是一条短而粗的静脉干，由肠系膜上静脉和脾静脉在胰头和胰体交界处的后方汇合而成，上行进入肝十二指肠韧带，在肝固有动脉和胆总管的后方上行至肝门，分为两支，分别进入肝左叶和肝右叶。肝门静脉在肝内反复分支，最终注入肝血窦，再经各级静脉汇合成肝静脉，最后注入下腔静脉中。肝门静脉收集腹腔内除肝脏以外不成对脏器的静脉血。肝门静脉的属支主要有肠系膜上静脉、脾静脉、肠系膜下静脉、胃左静脉、胃右静脉、附脐静脉和胆囊静脉等。

（3）**心静脉系** 分布在心脏中，收集心脏的静脉血，最后汇入冠状窦，由冠状窦口通向右心房。

（四）血管分布规律

人体除角膜、指（趾）甲、毛发、牙质等处无血管外，血管遍布全身，其分布规律主要如下。

1. 左右对称分布
身体左右对称部分的血管分布通常也具有对称性。

2. 与神经伴行
动脉、静脉常与神经伴行，分布全身，并且被结缔组织包裹形成血管神经束，此束行径一般与骨的长轴平行分布，位于关节的屈侧或四肢的内侧。

3. 与器官功能相关
血管分布与器官功能相适应，新陈代谢旺盛的甲状腺，血管分布较丰富；在经常变形的器官如胃、肠及易受牵引或挤压的部位如关节周围等处，血管多吻合成网或弓。

4. 最短距离分布
动脉从主干分支后，常以最短距离到达所分布的器官，但少数动脉如睾丸动脉例外。

三、淋巴系统

淋巴系统是脉管系统的一个重要组成部分，是血液循环的辅助系统，将组织液中无法进入静脉血管的物质以淋巴液的形式收集，之后在静脉角处注入静脉系统，回流到右心房。淋巴系统主要由各级淋巴管道、全身散在的淋巴结、脾和胸腺等淋巴器官组成（图6-8）。

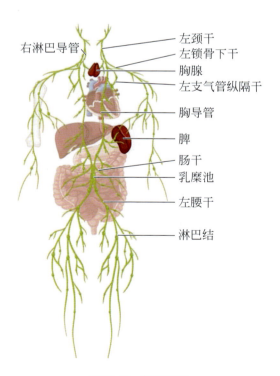

图6-8 淋巴系统

淋巴系统不仅能协助静脉运送液体回流入心，而且能转运脂肪组织和其他大分子物质。淋巴系统还可以增殖淋巴细胞、过滤淋巴液、参与免疫过程，是人体重要的防护屏障。

（一）淋巴管道

根据淋巴管的结构和功能特点，可分为毛细淋巴管、淋巴管、淋巴干和淋巴导管。

毛细淋巴管是淋巴管道的起始部，以膨大的盲端起始于组织间隙，互相吻合成毛细淋巴管网，然后汇入淋巴管。毛细淋巴管由很薄的内皮细胞构成，内皮细胞间隙较大，外面有纤维细丝牵拉，使毛细淋巴管处于扩张状态。因此，毛细淋巴管的通透性较大，蛋白质、异物、细菌和肿瘤细胞等不易透过毛细血管的大分子物质容易进入毛细淋巴管。毛细淋巴管分布广泛，除上皮、角膜、晶状体、软骨、牙釉质、胎盘、脊髓等处无毛细淋巴管外，遍布全身各处。

淋巴管由毛细淋巴管汇合而成，淋巴结串联其中，管壁内面有丰富的瓣膜，可防止淋巴液逆流。根据淋巴管的分布位置，淋巴管分浅淋巴管和深淋巴管两种。浅淋巴管走行于浅筋膜内，多与浅静脉伴行；深淋巴管位于深筋膜深面，多与深部的血管神经束伴行。浅、深淋巴管之间存在丰富的吻合支。

淋巴干由淋巴管汇合而成。全身各部的淋巴管经过一系列淋巴结群中继后，汇合成9条淋巴干，包括成对的腰干，收集下肢、盆部及腹部成对脏器的淋巴；成对的支气管纵隔干，收集胸部的淋巴；成对的锁骨下干，收集上肢的淋巴；成对的颈干，收集头颈部的淋巴；以及不成对的肠干，收集腹部不成对脏器的淋巴。

9条淋巴干汇合成胸导管和右淋巴导管，分别注入左、右静脉角。胸导管主要收集双侧下肢、盆部、腹部、左肺、左侧半心、胸壁左侧半、左侧上肢和头颈部左侧半的淋巴，即全身3/4部位的淋巴。右淋巴导管收集右半头颈部、右上肢、右半胸部的淋巴，即全身1/4部位的淋巴。

（二）淋巴器官

淋巴器官包括淋巴结、胸腺、脾和扁桃体等。这些器官既是淋巴器官又是机体的免疫器官，参与身体的免疫功能。

1. 淋巴结

淋巴结为淋巴液向心回流行程中的必经器官，大小不一，呈圆形或椭圆形的小体。淋巴结新鲜时呈灰红色，质地柔软，表面光滑，直径0.2～0.5cm。淋巴结一侧隆凸，连有数条输入淋巴管；另一侧凹陷，凹陷中央处为淋巴结门，有输出淋巴管、神经和血管出入。淋巴液回流过程中，要多次经过淋巴结，因此，某一淋巴结的输出管又可成为下一淋巴结的输入淋巴管。淋巴结多成群分布，数目不恒定。

淋巴结按位置不同分为浅淋巴结和深淋巴结。浅淋巴结位于浅筋膜内，深淋巴结位于深筋膜深面。在活体，浅淋巴结常易触及。淋巴结一般成群分布于较隐蔽的部位和体腔大血管附近，如腋窝、肘窝、腹股沟、腘窝等处。

淋巴结的主要功能是滤过淋巴、产生淋巴细胞和进行免疫应答。当人体某器官或部位受到细菌、毒素、寄生虫或癌细胞侵犯时，该处淋巴结可清除或阻止这些有害因子，成为阻止病变扩散蔓延的有力屏障，从而发挥对机体的保护作用。此时，该处淋巴结发生细胞增殖等病理变化，致淋巴结肿大。因此，局部淋巴结肿大常反映其引流范围存在病变，了解局部淋巴结的位置、收集范围和途径以及引流去向，对病变的临床诊断和治疗具有一定意义。

2. 胸腺

胸腺位于胸骨柄的后方和上纵隔的前部，贴近心包的上方。胸腺整体略呈锥体形，颜色灰红，分为不对称的左、右叶，两者借结缔组织相连，质软。新生儿和幼儿的胸腺相对较大，性成熟时最大，之后逐渐退化萎缩，成人胸腺常被结缔组织所替代。

胸腺是中枢淋巴器官，培育、选择和向周围淋巴器官和淋巴组织输送T淋巴细胞。胸腺还有内分泌功能。

3. 脾

脾是人体最大的淋巴器官，位于左季肋区，胃底与膈之间，第9～11肋的深面。正常情况下，在左肋弓下不能触及脾。

脾呈椭圆形，暗红色，血管丰富，质软而脆。脾可分为膈、脏两面，前、后两端和上、下两缘。膈面隆凸光滑，朝向膈。脏面凹陷，中央处有脾门，是脾的血管、神经和淋巴管出入之处。脾的上缘有2～3个脾切迹，为触诊脾的重要标志。

脾的主要功能是参与机体的免疫反应，脾是人体中最大的周围免疫器官。另外，脾还有储血、造血、清除衰老红细胞等功能。

第三节 心脏的生理

心脏的生理功能主要是通过心肌细胞节律性的顺序收缩与舒张而实现泵血功能，心脏收缩时，心腔内的血液经过动脉管道输送到全身各处组织器官供其营养代谢，由肺动脉输送到肺部的血液则进行气体交换。心脏舒张时，射血停止，静脉血管内的血液充盈心腔，为下一次射血做好准备。心脏通过节律的收缩和舒张，推动血液在血管中按一定方向周而复始地流动，完成物质运输，以保证新陈代谢的正常进行和维持内环境稳态。此外，其还参与了机体的免疫调节。

一、心脏的泵血功能

心脏的节律性收缩和舒张对血液的驱动作用称为心脏的泵功能或泵血功能，是心脏的主要功能。正常成年人安静时，心脏每分钟可泵出血液5～6L。

（一）心动周期与心率

1. 心动周期

心脏每进行一次收缩和舒张即一次心跳构成的一个机械活动周期，称为心动周期。

在一个心动周期中，心房与心室的机械活动均可分为收缩期与舒张期。由于心室在心脏泵血活动中起主要作用，因而心动周期通常是指心室的活动周期。

心动周期的长短与心率有关。如果正常成年人的心率为75次/min，则心动周期平均为0.8s。在心房的活动周期中，首先是两心房收缩，持续约0.1s，继而心房舒张0.7s。在心房整个舒张期时，左、右心室首先收缩，持续约0.3s，之后心室舒张，心室舒张期总共约为0.5s，最后舒张0.1s的同时心房在收缩。当心房收缩时，心室仍处于舒张状态；心房收缩结束后不久，心室开始收缩。在心室舒张期的前0.4s内，心房也处在舒张，故将这一时期称为全心舒张期。当心率加快时，心动周期也缩短，心房与心室的收缩期与舒张期都相应缩短，但以舒张期缩短的程度更大，这会导致心腔内血液充盈，心肌休息的时间相对缩短，而心肌收缩射血的活动相对延长，这对心脏的泵血功能是不利的。

2.心率

心脏每分钟跳动的次数称为心率。安静状态下，正常成人的心率为60～100次/min，平均75次/min；若超过100次/min，为心动过速；低于60次/min，则为心动过缓。心率可随年龄、性别和生理状态不同而不同。

（二）心脏的泵血过程

心动周期中，左、右心室的泵血过程基本相似，而且几乎同时进行。现以左心室为例，说明一个心动周期中心室射血和充盈的过程。

1.心室收缩期

根据心室容积及压力的变化、心瓣膜的开关与血液的流动情况，心室收缩期可分为等容收缩期与射血期，而射血期又可分为快速射血期和减慢射血期。

（1）等容收缩期 心室收缩开始前，室内压低于房内压与主动脉压，此时，主动脉瓣关闭而房室瓣开放，血液经心房流入心室；心室开始收缩后，心室内的压力立即升高，当室内压升高到超过房内压时，心室内的血液随即推动房室瓣关闭，因而血液不至于倒流回心房。但此时室内压仍低于主动脉压，因而主动脉瓣仍处于关闭状态，心室暂时成为一个密封的腔，容积未变，但心室仍处于收缩状态，因此，将从房室瓣关闭到主动脉瓣开启前的这段时期称为等容收缩期，此期持续约0.05s。此期成为心动周期中室内压上升速度和幅度最大的时期。

（2）射血期 心室进一步收缩，室内压继续上升，当室内压升高至超过主动脉压时，冲开主动脉瓣，血液迅速射入主动脉，这标志着等容收缩期结束，进入射血期。射血期又可因为射血速度的快慢而分为两期。

① 快速射血期。在射血的早期，心室肌强烈收缩，由于心室射入主动脉的血液量较多，血液流速也很快，故称为快速射血期。此期持续约0.1s。由于心室内的血液很快进入主动脉，心室容积迅速缩小。此期室内压仍继续上升，并达到峰值，主动脉压也随之进一步升高，且心室容积下降速度最快。

② 减慢射血期。在射血的后期，由于心室的收缩力量减弱及心室内血液减少，射血的速度也相应变慢，称为减慢射血期，历时约0.15s。在减慢射血期内，室内压和主动脉

压都相应由峰值逐步下降。

2. 心室舒张期

心室舒张期可分为等容舒张期和心室充盈期，心室充盈期又可分为快速充盈期、减慢充盈期和心房收缩期。

（1）等容舒张期 心脏射血后，心室肌开始舒张，室内压下降，主动脉内的血液向心室方向返流而推动主动脉瓣使之关闭，此时室内压仍高于房内压，房室瓣处于关闭状态，心室又成为一个封闭的腔，容积未变。从半月瓣关闭至房室瓣开启前的这一段时间内，心室舒张而心室的容积并未改变，但心室仍处于舒张期，故称为等容舒张期，此期持续 0.06 ~ 0.08s。

（2）心室充盈期 随着心室肌的进一步舒张，室内压进一步下降，当室内压下降到低于房内压时，心房内的血液冲开房室瓣进入心室，心室容积增大，称为心室充盈期。

① 快速充盈期。在心室充盈早期，房室瓣开启，室内压明显下降，甚至成为负压，心房和心室之间形成很大的压力梯度，血液流入心室的速度也快，使心室容积迅速增大，进入的血量约占总充盈量的 2/3，故将这一时期称为快速充盈期，历时约 0.11s。

② 减慢充盈期。随着心室内血液充盈量的增加，血液以较慢的速度流入心室，心室容积进一步增大，故心室舒张期的这段时间称为减慢充盈期，历时约 0.22s。在心室舒张、血液充盈的最后 0.1s，心房开始收缩，将心房内剩余的血量进一步挤入心室，使心室进一步充盈，可使心室的充盈量再增加 10% ~ 30%。但心房肌较薄，收缩力较弱，时间较短，因此心房收缩进入心室的血量远不及心室舒张"抽吸"的血量大。此后心室活动周期便进入新一轮周期。

综上所述，心脏泵血过程中，心房与心室之间及心室与主动脉间的压力梯度变化是推动血液在相应腔室内流动的主要动力，而心室肌的收缩和舒张所形成的室内压力变化是造成房室之间以及心室与主动脉间压力梯度的最根本原因。在收缩期，心室肌收缩产生的压力增高和血流惯性是心脏射血的动力，而在舒张早期，心室主动舒张是心室充盈的主要动力，在舒张晚期心房肌的收缩可进一步充盈心室。另外，心脏瓣膜的开启与关闭的活动，保证了血液沿着一个方向流动。

（三）心脏泵血功能的评价

衡量和评价心脏泵血功能的方法和指标较多，下面主要对心脏泵血功能的基本指标心脏的输出量进行讨论。

心脏不断泵血以保证机体代谢的需要，因此，心脏泵出的血液量是衡量心脏功能的基本指标。

（1）每搏输出量与射血分数 心脏每跳动一次，由一侧心室一次搏动所射出的血液量，称为每搏输出量，简称搏出量。在安静状态下，正常成年人左心室舒张末期容积约 125mL，收缩末期容积约 55mL，两者的差值即为搏出量的大小，约为 70mL（60 ~ 80mL）。搏出量占心室舒张末期容积的百分比，称为射血分数（EF），健康成年人安静时射血分数一般为 55% ~ 65%。射血分数能更准确地反映心脏的泵血功能，是评价心功能的重要指标。

（2）每分输出量和心指数 每分钟由一侧心室射出的血液量，称为每分输出量，也称心输出量或心排出量。心输出量等于搏出量乘以心率的乘积。如果心率为75次/min，搏出量为70mL，则心输出量约为5L/min。一般健康成年男性在安静状态下的心输出量为4.5～6.0L/min。左、右两侧心室的心输出量基本相等。心输出量随机体活动情况和代谢而变化，在情绪激动、肌肉运动、妊娠等情况下，心输出量均增加。

心脏的泵血指标心输出量与人体的其他生理指标一样，不与体重成正比，而是与体表面积成正比。因为身材矮小和身材高大的机体具有不同的耗氧量和能量代谢水平，心输出量也就不同。以单位体表面积计算出来的心输出量称心指数。中等身材的成年人，体表面积约为1.6～1.7m²，在安静和空腹的情况下心输出量为5～6L/min，静息心指数为3.0～3.5L/（min•m²）。安静状态下的心指数随年龄增长而逐渐下降，一般10岁左右的少年静息心指数最高，可达4L/（min•m²）以上。心指数是分析比较身材不同个体的心功能时的常用评价指标。肌肉运动时，心指数随运动强度的增加大致成比例地增高。妊娠、情绪激动和进食等，心指数均增加。

（3）心力储备 心输出量能随机体代谢需要而增长的能力，称为心力储备或泵功能储备。心泵功能储备可用心脏的最大输出量来表示。心力储备的大小反映心脏泵血功能对代谢需要的适应能力，反映心脏的健康和强壮程度。健康成年人安静状态时，每分钟心输出量5～6L；强体力活动时，每分钟心输出量可增加到达25～30L。加强体育锻炼可以提高心力储备。

（四）影响心输出量的因素

搏出量和心率是决定心输出量的两大基本因素。凡能影响搏出量和心率的因素均可影响心输出量。而搏出量的多少则取决于心室肌的前负荷、后负荷和心肌收缩能力等因素。

1.心室肌的前负荷

心室收缩之前所承受的负荷称为前负荷。心室肌的前负荷是由心室舒张末期充盈量决定的，心室舒张末期容积相当于心室的前负荷，它与静脉回心血量成正比关系。心室舒张末期充盈量是静脉回心血量和射血后心室内剩余血量两者之和。在多数情况下，静脉回心血量的多少是决定心室前负荷大小的主要因素。在心室充盈持续时间不变的情况下，静脉回流速度越快，静脉回心血量就越多，反之，则静脉回心血量越少。但如果静脉血回流过多、过快，使得心肌的前负荷过大时，心肌收缩力反而减弱，使搏出量减少。故临床上静脉输液或输血时，要保持液体的速度和量在适当范围，以防止发生急性心力衰竭。影响静脉回心血量的另一个因素是心室充盈时间。当心率增快时，心动周期缩短，因而心室充盈时间缩短，心室充盈不完全，静脉回心血量减少；反之，心室充盈时间延长，心室充盈完全，则静脉回心血量增多。

2.心室收缩的后负荷

心室肌在收缩过程中所承受的负荷称为后负荷，心脏在射血过程中所遇到的阻力，主要指动脉血压。大动脉血压是心室收缩时所遇到的后负荷。在心肌初长度、收缩能力和心率都不变的情况下，如果大动脉血压增高，心动周期中心室等容收缩期延长，因为只有心室进一步收缩，室内压超过动脉压时，血液才能冲开主动脉瓣进入射血期，故射血期缩短，心脏搏出量减少。相反，动脉血压降低，则搏出量增加。因此，临床上治疗心力衰竭的患者时，使用扩血管药物，可以降低动脉血压，增加搏出量，减轻心脏负担。

3. 心肌收缩能力

心肌收缩能力是指心肌不依赖于前负荷和后负荷而能改变其收缩强度和速度的内在特性，又称心肌的变力状态。心肌本身的功能状态是决定肌肉收缩效果的重要因素，而前负荷和后负荷是影响心脏泵血的外在因素。心肌收缩能力受多种因素的影响。凡能影响心肌细胞兴奋-收缩耦联过程中任一环节的因素均能影响心肌收缩能力。在同等条件下，心肌收缩能力越强，搏出量越多，反之，则搏出量就少。这种通过改变心肌收缩能力，不依赖负荷变化而调节搏出量的心脏泵血功能调节，称为等长调节。心肌收缩能力受神经和体液因素的影响。

4. 心率

正常成年人在安静状态下，心率为60～100次/min，平均约75次/min。心率可随年龄、性别和不同生理状态而发生较大的变动。在一定范围内（40～180次/min），心率加快，心输出量会增加。但是心率过快，当超过170～180次/min，心室舒张期明显缩短，心室内血液充盈量明显减少，搏出量及心输出量也随之下降。如果心率过慢，当低于40次/min，尽管心室舒张期过长，但心室容积有限，心室充盈早已接近最大限度，而最终心输出量也减少。因此，心率在一定范围内（40～180次/min），心输出量可随心率增减而相应改变，以适应机体的需要。心率过快或过慢时，心输出量均会减少。

二、心肌的生理特性

心肌细胞具有兴奋性、传导性、自律性和收缩性四种基本生理特性。其中，兴奋性、自律性和传导性这三种特性是以心肌细胞的生物电活动为基础的，属于电生理特性，它们反映了心脏兴奋的产生传导等功能。收缩性是心肌细胞在动作电位的触发下，以心肌细胞内的收缩蛋白的功能活动为主要活动的一种机械特性，它反映了心脏的泵血功能。心脏的电生理特性和机械特性是相互紧密联系的。

（一）兴奋性

心肌细胞为可兴奋细胞，具有受刺激后产生动作电位的能力。心肌细胞每产生一次兴奋，其膜电位将发生一系列规律性变化，兴奋性也因之而产生相应的周期性变化。心肌细胞动作电位的产生包括受刺激后静息电位去极化到阈电位水平以及0级去极化的离子通道的激活这两个基本过程。所有影响这两个过程的因素都会改变心肌细胞的兴奋性。心肌细胞兴奋性在兴奋的过程中会发生一系列的变化，其变化可分为有效不应期、相对不应期及超常期。下面主要以心室肌细胞为例进行说明（图6-9）。

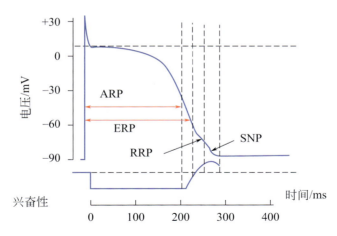

图6-9 心室肌细胞复极电位与兴奋性的关系示意图

1. 有效不应期

心肌细胞受到刺激产生动作电位的过程中，从0期去极化开始到3期快速复极至电位达–55mV期间，无论给予多强的刺激，心肌细胞膜的兴奋性完全丧失，对任何强度的刺激都不产生去极化的反应，此段时期称为绝对不应期（ARP）。膜电位从–55mV继续复极至–60mV的期间，若给予阈强度以上的刺激，心肌细胞可产生一定程度的去极化反应，引发一个局部电位，虽可引起局部反应，但不会产生新的动作电位，此期称为局部反应期。绝对不应期和局部反应期两段时期合称为有效不应期（ERP）。在有效不应期内，心肌细胞膜快钠通道处于失活状态，因而不能产生动作电位。

2. 相对不应期

心肌细胞膜电位复极化从–60mV复极到–80mV时，若给予阈上强度的刺激，可使心肌细胞产生一次新的动作电位，称为相对不应期（RRP）。此期心肌细胞的兴奋性有所恢复，已有相当数量的钠通道复活到备用状态，但低于正常。

3. 超常期

心肌细胞继续复极，膜电位从–80mV复极到–90mV时，给心肌细胞一个适宜的低于阈值的刺激即可引起一次新的动作电位，此期的兴奋性高于正常，此期称为超常期（SNP）。此期内，快钠通道已基本复活，膜电位的水平比静息电位更接近阈电位，故兴奋性高。

心肌细胞受刺激后，其兴奋性变化经历了上述的有效不应期、相对不应期和超常期后，复极化完毕，兴奋性恢复正常。心肌兴奋后，其兴奋性周期变化的特点是有效不应期特别长，一直延续到心肌收缩活动的舒张早期，约200～300ms，相当于心肌整个收缩期和舒张早期。因此，心肌不会像骨骼肌那样发生完全强直收缩，而是始终保持着收缩和舒张交替的节律活动，这是实现心脏泵血功能的重要前提。

（二）传导性

心肌的传导性是指心肌细胞具有传导兴奋的能力或特性。心脏中不管是普通的工作细胞还是特殊的自律细胞都能够将心肌细胞膜上任何部位产生的兴奋信号以局部电流的方式沿整个细胞膜传导，也能同样地以局部电流的方式通过心肌细胞的闰盘将兴奋传向邻近的心肌细胞，引起所有心肌细胞的同步兴奋和收缩，从而实现细胞间的兴奋传导。动作电位沿细胞膜传播的速度可作为衡量传导性的指标。

正常心脏内兴奋传导主要依靠特殊传导系统来完成。心脏的特殊传导系统包括窦房结、房室结、房室束、左右束支和浦肯野纤维网，它们是心内兴奋传导的重要结构基础。正常情况下，窦房结发出的兴奋信号通过心房肌传播到左心房和右心房，尤其是沿着心房中自律细胞组成的"优势传导通路"迅速传到房室交界区，经房室束、左右束支及浦肯野纤维网，引起心室肌的兴奋，兴奋由心内膜侧向心外膜侧扩布，使整个心室兴奋。

心脏各部分心肌细胞电生理特性不同，使得兴奋在心脏各部位的传导速度不同。起源于心脏内正常起搏点的窦房结产生的兴奋能直接传给心房肌纤维，房内的传导速度为0.4m/s。而心房中的"优势传导通路"传导速度较快，窦房结的兴奋信号可以很快沿着这条通路传播到房室交界处，房室结区传导速度最慢，仅0.02m/s。心室肌传导速度约为1m/s，末梢浦肯野纤维内的传导速度在心内传导系统中是最快的，可达4m/s左右。这是由于浦肯野纤维十分粗大，且含肌原纤维很少，兴奋很容易在细胞间传导。另外，由于这些纤维呈网状分布于心室壁，可将兴奋信号快速向左、右两侧心室壁传导。兴奋从房室束传到浦肯野纤维末端，历时仅约0.03s。房室交界是正常兴奋由心房传入心室的唯一通路，且其传导速度慢，尤以结区最慢，占时较长，约需0.1s，这种现象称为房-室延搁。房-室延搁对于保证心房、心室顺序活动和心室有足够充盈血液的时间，有重要生理意义。由此可见，心脏内兴奋传播途径及特点和各心肌组织传导速度的不一致性，对于心脏各部分有次序地兴奋与机械收缩具有十分重要的意义。

（三）自动节律性

自动节律性是指心肌细胞在没有外来刺激的条件下，能够自动产生节律性兴奋的能力或特性，简称自律性。正常情况下仅小部分心脏细胞具有自律性。心脏内组成特殊传导系统的细胞均具有自律性，特殊传导系统包括窦房结、房室结、房室束以及心室内的浦肯野纤维网等。心脏特殊传导系统各部分自律性高低不同，其中自律性最高的是窦房结细胞，其自动兴奋的频率约为每分钟约100次。浦肯野细胞的自律性最低，每分钟约25次。其余传导系统心肌细胞的自律性介于两者之间。

正常情况下，窦房结自动产生的兴奋依次通过心房肌、房室交界、房室束、浦肯野纤维和心室肌向外扩布，引起整个心脏按照窦房结的频率进行兴奋和收缩。因此，窦房结是主导整个心脏兴奋和收缩活动的正常起搏点。以窦房结起搏而形成的心脏节律性搏动称为窦性节律，其他部位的自律细胞在正常情况，处于窦房结的控制之下，不表现出其自身的节律性，仅起兴奋传导作用，称为潜在起搏点。只有当正常起搏点起搏功能障碍或传导发生障碍时，潜在起搏点的起搏作用才显现出来，称为异位起搏点。由窦房结以外的异位起搏点所控制的心脏节律，称为异位心律。

心脏搏动一次称一次心跳，单位时间（通常指1min）内心跳的次数称为心率。安静状态下，正常成年人心率为每分钟60～100次，平均为每分钟75次。窦性心动过速指安静时心率超过每分钟100次；窦性心动过缓指心率低于每分钟60次。

（四）收缩性

收缩性属于心肌细胞的机械特性。心肌和骨骼肌同属横纹肌，在受刺激发生兴奋时，首先是膜产生动作电位，然后通过兴奋-收缩耦联使肌丝滑行，从而使整个肌细胞收缩。

心肌细胞的同步收缩表现为"全或无"现象，因为心肌细胞的闰盘连接结构及兴奋的传导特点，首先是两心房几乎同时收缩，其次两心室同步收缩，整个心房肌和心室肌的收缩像一条心肌的收缩一样，称为"全或无"现象。这种同步收缩保证了心脏各部分之间的协同工作和发挥有效的泵血功能。

此外，心肌的收缩不会发生强直收缩现象，因为心肌细胞每一次兴奋时，有效不应期特别长，一直延续到其产生机械性舒张之后，相当于整个收缩期和舒张早期。在有效不应期内，心肌细胞不能再接受任何强度的刺激而产生兴奋和收缩反应。因此，正常情况下，心肌每一次兴奋均会产生一次完整的收缩与舒张活动，心脏不会发生强直收缩，这一特征使心脏的工作总是很有规律地舒缩交替进行，有利于保证心脏的充盈和泵血功能。

心肌收缩性另外一个特点是心肌收缩力对细胞外钙离子浓度有很大依赖性。这是因为心肌细胞的肌质网不如骨骼肌发达，贮存的Ca^{2+}量较少，其兴奋-收缩耦联过程高度依赖于细胞外Ca^{2+}的内流。在一定范围内增加细胞外钙离子浓度，可增加心肌收缩力，反之，则会减弱心肌的收缩力。

三、心肌的生物电现象

根据组织学和电生理学特点，可将心肌细胞分为两大类：工作细胞和自律细胞。工作细胞包括心房肌细胞和心室肌细胞，自律细胞包括窦房结细胞和浦肯野细胞。工作细胞含有丰富的肌原纤维，有稳定的静息电位，具有收缩功能，具有兴奋性与传导性。自律细胞由特化的心肌细胞构成，其细胞内肌原纤维含量很少，基本无收缩能力，但它们具有产生自动节律性的能力，具有兴奋性、自律性和传导性，组成心脏的特殊传导系统。

心肌细胞生物电现象是由跨膜转运的离子流形成的。心脏中不同类型的心肌细胞的膜电位具有各自的特征，作为其形成机制的离子流也有相当的差异。

（一）工作细胞跨膜电位及其形成机制

心脏的工作细胞及普通的心房肌细胞和心室肌细胞的跨膜电位都是相似的，这里以心室肌细胞的跨膜电位为代表进行说明。

1. 静息电位

心室肌细胞在静息状态下，膜电位较稳定，膜内电位比膜外电位约负90mV，其形成机制主要是静息状态下，心肌细胞膜对K^+有很大的通透性，细胞内的K^+浓度又远高于细胞外，因此细胞内K^+顺着浓度梯度向膜外扩散达到平衡电位，而细胞内带负电的大分子物质不能透出细胞膜，于是K^+的外流形成了膜外带正电而膜内带负电的膜内外电位差，即形成心室肌细胞的静息电位。

2. 心室肌细胞动作电位

心室肌细胞的动作电位包括去极化和复极化两个过程，其复极化过程持续时间长，形成机制比较复杂，动作电位的上升支和下降支很不对称。通常把心室肌细胞的动作电位分为五个时期：0期（快速去极化期）、1期（快速复极化初期）、2期（平台期）、3期（快速复极化末期）以及4期（完全复极化期，或静息期）。

（1）去极化过程（0期） 又称去极化期。心室肌细胞受到外来刺激时，引起膜上部分Na^+通道开放，少数Na^+内流，膜电位从静息状态下的–90mV开始去极化，若去极化达到其阈电位（–90mV～–70mV）水平时，大量Na^+通道开放，Na^+大量内流，膜电位急剧上升，甚至达到+30mV左右，构成动作电位的升支。0期去极化速度快，时间短，约1～2ms，上升幅度可达120mV，因而将具有此电位变化的细胞称为快反应细胞。心脏的工作细胞和大多数自律性低的自律细胞为快反应细胞。0期去极化主要由Na^+快速内流所致。膜上钠通道开放，于是Na^+顺其浓度和电位梯度快速进入膜内，使膜进一步去极化，达到平衡电位。

（2）复极化过程 当心肌细胞动作电位0期达到峰值后，随即进入复极化过程。心肌细胞的复极化过程持续时间长，历时200～300ms，分为4个时期。

1期：又称快速复极初期。膜内电位由+30mV迅速下降到0mV左右，形成动作电位的快速复极初期，即1期。此期历时约10ms。由于去极化0期和复极化1期膜电位变化迅速，在记录的动作电位图形上形成波形的尖峰部，称之为锋电位。1期占时约10ms。此期Na^+通道关闭，K^+通道激活开放，由K^+外流形成。

2期：又称缓慢复极期、平台期。当1期复极接近0mV时，进入动作电位的2期。此期膜电位下降非常缓慢，几乎停滞在0mV左右膜电位水平，形成波形上的平台，故又称平台期。细胞平台期约占100～150ms。2期的形成是由于膜上Ca^{2+}通道已经开放，Ca^{2+}持久而缓慢地内流，同时有少量K^+外流，两种粒子流方向相反，在电位上相互抵消而形成。2期复极之初，两种粒子流处于相对平衡状态，随着时间进展，内向粒子流逐渐减弱，而外向粒子流逐渐增强，因而使膜电位缓慢地向复极化方向转化。

2期平台是心室肌细胞动作电位持续时间较长的主要原因，也是心肌细胞区别于神经、骨骼肌细胞动作电位的主要特征，为心肌细胞动作电位所特有。

3期：又称快速复极末期。在2期结束后，复极过程加快，由0mV左右快速下降到–90mV，完成整个复极化过程。3期持续100～150ms。它是复极化的主要部分。此期的形成主要是由Ca^{2+}通道失活，Ca^{2+}内流完全停止，K^+外流进行性增加所致。

4期：又称静息期或电舒张期。是指复极化完毕后的时期。此期，心肌细胞的膜电位虽已恢复到静息水平，但膜内、外离子分布尚未恢复。通过离子泵进行的主动转运，将进入细胞内的Na^+和Ca^{2+}泵出，同时将外流的K^+摄回细胞内，恢复细胞内外离子的正常水平，保持心肌细胞的正常兴奋性。

（二）自律细胞的跨膜电位及其形成机制

特殊传导系统的心肌细胞具有自动节律性，属于自律细胞。自律细胞与工作细胞跨膜电位的最大区别在4期。工作细胞4期的膜电位处于静息期，而自律细胞在复极达到最大值后，4期膜电位并不稳定在这一水平，没有静息电位，而是立即产生自动去极化现象，若去极化达到其阈电位水平，则会引起另一个动作电位。自律细胞4期自动去极化，是自律细胞与非自律细胞生物电现象的主要区别，也是形成自律性的基础。

1. 浦肯野细胞

浦肯野细胞属于快反应细胞，兴奋时产生快反应动作电位。其最大复极电位约为–90mV，动作电位的0、1、2、3期的形态与心室肌细胞相似，离子基础与机制也基本相同，但其4期膜电位不稳定，可产生自动去极化。浦肯野细胞4期自动去极化是由K^+外流的进行性减弱和Na^+内流的进行性增强所致。

2. 窦房结细胞

窦房结和房室结细胞属于慢反应细胞，兴奋时产生慢反应动作电位。窦房结细胞的动作电位属慢反应电位，最大复极电位约为–70mV，与心脏的浦肯野等慢反应自律细胞及工作细胞相比，没有明显的复极1期与平台期，只有0、3、4期，而4期电位不稳定，最大复极电位绝对值小。窦房结细胞动作电位的0期去极化是由Ca^{2+}缓慢内流引起的，为其主要特征，0期去极化的幅度低（约70mV），速度较缓慢（约10V/s），时程较长（约7ms），动作电位的上升支不陡峭，称为慢反应电位。3期复极化是由K^+外流引起的，无平台期。在3期复极完毕后就自动地产生去极化，使膜电位逐渐减小，即发生4期自动去极化。4期去极化速度（约为0.1V/s）比浦肯野自律细胞（约0.02V/s）要快，形成机制也较为复杂，主要也是由随时间而增长的净内向电流所引起，但K^+的外向电流进行性减弱是窦房结细胞4期自动去极最重要的原因。

四、心音和心电图

（一）心音

在心动周期中，由于心肌的收缩与舒张、瓣膜的启闭、血液流速改变对血管壁的作用以及血液形成的湍流等因素引起的机械振动，都可通过周围组织传递到胸壁，通过听诊器便可在胸部某些部位听到这些振动形成的声音，即为心音。正常心脏在一次心搏过程中可产生4个心音，即第一、第二、第三和第四心音。通常用听诊的方法只能听到第一和第二心音。如果心脏有某些异常活动时，可产生其他心音或者杂音。

1. 第一心音

第一心音出现在心室的收缩期，主要是由心室肌收缩、房室瓣突然关闭以及心室射血引起的大动脉扩张和血液形成涡流等因素所引起的振动而产生的声音。在左侧第5肋间隙心尖搏动处听诊最为清楚。第一心音的特点是音调较低，音频40～60Hz，历时较长（约0.15s）。第一心音是心室收缩开始的标志，其强弱可以反映心室收缩的强度和房室瓣的功能状态。

2. 第二心音

第二心音出现在心室的舒张期，主要是由心室舒张、室内压降低、主动脉瓣和肺动脉瓣关闭以及血流冲击大动脉根部引起血液、管壁及心室壁的振动所产生的。第二心音在第2肋间靠近胸骨左、右缘听诊最为清楚，其特点是音调较高，音频50～100Hz，持续时间较短（约0.08s）。第二心音是心室舒张期开始的标志，其强弱可以反映主动脉压及肺动脉压的高低及其瓣膜的功能状态。

（二）心电图

在每一个心动周期中，窦房结产生的兴奋通过心脏特殊传导系统依次传向心房与心室，最后使心脏各处均发生兴奋性变化。人体是一个大的容积导体，在心脏兴奋产生和传导过程中所伴随的生物电变化，可通过周围组织传导到全身，使后者也发生有规律的电位变化，将引导电极置于躯体或躯体表面的一定部位，经过仪器的放大并记录到的心脏电变化的波形，称为心电图或体表心电图。心电图与单个心肌细胞兴奋时的膜电位变化曲线无对应关系，它是在一次心动周期中整个心脏各心肌细胞电活动的综合向量变化。电极放置的位置不同，所记录的心电图曲线也不同，但心电图基本都包括一个P波、一个QRS波和一个T波，有时T波后还有一个小的U波（图6-10）。

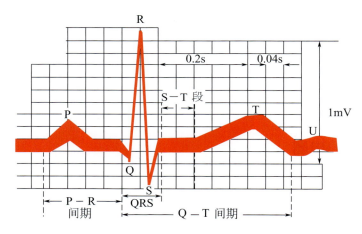

图6-10　正常人体心电模式图

1.P波

P波反映左、右两心房的去极化过程的产生。在一个心动周期中，心电图记录首先出现的一个小而圆钝的波称为P波。P波波形向上，小而圆钝，正常时程为0.08～0.11s，幅度不超过0.25mV。

2.QRS波群

QRS波群反映左、右两心室的去极化过程。继P波之后间隔一小段时间，出现的一个时程较短、幅度较大、形状尖锐的波群，称为QRS波群。QRS波群由三个紧密相连的电位波动组成。首先出现的是第一个向下的Q波，之后是第一个向上的高而尖锐的R波，R波之后出现的向下的S波。在不同导联的记录中，这三个波不一定都出现。正常的QRS波群历时0.06～0.10s。

3.T 波

T 波反映的是两心室复极化过程。QRS 波群之后间隔一段时间出现的一个持续时间较长，波幅较低的向上的波，称为 T 波。T 波的方向与 QRS 波群的主波方向相同，波幅为 0.1～0.8mV，历时 0.05～0.25s。

4.P-R 间期（P-Q 间期）

P-R 间期（P-Q 间期）代表由窦房结产生的兴奋经由心房、房室交界和房室束传到心室肌所需要的时间。在心电图上指从 P 波的起点至 QRS 波群起点之间的时程，一般为 0.12～0.20s。

5.Q-T 间期

Q-T 间期代表心室去极化开始至心室完全复极化结束所经历的时间。在心电图上是指从 QRS 波的起点到 T 波终点之间的时程，一般为 0.36～0.44s。

6.ST 段

ST 段代表心室各部分细胞均处于去极化状态，各部分之间无电位差或电位差很小。在心电图上指从 QRS 波群的终点到 T 波起点之间的线段。正常人该时段曲线与基线平齐。

心电图作为一种无创记录方法，虽不能直接反映心脏的收缩功能，但在临床上被广泛用于心肌损害和心律失常等多种心脏疾病的诊断，是临床常用的一种诊断手段。

第四节　血管的生理

一、概述

遍布于人体各组织、器官的血管是一个连续且相对密闭的管道系统，不论体循环或肺循环，由心室射出的血液都要经由大动脉—动脉—小动脉—微动脉—毛细血管—微静脉—静脉—大静脉，再回到心房。这个管道系统与心脏一起构成心血管系统。各类血管因其在整个血管系统中所处的部位不同，各具不同的结构和功能特点。血液在血管内流动的一系列物理学问题均属血流动力学范畴。血流动力学及一般流体力学的最基本的内容是流量、阻力与压力及其相互的关系。

二、动脉血压

（一）动脉血压的概念与正常值

一般所说的血压主要指动脉血压，而动脉血压通常是指主动脉血压。动脉血压就是血液对单位面积动脉管壁的侧压力。临床上所说的血压，是指体循环的动脉血压。由于大动脉中血压的降落很小，故通常将在上臂测得的肱动脉血压代表主动脉血压。

动脉血压在心脏的泵血活动中随着心脏的舒张与收缩而发生周期性波动。正常人平卧时不同血管的血压各不相同，其中主动脉和大动脉内血压最高，而大静脉和小静脉内的血压最低（图6-11）。心室收缩时射血，主动脉血压迅速上升所达到的最高数值，称为收缩压；心室舒张时，主动脉压下降，在心舒张末期动脉血压达到最低值称为舒张压。收缩压与舒张压之差称为脉搏压，简称脉压。在一个心动周期中各瞬间动脉血压的平均值称为平均动脉压，约等于舒张压的+1/3脉压。临床上习惯写法是收缩压/舒张压。

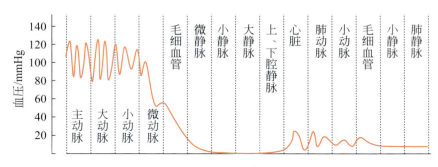

图6-11 正常人平卧时不同血管的血压的示意图

我国健康成年人安静时的收缩压为100～120mmHg，舒张压为60～80mmHg，脉压为30～40mmHg，平均动脉压为100mmHg。大多数人的血压在凌晨2～3时最低，上午6～10时和下午4～8时各有一个高峰，从晚上8时起呈缓慢下降趋势，表现出"双峰双谷"的日节律。

（二）动脉血压的形成及影响因素

1.动脉血压的形成

心血管系统有足够的血液充盈是动脉血压形成的基础和前提条件。心脏收缩射血是动脉血压形成的动力和必要条件。血液在血管中流动时会遇到一定的外周阻力，外周阻力使得心室每次收缩射出的血液只有大约1/3在心室收缩期流到外周，其余的暂时储存于主动脉和大动脉中，因而使得动脉血压升高。动力与阻力的相互作用是形成动脉血压的两个基本条件。如果没有外周阻力，那么在心室收缩时射入大动脉的血液将全部迅速地流到外周，此时大动脉内的血压将不能维持在正常水平。外周阻力主要是指小动脉和微动脉对血流的阻力，这些血管口径的变化是影响外周阻力最重要的因素。大动脉管壁的弹性对动脉血压起着一定的缓冲作用，既可使射血期动脉压不会升得过高，又可维持舒张期血压不会过度降低。

简而言之，动脉血压形成的前提是在密闭的心血管系统中有足够的血液充盈；心室收缩射血和外周阻力是形成血压的两个根本因素；大动脉管壁的弹性能缓冲收缩压，维持舒张压，维持血液的连续性流动。

2.影响动脉血压的因素

（1）心脏每搏输出量 一般情况下，每搏输出量的改变主要影响收缩压的高低。在心率和外周阻力不变的情况下，搏出量增加时，心脏收缩期（简称"心缩期"）射入主动脉的血量增多，动脉管壁所承受的压强也增大，故收缩压明显升高。由于搏出量增多，收缩压升高，推动血液流向外周血管的血流速度随之加快。因此，在心脏舒张期（简称

"心舒期")末,大动脉中存留的血量增加不多,致使舒张压的升高相对较小,脉压增大。反之,当搏出量减少时,收缩压下降明显,脉压减小。

(2) **心率** 心率的变化主要影响舒张压。若搏出量和外周阻力都不变,心率增快时,心室舒张期明显缩短。因此在心舒期,从大动脉流向外周血管的血量减少,时间缩短,故存留在主动脉内的血量增多,致使舒张压明显升高。由于动脉血压升高使血流速度加快,在心脏收缩期内有较多的血液流向外周,使收缩压升高程度较小,脉压变小。同理,当心率减慢时,舒张压下降较收缩压下降更显著,因而脉压增大。如果心率过快,心室舒张血液充盈的时间严重不够,心输出量减少,动脉血压反而下降。

(3) **外周阻力** 一般情况下,外周阻力的大小主要影响舒张压的高低。如果心输出量不变而外周阻力增大时,心舒张期内血液由动脉流向外周的速度减慢,故心脏舒张末期存留在主动脉内的血量增多,舒张压明显升高。在心缩期,由于动脉血压的升高使得血流速度加快,所以收缩压升高不如舒张压升高明显,故脉压减小。当外周阻力减小时,舒张压和收缩压都减小,但舒张压降低更显著,故脉压加大。

(4) **主动脉和大动脉的弹性贮器作用** 大动脉管壁的弹性对动脉血压起着一定的缓冲作用,使心动周期中动脉血压的波动幅度减小。若大动脉的弹性贮器作用减弱,对血压的缓冲作用减弱,则表现为收缩压增高而舒张压降低,脉压明显增大。

(5) **循环血量和血管系统容量的比例** 在正常情况下,循环血量和血管系统容量是相匹配适应的,能使循环管道充盈足够的血液,产生一定的体循环平均充盈压,这是血压形成的重要前提。如果循环血量减少而血管系统容量不变(如大量失血),或者血管系统容量明显增大而循环血量不变,则体循环平均充盈压都会降低,动脉血压也会下降。

三、静脉血压

1.静脉血压

静脉血压是指静脉血管中的血液对单位面积静脉血管壁的侧压力。体循环的血液经动脉、毛细血管到达微静脉时,需消耗能量以克服阻力,血液降落较大,微静脉的血压已降至 15~20mmHg。右心房作为体循环的终点,此时血压降到最低,已接近于零。静脉压根据其测量部位的不同,可分为外周静脉压和中心静脉压,通常将右心房和胸腔内大静脉的血压称为中心静脉压,机体全身各器官静脉的血压称为外周静脉压。正常健康成年人中心静脉压是 $4~12cmH_2O$。中心静脉压的高低取决于心脏射血能力和静脉回心血量之间的相互关系,也是反映心血管功能的一个重要指标。如果心脏射血能力强,能及时地将回流到心脏的血液泵出去,中心静脉压就低。如果心脏射血能力减弱(如心力衰竭),右心房和腔静脉淤血,或者静脉血管回流速度及回流血量多,均可使中心静脉压升高。

2.静脉回心血量及其影响因素

单位时间内由静脉回流入心脏的血量,称为静脉回心血量。静脉回心血量主要取决于外周静脉压和中心静脉压的压力梯度,此压力梯度大,则回心血量就多,压力梯度小,回心血量就少。压力梯度的形成主要受到重力与体位、心肌收缩力、呼吸运动以及骨骼肌的收缩挤压等因素的影响。

（1）重力与体位对静脉压的影响　体位改变主要影响静脉的跨壁压，进而改变回心血量。平卧时，全身各静脉管道与心脏处于同一水平，故各血管的静脉压基本相同。由平卧转为直立时，由于血管中血液的重力关系，低于心脏的静脉血管的充盈量增加，静脉压升高，大量血液过多地滞留在心脏以下的静脉管道中，因而静脉回心血量减少。

（2）心肌收缩力　心肌收缩力强时，射血量增多，心室内剩余血量减少，心舒期室内压就较低，外周静脉压与中心静脉压之间的压力差增大，从而对心房和静脉内血液的抽吸力量增强，故静脉回心血量增多；反之，则回心血量减少。例如，右心衰竭时，右心室射血能力显著减弱，静脉血液滞留于外周器官，患者可出现颈静脉怒张、肝充血肿大、下肢水肿等体征；如左心衰竭时，血液易淤积于肺，形成肺淤血和肺水肿。

（3）骨骼肌的挤压作用　骨骼肌收缩时，骨骼肌组织中的静脉血管受到挤压，外周静脉压升高，因而静脉回流加快。另一方面，因为静脉瓣的存在，静脉血只能向心脏方向流动而不能倒流。这样，骨骼肌的收缩和静脉瓣膜的配合对静脉回流起着"泵"的作用，称为"静脉泵"或"肌肉泵"。静脉泵对降低静脉压和减少血液在下肢静脉内淤积具有十分重要的意义。

（4）呼吸运动　吸气时，胸腔容积加大，胸内负压增大，使胸腔内的右心房和大静脉扩张增强，中心静脉压下降，有利于外周静脉血液回流至右心房；呼气时，静脉回心血量则减少。因此，呼吸运动对静脉回流也起着"泵"的作用，称为"呼吸泵"。

四、微循环

（一）微循环的概念和组成

微循环是指微动脉和微静脉之间的血液循环。微循环是机体与外界环境进行物质和气体交换的场所，而这个功能是血液循环最重要的功能。典型的微循环由微动脉、后微动脉、毛细血管前括约肌、真毛细血管、通血毛细血管、动-静脉吻合支和微静脉等七个部分组成（图6-12）。

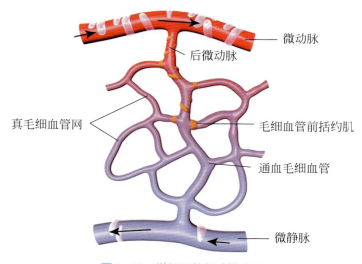

图6-12　微循环的组成模式图

（二）微循环的血流通路

微循环的血液可通过三条途径由微动脉流向微静脉。

1. 迂回通路

血液经微动脉、后微动脉、毛细血管前括约肌、真毛细血管网，最后汇入微静脉的微循环通路称为迂回通路。该通路因真毛细血管数量多且迂回曲折穿行于各组织细胞间而得名。由于真毛细血管管壁薄、通透性高、血流缓慢，是血液和组织液之间进行交换的主要场所，故迂回通路又称营养通路。安静状态下，真毛细血管仅有20%处于开放状态，运动时开放数量会增加。

2. 直捷通路

血液从微动脉、后微动脉和通血毛细血管进入微静脉的通路称为直捷通路。直捷通路短而直，流速较快，经常处于开放状态。直捷通路的主要功能是使一部分血液通过微循环快速返回心脏，以保证循环血量相对恒定。直捷通路多见于骨骼肌组织中。

3. 动-静脉短路

血液从微动脉直接通过动-静脉吻合支回到微静脉的通路称为动-静脉短路。动-静脉短路的血管壁较厚，有较发达的完整的纵行平滑肌和丰富的血管运动神经末梢，主要功能不是进行物质交换，故又称为非营养通路。动-静脉短路的功能是参与体温调节。此通路主要分布皮肤和皮下组织，特别是在手指、足趾、耳郭等处的皮肤及某些器官内，经常处于关闭状态，有利于保存体内的热量。当环境温度升高时，此通路开放，可使皮肤血流量增加，促进皮肤散热，有调节体温的作用。

五、组织液的生成与回流

（一）组织液的生成与回流

血浆成分透过毛细血管壁滤过到组织间隙，形成组织液。一部分组织液也可以经毛细血管壁回到毛细血管内成为血浆。因此，正常组织液的量处于动态平衡状态。滤过的力量和重吸收的力量之差，称为有效滤过压。有效滤过压是形成组织液的动力，取决于四种因素的共同作用，即：毛细血管血压、组织液静水压、血浆胶体渗透压和组织液胶体渗透压。其中，毛细血管血压和组织液胶体渗透压是促使组织液生成的力量，而血浆胶体渗透压和组织液静水压则是促进组织液回流的力量。有效滤过压可用下式表示：

有效滤过压=（毛细血管血压+组织液胶体渗透压）-（血浆胶体渗透压+组织液静水压）（图6-13）

如果有效滤过压为正值，生成组织液；有效滤过压为负值，组织液回流入血。

组织液总是从微循环动脉端由血浆过滤到血管外生成，新生的组织液90%在毛细血管静脉端被重新吸收入血，10%则进入毛细淋巴管，生成淋巴液。

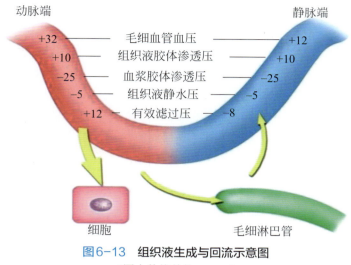

图6-13 组织液生成与回流示意图
（图中数值单位mmHg）

（二）影响组织液生成与回流的因素

在正常情况下，组织液不断生成，又不断回流入血，保持动态平衡，故血量和组织液量能维持相对稳定。一旦某种原因使动态平衡失调，则会使组织液生成或（和）回流受到一定影响。毛细血管血压是促进组织液生成的主要因素。毛细血管血压升高时，有效滤过压增大，组织液生成增多。右心衰竭时，可引起体循环静脉压增高，使全身毛细血管后阻力增大，组织液生成增多，患者出现肝脏肿大和下肢水肿。血浆胶体渗透压是促进组织液回流的因素。由于从毛细血管滤出的液体约10%需经淋巴系统回流，故当淋巴回流受阻时，受阻部位远端组织发生水肿。正常情况下，蛋白质分子不能透过毛细血管壁，从而能维持毛细血管内外胶体正常的渗透压。但在过敏反应时，由于局部组胺的大量释放，毛细血管壁的通透性异常增高，部分血浆蛋白可随液体渗出毛细血管，组织胶体渗透压升高，有效滤过压增大，导致组织液生成增多而出现局部水肿。

第五节　心血管活动的调节

人体在不同的生理状况下，各组织器官的新陈代谢水平不同，对血流量的需求也不同。机体可通过神经和体液等因素调节心脏和血管的活动，协调各器官的血流分配，而且还能在机体内外环境变化时做出相应的调整，使心血管活动能适应代谢活动改变的需要。心血管活动的调节，包括神经调节、体液调节和自身调节。

一、神经调节

（一）心脏的神经支配

心脏受心交感神经和心迷走神经双重支配。

1. 心交感神经及其作用

心交感神经节前神经元胞体位于第1～5胸段脊髓的灰质侧角,节后神经元胞体位于星状神经节和颈交感神经节内。心交感神经节后纤维组成心脏神经丛,支配心脏各个部分,包括窦房结、房室交界、房室束、心房肌和心室肌。

心交感神经节后纤维释放去甲肾上腺素,作用于心肌细胞膜上的$β_1$肾上腺素受体(简称$β_1$受体),使心肌膜上的钙通道激活,钙内流增加,引起心肌收缩力增强、心率加快,兴奋在房室交界的传导加快,心输出量增多,血压升高。

2. 心迷走神经及其作用

支配心脏的副交感神经节前纤维起源于延髓迷走神经背核和疑核,行走于迷走神经干中。迷走神经的节后神经纤维主要支配窦房结、心房肌、房室交界、房室束及其分支,心室肌仅有少量的心迷走神经纤维分布。

心迷走神经节后纤维末梢释放的递质为乙酰胆碱,作用于心肌细胞膜的M型胆碱受体,使心肌细胞膜K^+通透性增加,促进K^+外流,同时钙内流减少,引起心房肌收缩力减弱、心率减慢和房室交界传导速度延缓,心输出量减少,血压下降。

综上所述,心交感神经和心迷走神经对心脏同时进行支配,且作用相互拮抗。

(二)血管的神经支配

自主神经通过支配血管平滑肌而调节血管的收缩及舒张活动。支配血管平滑肌的神经称为血管运动神经,可分为缩血管神经和舒血管神经两大类。

1. 交感缩血管神经纤维

人体内几乎所有的血管都受交感缩血管神经纤维的单一神经支配,缩血管神经纤维都是交感神经纤维,故称为交感缩血管神经。交感缩血管神经兴奋时,其节后纤维末梢释放递质去甲肾上腺素。去甲肾上腺素与血管平滑肌细胞膜上的α受体结合,可引起血管平滑肌收缩,外周阻力增加,血压升高。

2. 交感舒血管神经纤维

交感舒血管神经纤维主要分布在骨骼肌血管上,兴奋时其节后纤维末梢释放乙酰胆碱,作用于血管平滑肌膜中的M受体,使骨骼肌血管舒张,血流量增加,以适应骨骼肌在运动时对血流量需要的增加。交感舒血管神经平时无紧张性活动,只有在机体呈现激动、恐慌和准备做强烈肌肉活动时才发挥作用,使骨骼肌血管舒张,肌肉血流量大大增加。

3. 副交感舒血管神经纤维

人体内有少数器官除接受交感缩血管神经纤维支配外,还接受副交感舒血管神经纤维的支配。副交感舒血管神经纤维主要分布在脑膜、唾液腺、胃肠外分泌腺和外生殖器等处的血管。兴奋时其节后纤维末梢释放乙酰胆碱,作用于血管平滑肌的M受体,引起血管舒张和局部血流量增加。此舒血管神经一般无紧张活动,只对所支配器官的血流起调节作用,对循环系统的总外周阻力影响很小。

(三)心血管中枢

在中枢神经系统内,控制心脏和心血管活动有关的神经元集中的部位称为心血管中枢。心血管中枢广泛分布于各个水平的中枢神经系统中,其中延髓是调控心血管活动最重要的心血管中枢部位,下丘脑也在心血管活动调节中起重要作用。

1. 延髓心血管中枢

延髓是调节心血管活动最基本的中枢。延髓心血管中枢包括位于迷走神经背核和疑核的心迷走中枢,以及位于延髓腹外侧部的心交感中枢和交感缩血管中枢,分别发出心迷走神经、心交感神经和交感缩血管神经。心交感中枢与心迷走中枢之间存在相互抑制的作用。心交感中枢兴奋性增强时,可抑制心迷走中枢的活动;反之,心迷走中枢兴奋性增强时,可抑制心交感中枢的活动。

2. 延髓以上的心血管中枢

在延髓以上的其他脑干部分、下丘脑、大脑和小脑中,也存在有调节心血管活动的神经元,参与对心血管活动的调节。在调节方面,比延髓心血管中枢更高级,特别是在心血管活动与机体其他功能之间的复杂整合上发挥更重要的协调作用。

(四)心血管反射

机体通过心血管反射实现对心血管活动的调节,它使心血管活动发生相应改变,适应机体当时所处的状态或环境的变化,以维持机体内环境的稳定。

1. 颈动脉窦和主动脉弓压力感受性反射

颈动脉窦和主动脉弓内有压力感受器,压力感觉器并不直接感受血压变化,而是能感受动脉血压对血管壁所受到的机械牵张刺激。当动脉血压突然升高时,动脉管壁被牵张的程度就升高,颈动脉窦和主动脉弓内的压力感觉器接受牵张刺激,产生神经冲动,经窦神经和主动脉神经传入延髓的孤束核及其邻近区域,再经延髓以上的各级心血管中枢的联系,使心迷走中枢紧张性增强,而心交感中枢和缩血管中枢紧张性减弱。于是,经心迷走神经传至心脏的冲动增多,经心交感神经传至心脏的冲动及交感缩血管神经传到血管的冲动减少,从而使心率减慢,心肌收缩力减弱,心输出量减少;同时,由交感缩血管神经传至血管平滑肌的冲动减少,血管舒张,外周阻力减小,最终血压下降。因此,这一反射又称窦弓减压反射。反之,当血压降低时,通过窦神经和主动脉神经传给心血管中枢的冲动减少,使心交感中枢和交感缩血管中枢兴奋,心迷走中枢抑制,最终血压回升。

减压反射是动脉血压的一种双向性负反馈调节机制,其生理意义在于当心输出量、血量及外周血管阻力发生突然变化的情况下,保持动脉血压的相对稳定,其调节范围大约为 $60 \sim 180 mmHg$。此外,减压反射对缓慢变化的血压或持续性高血压不敏感。

2. 颈动脉体和主动脉体化学感受性反射

在颈总动脉分为颈内、颈外动脉的分叉处、肺动脉与主动脉弓之间的血管壁外存在一些感受器,称为颈动脉体和主动脉体化学感受器,它们能感受血液中 CO_2 分压升高、

O_2分压过低和H^+浓度过高等化学成分的变化,故称为化学感受器。颈动脉体和主动脉体受到刺激后,产生神经冲动,信号分别经窦神经和迷走神经上行传至延髓孤束核,换神经元后传入延髓呼吸中枢和心血管中枢,一方面使呼吸中枢兴奋,反射性地引起呼吸加深加快;另一方面使交感缩血管中枢紧张性增强,使皮肤、骨骼肌和内脏等血管收缩,外周阻力增大,动脉血压升高。

在正常生理状态下,颈动脉体和主动脉体化学感受性反射对心血管活动调节作用并不明显,主要是调节呼吸运动。只有在机体发生低氧、窒息、失血、动脉血压低于60mmHg和酸中毒等情况下才起调节作用。因此,化学感受性反射主要参与应急状态时的微循环功能调节。

二、体液调节

心血管活动的体液调节是指机体血液和组织液中的某些化学物质对心肌和血管平滑肌舒缩活动的调节作用,包括全身性体液调节和局部性体液调节。

(一)肾素-血管紧张素系统

肾素-血管紧张素系统是人体重要的体液调节系统,广泛存在于心肌、血管平滑肌、骨骼肌以及脂肪等多种器官组织中,共同参与对靶器官的调节。肾素是由肾脏球旁细胞分泌的一种酸性蛋白水解酶,进入血液后,将血浆中由肝脏产生的血管紧张素原水解成血管紧张素Ⅰ(10肽),血管紧张素Ⅰ在血管紧张素转换酶的作用下水解成血管紧张素Ⅱ(8肽),血管紧张素Ⅱ又可被血浆和组织中的血管紧张素酶A水解成血管紧张素Ⅲ(7肽)。

血管紧张素中最重要的是血管紧张素Ⅱ,血管紧张素Ⅱ最重要的作用是升高血压。血管紧张素Ⅱ能广泛强烈地收缩血管,动静脉均可收缩,外周阻力增大而升高血压。血管紧张素Ⅱ和血管紧张素Ⅲ均能使肾上腺皮质球状带分泌醛固酮,醛固酮可促进肾小管重吸收钠和排除钾,起保钠、保水和排钾的作用,从而引起微循环血量增多,血压升高。由于肾素、血管紧张素和醛固酮之间功能上相连续而且密切相关,因此称此为肾素-血管紧张素-醛固酮系统。

在正常情况下,肾素分泌很少,而且很快被酶所破坏,故对血压调节所起的作用不大。但当大量失血、严重脱水等各种原因引起肾血流灌注减少时,肾素分泌就会增多。血浆中肾素的增加,通过肾素-血管紧张素-醛固酮系统的作用,对血压和血容量起着重要的调节作用。

(二)肾上腺素和去甲肾上腺素

循环血液中的肾上腺素和去甲肾上腺素主要来自肾上腺髓质的分泌,都属于儿茶酚胺类化合物。

血液中的肾上腺素和去甲肾上腺素对心脏和血管的作用具有许多共同点,但又各具特点和优势,这主要取决于不同的肾上腺素受体结合的能力不同以及心血管上相应受体分布的类型和密度。肾上腺素受体可分为α肾上腺素受体和β肾上腺素受体。肾上腺素可以激动α肾上腺素受体和β肾上腺素受体，但对β肾上腺素受体作用更强。在心脏，肾上腺素与心肌的$β_1$受体结合后，使传导速度加快，心肌收缩力加强，心输出量增加。在血管上，肾上腺素的作用取决于血管平滑肌上α和β受体的分布情况。小剂量肾上腺素主要作用于血管平滑肌的β受体，引起血管舒张。大剂量肾上腺素，血管平滑肌上的α受体兴奋占优势，故引起血管收缩，血压升高。静脉注射肾上腺素可见血液循环的外周阻力下降。因肾上腺素有明显的强心作用，表现为心率加快，心肌收缩力加强，心输出量增加，故临床常作为强心急救药物。

去甲肾上腺素主要激动α受体，对心脏$β_1$受体作用弱，对$β_2$受体无作用。因而，去甲肾上腺素可使全身器官的血管广泛收缩，动脉血压升高，对心脏则有弱的正性作用，但在完整机体中，注射去甲肾上腺素后，血压急剧升高，反射性兴奋迷走神经，使心率减慢。在临床上，去甲肾上腺素常用作升压药。

（三）血管升压素

血管升压素又称抗利尿激素，是由下丘脑视上核和室旁核神经元合成的一种9肽激素，储存于神经垂体中，当机体活动需要时释放入血液循环。血管升压素能促使肾小管和集合管对水的重吸收增加，引起尿量减少。但在生理情况下，血浆中升压素浓度升高时最先表现出抗利尿效应，血管升压素不参与对血压的调节。当大失血等情况下，由于循环血量减少，只有大剂量升压素直接作用于血管，使血管收缩，才引起血压升高。

（四）心房钠尿肽

心房钠尿肽又称为心钠素，主要由心房肌细胞合成和释放的一类多肽，其受体是细胞膜中的一种鸟苷酸环化酶。心房钠尿肽可使血管平滑肌舒张，血压下降，还有强烈的利尿排钠作用。当血容量增加和血压升高时，可使心房肌释放心房钠尿肽，引起利尿和排钠效应。

（五）激肽释放酶－激肽系统

激肽是一类具有舒张血管作用的多肽，激肽主要包括缓激肽和血管舒张素。激肽是由血浆中的激肽原经激肽释放酶水解而来。激肽具有强烈的舒张血管作用，可使局部血流量增加，并能使毛细血管的通透性增高。组织损伤、抗原抗体反应、炎症等病理情况均可激活激肽原，并进一步产生激肽物质，使局部血管舒张，通透性增加，组织液生成多，导致局部水肿，且由于激肽对神经末梢的强烈刺激作用，产生局部红、肿、热、痛等炎症反应。

（六）组胺

组胺是由组氨酸在脱羧酶的作用下产生的胺类物质，广泛存在于各种组织中，尤其是皮肤、肺和肠黏膜的肥大细胞中含有大量的组胺。当组织受到机械、温度、化学的刺激，局部产生炎症或损伤以及抗原抗体反应中，组胺可大量释放出来，在局部发挥作用。组胺有强烈的舒张血管的作用，并能使毛细血管和微静脉的管壁通透性增加，血浆漏入组织，形成局部组织水肿。

（七）前列腺素

前列腺素是一族二十碳不饱和脂肪酸，其最主要的前体物质是花生四烯酸。全身各部位的组织细胞几乎都含有生成前列腺素的前体和酶，但由于所含酶的差异而产生多种类型的前列腺素物质。不同类型前列腺素的作用是不同的。其中PGE_2主要由肾脏产生，具有强烈的舒血管作用，参与血压稳态调节；PGF_2具有缩血管作用。

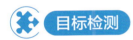

1. 心血管系统包括心、动脉、毛细血管和静脉。
2. 心内部有四个腔：左心房、左心室、右心房和右心室。
3. 淋巴管道是心血管系统的辅助管道。
4. 血液循环分为相互衔接、同步进行的体循环和肺循环两部分，二者通过房室口相通。
5. 心瓣膜为风湿性心脏病易侵犯的部位。
6. 窦房结是心的正常起搏点。房室结是最重要的次级起搏点。
7. 毛细血管是血液与组织液之间进行物质交换的最重要场所。
8. 体循环的静脉可分为上腔静脉系、下腔静脉系和心静脉系三个。
9. 心肌细胞具有兴奋性、传导性、自律性和收缩性四种基本生理特性。

目标检测

答案

（一）单选题

1. 脉管系统的构成（　　）
   A. 心血管系统和淋巴系统组成　　B. 心、动脉、毛细血管和静脉
   C. 心、血管系统和淋巴器官　　　D. 心、动脉、静脉和淋巴导管
2. 体循环起于（　　）
   A. 左心室　　　B. 右心室　　　C. 右心房　　　D. 左心房
3. 心脏收缩射血期瓣膜的状态是（　　）
   A. 主动脉瓣、肺动脉瓣开放　　B. 二尖瓣、三尖瓣开放
   C. 主动脉瓣开放，肺动脉瓣关闭　　D. 二尖瓣关闭、三尖瓣开放
4. 主动脉弓发出的分支由右向左依次是（　　）
   A. 头臂干、右颈总动脉和右锁骨下动脉
   B. 右锁骨下动脉、右颈总动脉和头臂干
   C. 头臂干、右颈总动脉和左锁骨下动脉
   D. 头臂干、左颈总动脉和左锁骨下动脉

5.以下哪项不是心肌的生理特性（ ）
    A.自动节律性   B.兴奋性   C.传导性   D.舒张性
6.形成心室肌动作电位平台期的离子流包括（ ）
    A.Na^+内流，K^+内流
    B.Ca^{2+}内流，K^+外流
    C.K^+内流，Ca^{2+}外流
    D.Ca^{2+}、Na^+内流，K^+外流
7.房室延搁的生理意义是（ ）
    A.使心室肌动作电位幅度增加
    B.使心肌有效不应期延长
    C.使心室肌不会产生完全强直收缩
    D.使心房和心室不会同时收缩
8.以下关于心动周期的论述，哪项是错误的是（ ）
    A.心房开始收缩，作为一个心动周期的开始
    B.通常心动周期是指心室的活动周期而言
    C.舒张期大于收缩期
    D.房室有共同收缩的时期
9.第一心音的产生主要是由于（ ）
    A.半月瓣关闭   B.半月瓣开放
    C.房室瓣开放   D.房室瓣关闭
10.下列关于正常心电图的描述哪项是错误的是（ ）
    A.P波代表两心房去极
    B.QRS波代表两心室去极
    C.QRS三个波可见于心电图各个导联
    D.P-R间期延长说明房室传导阻滞

（二）多选题

1.影响心输出量的因素（ ）
    A.静脉回心血量   B.心率
    C.血压   D.外周阻力
    E.心肌收缩能力
2.右淋巴导管主要收集哪几条淋巴干的淋巴液（ ）
    A.右半头颈部的淋巴   B.右半胸部的淋巴
    C.右上肢的淋巴   D.左上肢的淋巴
    E.左半胸部的淋巴
3.心肌的工作细胞具有（ ）
    A.兴奋性   B.传导性   C.收缩性
    D.自律性   E.收缩时有"全或无"现象

4. 主动脉弓的分支有（　　）
   A. 头臂干　　　　B. 左颈总动脉　　C. 右颈总动脉
   D. 右锁骨下动脉　E. 左锁骨下动脉
5. 属心传导系的有（　　）
   A. 窦房结　　　　B. 房室结　　　　C. 房室束
   D. 浦肯野纤维　　E. 心肌纤维

（三）简答题

1. 简述淋巴系统的组成与功能。
2. 简述影响动脉血压的因素。
3. 简述心血管活动的体液调节。

第六章　习题库

第七章 呼吸系统

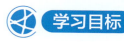

知识目标

    1.掌握呼吸系统的组成与功能；肺的形态、位置及微细结构；呼吸运动、肺泡通气量、肺活量的概念；呼吸的基本过程；胸膜腔内压；肺通气的弹性阻力；表面活性物质及作用；肺换气的影响因素；氧的运输形式。

    2.熟悉上、下呼吸道的概念；鼻旁窦的位置与交通；喉的位置、分部与结构；肺通气的结构；肺通气功能的评价；气体交换原理；二氧化碳的运输形式；呼吸的化学反射性调节。

    3.了解鼻腔的分部与各部的结构特点；肺内支气管和支气管肺段的概念；胸膜的概念；纵隔的分区与内容；呼吸中枢；肺牵张反射。

技能目标   学会辨识肺的形态与位置，了解胸廓的变化与人体呼吸的关系。

素养目标   具备保护环境、净化空气的意识，具有拒绝吸烟、珍爱生命的素养及宣教意识。

第一节 呼吸系统的结构

数字资源7
呼吸系统的结构

    呼吸系统由呼吸道和肺组成，呼吸道是传送气体的管道，包括鼻、咽、喉、气管和左右主支气管（图7-1）。临床上将鼻、咽、喉称上呼吸道，气管和各级支气管称下呼吸道。肺是进行气体交换的器官。呼吸系统的主要功能是进行气体交换。

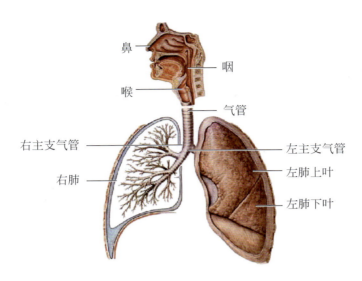

图7-1 呼吸系统概观

一、呼吸道

（一）鼻

鼻是呼吸道的起始部，既是气体的通道，又是嗅觉器官。鼻分外鼻、鼻腔和鼻旁窦。

1. 外鼻

外鼻以骨和软骨为支架，表面被覆皮肤。外鼻自上而下分为鼻根、鼻背和鼻尖。鼻尖两侧的膨隆部为鼻翼。外鼻下端有一对鼻孔。

2. 鼻腔

鼻腔位于颅底的下方，硬腭的上方。以骨和软骨为支架，内面衬以黏膜。鼻腔被鼻中隔分成左、右两腔，向前经鼻孔与外界相通，向后经鼻后孔通鼻咽。每侧鼻腔的前下部称鼻前庭，内面生有鼻毛，有过滤和净化空气的作用。其余部分称固有鼻腔。具有温暖、湿润空气和嗅觉的功能。

鼻腔外侧壁上有上、中、下三个鼻甲，各鼻甲的下方分别有上、中、下鼻道。

3. 鼻旁窦

鼻旁窦又称副鼻窦，由骨性鼻旁窦衬以黏膜构成，包括上颌窦、筛窦、额窦和蝶窦各一对，均开口于鼻腔。各窦内衬的黏膜与鼻黏膜相连续，故鼻黏膜发炎时可能蔓延到鼻旁窦，引起鼻窦炎。鼻旁窦有温暖、湿润空气及对发音产生共鸣的作用。

知识链接

鼻炎与鼻窦炎

鼻炎是鼻腔黏膜的炎症，通常由病毒、细菌或各种过敏原引起。鼻炎引起鼻黏膜水肿，可导致鼻腔阻塞性通气困难。黏膜分泌过多会出现流涕以及返吸（即将鼻腔黏液向后吸入咽，然后经口腔排出）。鼻窦炎是鼻窦黏膜的非特异性炎症，常继发于上呼吸道感染或急性鼻炎。异物、病菌等的侵入也可使鼻旁窦黏膜受到感染，形成鼻窦炎。

（二）咽

见消化系统。

（三）喉

喉既是呼吸器官，又是发音器官。

1.喉的位置

喉位于颈前部，喉咽的前方，相当于第5～6颈椎的高度。上续于咽，下接气管，两侧与甲状腺、颈部大血管和神经相邻。喉随吞咽和发音上、下移动。

2.喉的结构

喉由喉软骨连成支架，周围附有喉肌，内面衬以黏膜。喉的内腔称喉腔，喉腔的入口称喉口。

（1）**喉软骨** 包括不成对甲状软骨、环状软骨、会厌软骨和成对杓状软骨。

（2）**喉黏膜** 衬贴于喉腔的内面。在喉腔中部的两侧壁上，形成上、下两对矢状位的皱襞，上方的一对称前庭襞，下方的一对称声襞。声襞由喉黏膜被覆声韧带构成，是发音的重要结构。两侧前庭襞之间的裂隙称前庭裂。两侧声襞之间的裂隙称为声门裂，是喉腔最狭窄的部位。

（3）**喉肌** 是细小的骨骼肌，附于喉软骨。喉肌的舒缩使声襞紧张或松弛，声门裂开大或缩小，从而调节音调的高低和声音的强弱。

（四）气管和主支气管

气管由14～17块呈"C"形的气管软骨连接而成。上端连于环状软骨，沿食管前面下行，经胸廓上口入胸腔，在胸骨角平面分为左、右主支气管，分别经左、右肺门入肺。左主支气管细而长，行走方向较水平。右主支气管粗而短，行走方向近乎垂直，气管内的异物和细菌较易入右主支气管。

二、肺

（一）肺的位置和形态

肺位于胸腔内，纵隔的两侧，左、右各一。肺表面光滑，质地柔软，富有弹性，呈海绵状（图7-1）。初生儿的肺呈淡红色；成年人的肺，因吸入空气中的尘埃不断沉积，呈暗灰色甚至蓝黑色。

肺的外形似半圆锥体，其上端钝圆称肺尖，突入颈根部；下面凹陷邻膈称肺底或膈面，肺与肋和肋间肌相贴的面隆凸，称肋面。肺朝向纵隔的面称内侧面，此面近中央处凹陷称肺门，是主支气管、肺动脉、肺静脉、淋巴管和神经等进出肺的部位。

左肺狭长，被斜裂分为上、下两叶。右肺粗短，被斜裂和水平裂分为上、中、下3叶。

（二）肺的微细结构

肺由实质和间质两部分构成。肺的实质即肺内各级支气管和肺泡，肺的间质为结缔组织、血管、淋巴管和神经等。

根据功能的不同，肺的实质分为导气部和呼吸部。

1. 导气部

导气部包括肺叶支气管、肺段支气管、小支气管、细支气管和终末细支气管，管壁无肺泡，无气体交换功能。

细支气管及其各级分支和所属的肺泡称肺小叶。肺小叶呈锥体形，其尖朝向肺门，底朝肺的表面。小叶性肺炎即肺小叶的炎症。

2. 呼吸部

呼吸部由呼吸性细支气管、肺泡管、肺泡囊和肺泡构成。有气体交换的功能。

肺泡呈多面形或圆形的囊泡，开口于肺泡囊、肺泡管或呼吸性细支气管，是进行气体交换的场所。肺泡壁极薄，由肺泡上皮及其基膜构成。

肺泡上皮细胞有两种类型：Ⅰ型肺泡细胞数量少，覆盖面广，呈扁平形，核扁椭圆形，是肺进行气体交换的部位，主要参与气-血屏障的组成；Ⅱ型肺泡细胞数量多，呈圆形或立方形，嵌于Ⅰ型肺泡细胞之间，能分泌磷脂、蛋白质及糖胺多糖等表面活性物质，具有降低肺泡表面张力、稳定肺泡直径的作用。

相邻肺泡之间的薄层结缔组织称肺泡隔，其内含有毛细血管、弹性纤维和肺巨噬细胞。弹性纤维有助于肺泡在呼气时弹性回缩，肺巨噬细胞具有活跃的吞噬功能，吞噬大量尘粒的肺巨噬细胞改称尘细胞。

呼吸膜又称气-血屏障，是指肺泡与血液之间进行气体交换必须经过的膜，包括肺泡表面活性物质层、Ⅰ型肺泡细胞及其基膜、薄层结缔组织、毛细血管基膜及内皮。

三、胸膜和纵隔

（一）胸膜

胸膜是贴于胸壁内面、膈上面、纵隔两侧面以及覆盖在肺表面的一层浆膜。贴于胸壁内面、膈上面和纵隔两侧面的称壁胸膜，覆盖在肺表面并伸入斜裂和右肺水平裂的称脏胸膜。壁胸膜按其贴附部位的不同，分别称为肋胸膜（贴于胸壁内面）、膈胸膜（贴于膈上面）、纵隔胸膜（贴于纵隔两侧）和胸膜顶（覆于肺尖上方）。

壁胸膜与脏胸膜互相移行，围成密闭的胸膜腔。胸膜腔左、右各一，互不相通。

胸膜腔内含少量浆液，呼吸时可减少脏、壁胸膜之间的摩擦。胸膜腔内的压力为负压，使脏胸膜与壁胸膜紧密相贴，故胸膜腔是潜在性的腔隙。

在肋胸膜与膈胸膜的转折处，形成半环形的肋膈隐窝。肋膈隐窝是胸膜腔的最低部位，当胸膜腔积液时，易聚集于此。

（二）纵隔

纵隔是两侧纵隔胸膜之间的所有器官、结构、组织的总称。前界是胸骨，后界为脊柱胸段，上至胸廓上口，下达膈。纵隔内主要有心、出入心的大血管、胸腺、气管和左右主支气管、食管、胸导管及神经等结构。

第二节 呼 吸

呼吸是人体与外界环境间的气体交换过程。通过呼吸，机体不断从外界摄取氧气，排出代谢产生的二氧化碳，同时参与调节机体的酸碱平衡。机体呼吸的全过程包括外呼吸、气体在血液中的运输和内呼吸3个环节，其中外呼吸又包括肺通气和肺换气过程，肺通气是指肺与外界环境之间的气体交换过程，肺换气是指肺泡与肺毛细血管之间的气体交换过程；内呼吸也称组织换气，是血液与组织细胞之间的气体交换过程（图7-2）。因此，呼吸过程需要呼吸系统和循环系统的协调配合才能实现，同时受到神经和体液因素的调节。以上任一环节发生障碍，都会引起组织细胞缺氧和（或）二氧化碳蓄积，影响人体新陈代谢的正常进行，甚至危及生命。

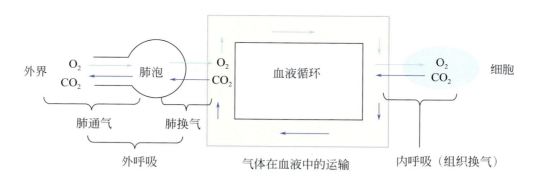

图7-2 呼吸全过程示意图

一、肺通气

肺通气是肺与外界之间的气体交换。实现肺通气的结构是呼吸道、肺、胸廓、胸膜腔等。气体进入肺取决于两种力的相互作用：推动气体流动的力（动力）与阻止气体流动的力（阻力），只有动力克服阻力才能实现肺通气。

（一）肺通气的动力

肺通气的直接动力来自肺泡内的压力（即肺内压）与大气压之差。通常大气压是相对恒定的，所以只能通过改变肺内气压来实现肺通气。肺内气压的变化取决于肺舒缩所引起的肺容积的变化，肺本身无收缩、舒张的能力，其容积大小依赖于胸廓容积的改变。由于胸膜腔内压的存在，胸廓运动会牵拉肺，使肺的容积发生改变。在呼吸过程中，由呼吸肌舒缩引起的胸廓有节律地扩大和缩小，称为呼吸运动。综上可见，肺通气的直接动力是肺内压与大气压之间的压力差，原动力是呼吸运动。

1.呼吸运动

呼吸运动包括吸气运动和呼气运动。

（1）**吸气运动** 平静呼吸时，吸气运动主要由吸气肌（包括膈肌和肋间外肌）收缩引起。当膈肌收缩时，穹窿部下降、胸腔的上下径增大；当肋间外肌收缩时，胸廓向上向外运动，胸腔前后径和左右径均增大。由于膈肌和肋间外肌的收缩，引起胸腔容积增大和肺容积增大，肺内压降低，当低于大气压时，气体进入肺内，产生吸气运动。

（2）**呼气运动** 平静呼吸时，呼气运动是由吸气肌的舒张引起的。膈肌和肋间外肌舒张时，使胸腔上下径、左右径、前后径缩小，肺容积缩小，肺内压升高，当高于大气压时，气体出肺，产生呼气运动。

（3）**呼吸运动的形式** 根据呼吸运动的深度和参与呼吸的主要呼吸肌的不同，将呼吸运动分为以下类型。① 平静呼吸和用力呼吸：平静呼吸是指机体在安静状态下，平稳而均匀的自然呼吸，呼吸频率为12～18次/min。主要由膈肌和肋间外肌有节律地收缩和舒张引起，其中吸气是主动过程，而呼气是被动过程。用力呼吸是加深加快的呼吸形式，也称为深呼吸。用力呼吸时，吸气和呼气都是主动过程，消耗的能量也更多。② 腹式呼吸和胸式呼吸：腹式呼吸是以膈肌舒缩为主引起的呼吸运动，腹壁起伏明显。胸式呼吸是以肋间外肌舒缩为主引起的呼吸运动，胸廓运动明显。正常成人多为混合式呼吸，婴儿由于胸廓发育尚未成熟，故以腹式呼吸为主。

2.肺内压

肺内压是指肺泡内的压力。在呼吸运动中，肺内压随胸腔容积的变化而呈现周期性波动。平静吸气初，肺容积随着胸廓的扩张而增大，肺内压逐渐下降，通常肺内压低于大气压1～2mmHg，在此压力差推动下外界大气流入肺泡，肺内压开始逐渐升高，至吸气末，肺内压与大气压相等，气流停止。平静呼气初，肺容积随着胸廓的缩小而减小，肺内压逐渐升高，肺内压高于大气压1～2mmHg，肺泡内气体经呼吸道流出体外，肺内压逐渐降低，至呼气末，肺内压又与大气压相等，气流停止。

由此可见，肺内压在呼吸运动中呈现周期性变化，与大气压之间形成了压力差，这一压差成为肺通气的直接动力。临床上采用的人工呼吸就是根据肺通气的原理，通过正压或负压通气法，造成肺内压与大气压之间的压力差，从而推动气体进出肺，促进呼吸暂停的患者恢复自主呼吸。

3.胸膜腔内压

（1）胸膜腔内压及其测定 胸膜腔内的压力称为胸膜腔内压，简称胸内压。动物实验中，一般采用直接法测量胸内压，将与检压计相连的注射针头刺入胸膜腔内，检压计的液面即可直接指示胸膜腔内的压力。在平静呼吸过程中，胸膜腔内压始终低于大气压，因而称为胸膜腔负压。

（2）胸膜腔内压的形成机制 由于两层胸膜紧紧相贴，肺受到胸廓的被动牵拉处于扩张状态；同时，其弹性组织有回缩倾向，产生肺回缩压力。胸膜腔内压=肺内压-肺回缩压，在吸气末或呼气末，肺内压与大气压相等，若把大气压看作零，此时胸膜腔内压=-肺回缩压。

胸膜腔内压由肺回缩压决定的，随呼吸运动过程发生变化。平静呼吸时，吸气末胸膜腔内压约为-10～-5mmHg；呼气末胸膜腔内压约为-5～-3mmHg。最大吸气时，胸膜腔内压可达-30mmHg；最大呼气时，胸膜腔内压约-1mmHg。当声门紧闭用力呼气时，胸膜腔内压可达到110mmHg。

（3）胸膜腔负压的生理意义 ① 可以维持肺处于扩张状态，并使肺能随胸廓的运动而舒缩，保证肺通气顺利进行。② 胸膜腔负压作用于胸腔内的腔静脉和胸导管等，促进静脉血和淋巴液的回流。

胸膜腔的密闭性是胸内负压的前提，当胸膜受损时，气体将顺压力差进入胸膜腔造成气胸。此时胸膜腔负压减小，甚至消失，造成肺不张，影响呼吸功能，也会阻碍静脉血和淋巴液的回流，导致血液循环障碍，重者可危及生命。

综上所述，肺通气的原动力来自呼吸肌舒缩引起的呼吸运动，直接动力是肺与外界大气间的压力差，胸膜腔负压的存在是原动力转化为直接动力的关键。

（二）肺通气的阻力

肺通气的阻力包括弹性阻力和非弹性阻力。正常情况下，弹性阻力约占总通气阻力的70%，非弹性阻力约占总通气阻力的30%。

1.弹性阻力

肺和胸廓都是弹性组织，当呼吸运动改变其容积时都会产生弹性阻力，二者之和为肺通气的总弹性阻力。

（1）肺的弹性阻力 肺弹性阻力来自两个方面。一是肺弹性纤维产生的弹性回缩力，约占肺弹性阻力的1/3。肺扩张时，弹性纤维被牵拉而倾向于回缩。在一定范围内，肺扩张越大，弹性回缩力和弹性阻力也越大。二是肺泡表面张力，约占肺弹性阻力的2/3。

由于在肺泡内表面覆盖的薄层表面活性物质与肺泡内气体之间形成液-气界面，此处液体分子之间的吸收力有使液体表面尽量缩小的倾向，称为表面张力。表面张力的合力指向肺泡中心，使肺泡趋于缩小，成为肺泡扩张的阻力。

表面活性物质具有重要的生理功能。① 降低吸气阻力，减小吸气做功。② 维持大小肺泡的稳定性。表面活性物质的密度随肺泡半径的大小而改变，小肺泡内密度大，表面张力降低的幅度大，防止小肺泡塌陷；大肺泡内密度小，表面张力的降低幅度小，防止大肺泡膨胀破裂。③ 表面活性物质减少表面张力对肺泡间质液体的抽吸作用，减少肺泡内液体积聚，防止肺水肿的发生。

（2）胸廓的弹性阻力 胸廓弹性阻力的方向与胸廓所处的位置有关。胸廓处于自然位置时（相当于平静吸气末），胸廓无变形，不存在弹性阻力；胸廓大于其自然位置时（相当于深吸气时），胸廓被牵引扩张，其弹性阻力向内，是吸气的阻力，呼气的动力；胸廓小于其自然位置时（如平静呼气或深呼气时），胸廓被牵引缩小，其弹性阻力向外，是吸气的动力，呼气的阻力。

（3）肺和胸廓的顺应性 弹性阻力的大小可以用顺应性来衡量。顺应性是指在外力作用下，弹性阻力可扩张的难易程度。顺应性与弹性阻力成反比，即弹性阻力大时，顺应性小，不易扩张；弹性阻力小时，顺应性大，容易扩张。

2.非弹性阻力

非弹性阻力包括气道阻力、惯性阻力和黏滞阻力，其中惯性阻力和黏滞阻力在正常情况下可以忽略不计。气道阻力是气体流经呼吸道时，气体分子间及气体分子与气道管壁之间的摩擦力，约占非弹性阻力的80%～90%。

影响气道阻力的因素主要包括气流速度、气流形式和气道口径等。气流速度快、气流呈湍流（如气道内黏液、渗出或异物等引起的狭窄）、气道口径减小等都使气道阻力增大。其中气道口径是影响气道阻力的最主要因素。气道口径大小主要由呼吸道平滑肌的舒缩活动决定。呼吸道平滑肌受到自主神经和体液因素的调节。交感神经兴奋，节后纤维释放去甲肾上腺素，作用于平滑肌上的β_2受体，使平滑肌舒张，气道口径增大，气道阻力减小；副交感神经兴奋，节后纤维释放乙酰胆碱，作用于平滑肌上的M受体，使平滑肌收缩，气道口径减小，气道阻力增加。体液中的化学因素如儿茶酚胺可使气道平滑肌舒张，气道阻力降低；肥大细胞释放的组胺、白三烯等过敏介质，气道上皮合成释放的内皮素等，会引起支气管平滑肌收缩。

健康人平静呼吸时，大气道特别是主支气管以上的气道（鼻、咽、喉、气管）是产生气道阻力的主要部位，约占总气道阻力的80%～90%。发生于细支气道（气道口径<2mm）的约占总气道阻力的10%。当小气道平滑肌收缩时，可使气道阻力显著增大。

（三）肺通气功能的评价

1.肺容积

肺容积指肺内气体的容积。基本肺容积包括潮气量、补吸气量、补呼气量和余气量，它们之间互不重叠（图7-3）。

（1）潮气量 每次呼吸时吸入或呼出的气体量，正常成人为400～600mL，平均约500mL。

（2）补吸气量 平静吸气后，再尽力吸气所能吸入的气体量，正常成人为1500～2000mL。

（3）补呼气量 平静呼气末，再尽力呼气所能呼出的气体量，正常成人为900～1200mL。

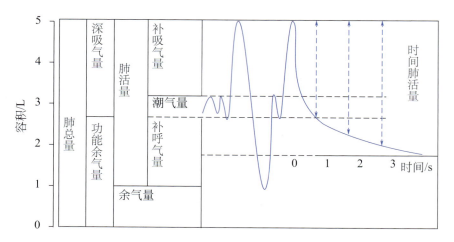

图7-3 基本肺容积和肺容量示意图

（4）余气量 最大呼气末仍留在肺内而不能呼出的气体量，也称残气量。正常成人为1000～1500mL。

2.肺容量

肺容量为肺容积中两项或两项以上的联合气体量。包括深吸气量、功能余气量、肺活量和肺总量等（图7-3）。

（1）深吸气量 平静呼气末做深吸气所能吸入的最大气体量。相当于潮气量和补吸气量之和，是衡量肺最大通气潜力的指标。当呼吸肌、胸廓、胸膜和肺组织等发生病变时，会导致深吸气量减小而降低肺的最大通气潜力。

（2）功能余气量 平静呼气末尚存在肺内的气体量。相当于余气量和补呼气量之和，正常成人约2500mL。功能余气量的生理意义在于缓冲肺泡气体分压的变化幅度，使呼吸过程肺泡PO_2和PCO_2相对稳定，有利于气体交换。

（3）肺活量 肺活量是尽力深吸气后，再尽力呼气，所能呼出的最大气体量。相当于潮气量、补吸气量和补呼气量之和，正常成年男性平均约3500mL，女性约2500mL。肺活量个体差异较大，与年龄、性别、体位、呼吸肌强弱等有关。肺活量反映一次肺通气的最大能力，可作为评价静态肺通气功能的重要指标。由于肺活量没有限制呼气时间，对于肺弹性降低或气道狭窄的患者，其肺活量仍在正常范围。

（4）用力肺活量和用力呼气量 为充分反映肺的弹性与气道的通畅程度，提出了用力肺活量，即尽力深吸气后，再尽力尽快呼气，所能呼出的最大气体量。正常略小于不受时间限制条件下测得的肺活量。用力呼气量是在测定用力肺活量的基础上，再分别测定第1、2、3秒末呼出的气体量占用力肺活量的百分数，也称为时间肺活量。正常成人第1、2、3秒末的时间肺活量分别为83%、96%、99%。其中第1秒用力呼气量最具有临床意义。肺弹性降低或阻塞性呼吸系统疾病，用力呼气量可显著降低。用力呼气量是衡量肺通气功能的较理想指标。

（5）肺总量 指肺所能容纳的最大气体量。等于肺活量与余气量之和，正常成年男性约5000mL，女性约3500mL。肺总量的大小与身材、性别、年龄、体育锻炼和体位等因素有关。

3. 肺通气量与肺泡通气量

（1）**肺通气量** 指每分钟吸入或呼出的气体量，肺通气量=潮气量×呼吸频率。成人肺通气量为6～9L/min。

（2）**肺泡通气量** 每次吸入的气体并不是全部都能到达肺泡进行气体交换，一部分留在鼻或口至终末细支气管之间的呼吸道内，不参与气体交换功能。这部分气体容积称解剖无效腔气量，其容积为150mL。肺泡通气量是指每分钟吸入肺泡的新鲜空气量，即能与血液进行气体交换的气量。肺泡通气量=（潮气量−无效腔气量）×呼吸频率。平静呼吸时，潮气量为0.5L，无效腔为0.15L，呼吸频率12次/min，肺泡通气量约为4.2L/min，相当于肺通气量70%。

当潮气量加倍而呼吸频率减半，或潮气量减半而呼吸频率加倍时，肺通气量虽然不变，但肺泡通气量却变化明显（表7-1）。从气体更新的角度考虑，适度的深而慢的呼吸比浅而快的呼吸更有助于提高肺通气效率，也更有利于气体交换。

表7-1 不同呼吸形式对肺通气量和肺泡通气量的影响

呼吸形式	潮气量/mL	呼吸频率/（次/min）	肺通气量/（mL/min）	肺泡通气量/（mL/min）
平静呼吸	500	16	8000	5600
浅快呼吸	250	32	8000	3200
深慢呼吸	1000	8	8000	6800

二、气体在血液中的运输

经肺换气进入血液的O_2，需要经血液循环运送到各组织细胞；经组织换气进入血液的CO_2，需血液循环运送到肺泡被呼出体外。气体在血液中的运输是沟通外呼吸和内呼吸的中间环节。血液中O_2和CO_2以两种形式进行运输，即物理溶解和化学结合。物理溶解的气体量少，却十分重要。因为气体首先要溶于血液，提高血液中的气体分压，才能进行化学结合；结合状态的气体也要分解成溶解状态才逸出血液。化学结合是O_2与CO_2运输的主要形式。

（一）氧的运输

1. 物理溶解

血液中物理溶解的O_2仅占血液中O_2总含量的1.5%，主要取决于PO_2的高低。

2. 化学结合

血液中的O_2绝大部分与红细胞中的血红蛋白（Hb）结合，以氧合血红蛋白（HbO_2）形式运输，占血液中O_2总含量的98.5%。血红蛋白分子由1个珠蛋白和4个血红素构成。每个血红素含有一个Fe^{2+}，Fe^{2+}与O_2结合，形成氧合血红蛋白（HbO_2），没有结合O_2的

Hb称为去氧血红蛋白。Hb与O_2结合，有下列特征。① Hb与O_2的结合迅速可逆，解离也快，不需要酶的催化，只受PO_2的影响。② 血红蛋白中的Fe^{2+}与O_2结合后仍是二价铁，所以此结合反应是氧合反应，而不是氧化反应。如果Fe^{2+}被氧化成Fe^{3+}，就失去了携带氧的能力，如遗传性高铁血红蛋白血症患者或亚硝酸盐中毒患者，都会出现胸闷、呼吸困难等缺氧的症状。亚甲蓝可以将高铁血红蛋白还原为带二价铁的正常血红蛋白，对亚硝酸盐中毒有一定解救作用。③ 1分子Hb最多可结合4分子O_2。Hb的相对分子量为64000～67000，1gHb可结合1.34～1.39mL O_2。100mL血液中Hb所能结合的最大O_2量称为Hb的氧容量；而100mL血液中Hb实际结合的O_2量称为Hb的氧含量。Hb氧含量占氧容量的百分比称为Hb氧饱和度。

通常情况下，溶解的O_2很少，可忽略不计。因此，通常把Hb氧容量、Hb氧含量和Hb氧饱和度视为血氧容量、血氧含量和血氧饱和度。

HbO_2呈鲜红色，去氧Hb呈蓝紫色，动脉血中HbO_2含量高，颜色鲜红；而静脉血中去氧Hb较多，颜色暗红。如果毛细血管床去氧Hb含量达到50g/L以上时，则皮肤、黏膜、甲床等部位可呈青紫色，称发绀。发绀一般可作为缺O_2的标志，但并非绝对。例如一些严重贫血的患者，由于Hb含量明显减少，去氧Hb达不到50g/L，故不出现发绀，但缺氧严重；常年生活在高原地区的人，由于红细胞适应性增多，去氧Hb可达50g/L以上，有发绀表现，但不缺氧。另外，一氧化碳中毒时，患者虽有严重缺O_2，去氧Hb并未增多，因此不出现发绀，但皮肤、黏膜呈现特有的樱桃红色。

知识链接

CO中毒

CO中毒俗称煤气中毒，引起组织缺氧的原因如下。① CO和O_2与Hb结合的位点相同，且CO与Hb的亲和力约为O_2的250倍，由于存在竞争性抑制，当发生CO中毒时，大量CO与Hb结合形成一氧化碳血红蛋白（HbCO），使血红蛋白失去与O_2结合的能力。② CO与Hb分子中的某血红素结合后，将增加其余三个血红素对O_2的亲和力，妨碍O_2的释放，因此更加重了组织的缺氧。

（二）二氧化碳的运输

1. 物理溶解

正常情况下，CO_2在血浆的溶解度比O_2大，约占血液中CO_2总含量的5%。

2. 化学结合

血液中以化学结合形式运输的CO_2约占CO_2总含量的95%，主要包括碳酸氢盐和氨基甲酸血红蛋白两种形式，反应在红细胞内进行。

（1）**碳酸氢盐形式**　以碳酸氢盐形式存在的CO_2约占总量的88%，是血液运输CO_2的主要形式。此外，碳酸氢盐是体内重要的碱贮备，在调节体内酸碱平衡中起重要作用。

从组织扩散入血液的 CO_2，大部分进入红细胞，在碳酸酐酶作用下生成 H_2CO_3，再解离为 H^+ 和 HCO_3^-。红细胞内的 H^+ 和 HbO_2 结合，生成的 HHb 能缓冲酸的增加，同时释放出 O_2，供组织细胞利用；HCO_3^- 与 K^+ 结合生成 $KHCO_3$。随着红细胞内 HCO_3^- 的增多，HCO_3^- 会顺浓度差向血浆扩散。在红细胞膜上 HCO_3^--Cl^- 交换体的活动下，实现了 HCO_3^- 的外移和 Cl^- 的内移，维持了电荷的平衡，这一现象称为氯转移。这种跨膜离子交换，使 HCO_3^- 不会在红细胞内堆积，也有利于更多的 CO_2 转变成 HCO_3^- 在血液中运输。上述反应迅速、可逆，需要酶的催化。

当静脉血流经肺部时，上述过程向相反的方向进行。CO_2 以 HCO_3^- 形式运输到肺部被释放出来。

碳酸酐酶在 CO_2 运输的过程中发挥重要催化作用，如果碳酸酐酶抑制药（如乙酰唑胺）使用不当，会影响 CO_2 在红细胞内的反应，使血中 Cl^- 向红细胞内转移减少，引起高氯性酸中毒。

（2）**氨基甲酸血红蛋白形式** 以氨基甲酸血红蛋白的形式存在的 CO_2 约占总量的 7%。一部分进入红细胞的 CO_2 与 Hb 的自由氨基结合形成氨基甲酸血红蛋白（HbNHCOOH）。这一反应迅速、可逆，无须酶的催化，主要调节因素是氧合作用。HbO_2 酸性高，不易与 CO_2 直接结合；而去氧 Hb 酸性低，容易与 CO_2 直接结合。因此，在组织，HbO_2 释放出 O_2，去氧 Hb 增多，与 CO_2 结合生成氨基甲酸血红蛋白；在肺部，O_2 与 Hb 结合，形成 HbO_2，促使氨基甲酸血红蛋白释放 CO_2。以氨基甲酸血红蛋白形式运输的 CO_2 量虽然只占总量的 7% 左右，但却占肺部排出 CO_2 的 17.5%，说明这是一种高效能的运输形式。

三、肺换气和组织换气

（一）气体交换原理

气体分子从分压高处向分压低处转移的过程称气体扩散，扩散的动力来自两处的分压差。在混合气体中，某种气体所占的压力，称该气体的分压。例如，空气为混合气体，总压力为 760mmHg，其中 O_2 的容积百分比约为 21%，则 O_2 的分压为 $760 \times 21\% = 159$mmHg，CO_2 的容积百分比为 0.04%，则 CO_2 分压为 $760 \times 0.04\% = 0.3$mmHg。气体扩散速率与分压差成正比，两处的分压差越大，扩散速率越大。

（二）气体的交换过程

1. 肺换气

肺部气体扩散的方向取决于肺泡内和毛细血管内的气体分压差。在呼吸膜两侧，肺泡气中 PO_2 高于静脉血中 PO_2，而肺泡气的 PCO_2 低于静脉血的 PCO_2。混合静脉血流经肺毛细血管时，O_2 由肺泡向静脉血扩散，而 CO_2 则由静脉血向肺泡扩散，完成肺换气。通常血液流经肺毛细血管的时间约 0.7s，肺换气时间约 0.3s。可见，当血液流经肺毛细血管全长约 1/3 时，已经基本完成了肺换气过程。所以肺换气有很大的储备能力。

2. 组织换气

气体扩散的方向取决于组织细胞和毛细血管血液之间的气体分压差。在组织中，由于细胞代谢不断地消耗 O_2，并产生 CO_2，故组织 PO_2 低于动脉血 PO_2，而 PCO_2 则高于动脉血 PCO_2。当动脉血流经组织毛细血管时，O_2 由血液向组织细胞扩散，CO_2 则从组织细胞向血液内扩散，完成了组织换气，结果使动脉血转变为静脉血。

（三）影响肺换气的因素

气体的分压差、温度、扩散面积、扩散距离和扩散系数等都会影响气体的扩散，肺换气还受其他因素影响。

1. 呼吸膜的厚度和面积

呼吸膜是肺换气时气体分子要跨越的组织结构，平均厚度约 0.6μm，有利于气体的扩散。气体扩散速率与扩散距离成反比关系，当肺纤维化、肺水肿、肺炎等疾病引起呼吸膜增厚或扩散距离增大时，气体的扩散速率降低，肺换气效率降低。

正常成人肺的总扩散面积约 $70m^2$，安静状态下，呼吸膜的扩散面积约 $40m^2$，有较大的贮备。气体通过呼吸膜的扩散速率与扩散面积成正比。肺气肿、肺不张等疾病能使扩散面积减少，肺换气效率降低；运动时，肺泡通气量增加，毛细血管开放数量和程度也增大，所以扩散面积大大增加，肺换气效率提高。吸入性药物（如乙醚、硫酸特布他林气雾剂等）经呼吸道到达肺泡，由于呼吸膜面积大，药物可迅速被吸收进入血液循环。

2. 通气/血流比值

通气/血流比值（V_A/Q）是指每分钟肺泡通气量（V_A）和每分钟肺血流量（Q）之间的比值。正常成人安静状态下，每分钟肺泡通气量约为 4.2L/min，每分钟肺血流量即心输出量约为 5L/min，此时的 V_A/Q 为 0.84，流经肺毛细血管的静脉血能全部转变为动脉血，此时两者最相匹配，肺换气效率最高。如果 V_A/Q 小于 0.84，如支气管痉挛会造成通气不足，部分静脉血液流经此处肺泡时，由于血中的气体不能充分更新，所以不能完全转变为动脉血，相当于发生了功能性动-静脉短路，肺换气效率降低；如果 V_A/Q 大于 0.84，如肺动脉部分栓塞导致血流不足时，部分肺泡气不能与血液充分进行气体交换，相当于增大了肺泡无效腔，肺换气效率降低。无论通气/血流比值增大或减小，都表明两者匹配不佳，气体交换的效率都会降低，导致机体缺 O_2 或 CO_2 潴留。

（四）影响组织换气的因素

1. 组织细胞代谢水平

组织代谢水平与组织换气呈正相关。细胞代谢活动增强时，会利用更多的 O_2，同时产生更多的 CO_2，造成组织细胞与动脉血之间 O_2 和 CO_2 分压差增大，气体交换增多；同时，细胞代谢增强时，代谢产物（如 H^+、腺苷等）堆积，使微动脉和毛细血管前括约肌舒张，局部血流量增多，也有利于气体交换。

2. 组织细胞和毛细血管间的距离

气体扩散速率与组织细胞和毛细血管间的距离成反比，距离越小换气越充分，距离增大则影响换气。如发生组织水肿时，气体扩散的距离增大，组织换气量减少，导致组织缺氧。此外，组织水肿时毛细血管受压，进一步妨碍了气体的交换，使组织缺氧进一步加重。

第三节　呼吸运动的调节

呼吸运动是由呼吸肌舒缩完成的一种节律性运动，其深度和频率随机体内外环境变化而发生变化，以适应机体代谢水平的需要，例如运动、劳动时，呼吸运动加深加快，睡眠时，呼吸运动减弱。呼吸运动既受神经和体液调节，同时在一定程度上又受有意识的行为性调节。

一、呼吸中枢和呼吸节律

呼吸中枢是指中枢神经系统内产生和调节呼吸运动的神经细胞群。呼吸中枢广泛分布于脊髓、脑干、间脑和大脑皮质等部位，在呼吸节律的产生和调节中发挥不同的作用，各级呼吸中枢相互协调，共同完成机体的正常呼吸运动。

（一）呼吸中枢

1. 脊髓

支配呼吸肌的运动神经元从脊髓3～5颈段和胸段灰质侧角发出，分别支配膈肌和肋间肌的活动，参与完成呼吸运动。在横切脑干实验中，若在延髓与脊髓之间横断，实验动物的呼吸立即停止。实验表明，脊髓本身不能产生节律性呼吸运动，只是联系脊髓以上脑区和呼吸肌之间的中继站。

2. 低位脑干

低位脑干包括延髓和脑桥。如果在脑桥和中脑之间横断脑干，动物的呼吸节律无明显变化；若在延髓和脑桥之间横断脑干，实验动物出现不规则的喘息样呼吸。说明延髓是产生呼吸节律的基本中枢，但正常的呼吸节律还需要更高一级中枢的调节。在中枢神经系统中，随呼吸运动同步放电的神经元，称为呼吸神经元，延髓的呼吸神经元主要集中在延髓的背内侧和腹外侧，分别称为背侧呼吸组和腹侧呼吸组。背侧呼吸组主要含吸气神经元，引起膈肌收缩产生吸气。腹侧呼吸组有吸气和呼气两类神经元，平静呼吸时无明显作用，代谢增强时，加强吸气并引起主动呼气，增加肺通气量；调节咽喉部呼吸辅助肌的活动。尼可刹米可以直接兴奋延髓呼吸中枢，可用于中枢性呼吸衰竭的抢救，以及麻醉药和其他中枢抑制药中毒的解救。

在脑桥上、中部横断脑干，动物出现深慢的呼吸，如再切断双侧迷走神经，吸气时间将大大延长。实验表明，脑桥上部存在抑制吸气、使吸气向呼气转化的中枢结构，称为呼吸调整中枢。

3. 高位脑

呼吸运动还要受到脑桥以上中枢的调控，如下丘脑、边缘系统和大脑皮质等。发热时呼吸频率的加快是下丘脑体温调节中枢受刺激引起的；疼痛或情绪激动时的呼吸变化受到边缘系统和下丘脑的控制；说话、唱歌、吞咽、打喷嚏、排便等活动时出现的呼吸运动受大脑皮质的随意控制，有意识地改变呼吸运动的深度与频率，以保证活动顺利完成。

（二）呼吸节律

目前关于呼吸节律的形成机制主要有两种假说。起搏学说认为，延髓内存在类似心脏窦房结起搏细胞的起搏样活动神经元，其节律性活动可驱动其他呼吸神经元的活动；神经元网络学说认为，呼吸节律是延髓呼吸神经元之间通过复杂的相互联系和相互作用产生的，其中最具影响的是20世纪70年代提出的中枢吸气活动发生器和吸气切断机制模型。

这一模型认为：延髓内存在着中枢吸气活动发生器，兴奋时产生吸气运动。发生器通过以下3条途径兴奋吸气切断机制：① 冲动上传至脑桥，兴奋呼吸调整中枢；② 吸气运动引起肺扩张，刺激肺牵张感受器，经迷走神经上传，兴奋吸气切断机制；③ 直接兴奋延髓吸气切断机制。当吸气切断机制的活动增强达到阈值时，终止吸气，使吸气转为呼气。如果切断迷走神经或破坏脑桥呼吸调整中枢，吸气切断机制达到阈值所需时间延长，就会出现长吸式呼吸。

二、呼吸的反射性调节

中枢神经系统接受各种感受器传入冲动，调节呼吸运动的过程，称为呼吸的反射性调节。主要包括化学感受性反射和机械感受性反射两类。

（一）化学感受性呼吸反射

当动脉血或脑脊液中的PO_2、PCO_2和H^+浓度变化时，通过刺激化学感受器，反射性地调节呼吸运动，称为化学感受性呼吸反射，以维持内环境中O_2、CO_2和H^+等化学因素的相对稳定。

1. 化学感受器

按所在部位的不同，将其分为外周化学感受器和中枢化学感受器。

（1）外周化学感受器 包括颈动脉体和主动脉体，它们直接感受动脉血中PCO_2、PO_2及H^+浓度的变化。当动脉血中PCO_2、H^+浓度升高或PO_2降低时，刺激外周化学感受器，冲动分别经窦神经和迷走神经传至延髓呼吸中枢，反射性地引起呼吸加深加快和血液循环的变化。实验表明，颈动脉体主要参与呼吸调节，而主动脉体在循环调节方面较为重要。

（2）中枢化学感受器 位于延髓腹外侧的浅表部位，左右对称。适宜刺激是脑脊液和局部脑组织细胞外液中的H^+，而不感受PO_2降低的刺激。血液中的CO_2能迅速透过血-脑屏障，与H_2O在碳酸酐酶的催化下生成H_2CO_3，然后解离出H^+，刺激中枢化学感受器，从而兴奋延髓呼吸中枢。因血液中的H^+不易通过血-脑屏障，故血液中H^+浓度的变动对中枢化学感受器的作用很小。

2.CO_2、H^+和O_2对呼吸的影响

（1）CO_2对呼吸的影响　人在过度通气后，由于动脉血PCO_2明显降低，可发生呼吸暂停。可见一定浓度的CO_2是维持呼吸最重要的生理性体液因素。吸入气中CO_2的浓度适度增加时（>1%），反射性引起呼吸加深加快，肺通气量增加，而肺通气量增加又促进CO_2的排出，使血液PCO_2恢复至正常。当吸入气中CO_2的浓度明显增加时（>7%），肺通气量增加不足以排出更多的CO_2，使血液PCO_2明显升高，引起头晕、头痛等症状；当吸入气中CO_2含量超过15%~20%时，可引起呼吸中枢麻痹导致呼吸停止。

CO_2对呼吸的兴奋作用通过两条途径实现：一是刺激中枢化学感受器；二是刺激外周化学感受器，以中枢途径为主。由于脑脊液中碳酸酐酶含量少，CO_2和水的水合反应有一定的时间延迟，所以中枢化学感受器兴奋呼吸的反应较慢。因此，当动脉血中PCO_2突然增高时，外周化学感受器在刺激呼吸的反应中起重要作用。另外，在中枢化学感受器对CO_2的敏感性降低或产生适应时，外周化学感受器的调节作用就尤为重要了。

（2）H^+对呼吸的影响　当动脉血中H^+浓度增加时，反射性引起呼吸加深加快，肺通气量增大。反之，H^+浓度降低，呼吸受到抑制，肺通气量减小。

虽然中枢化学感受器对H^+的敏感性较外周化学感受器高约25倍，但由于H^+不易通过血-脑屏障，限制了它对中枢化学感受器的作用。因此，H^+对呼吸的调节主要是通过刺激外周化学感受器实现的。

（3）O_2对呼吸的影响　吸入气PO_2降低时，动脉血PO_2随之降低，反射性引起呼吸加深加快，肺通气增加。通常在动脉血PO_2下降到60mmHg时才有明显效果。低O_2对呼吸的兴奋作用完全通过刺激外周化学感受器实现，其对呼吸中枢的直接作用是抑制。低O_2通过对外周化学感受器的刺激而兴奋呼吸中枢，可抵消其对呼吸中枢的直接抑制作用，使呼吸加深加快，肺通气量增加，吸入更多的O_2来提高动脉血PO_2；但严重低O_2时，对外周化学感受器的兴奋作用不足以对抗呼吸中枢的抑制作用，因而呼吸减弱甚至停止。

在严重肺气肿、肺心病等病理情况下，患者因肺换气功能障碍，导致低O_2和CO_2潴留。长时间CO_2潴留使中枢化学感受器对CO_2的刺激作用发生适应，而外周化学感受器对低O_2刺激的适应较慢，此时，低O_2对外周化学感受器的作用成为驱动呼吸的主要刺激。因此，对这种患者应采取低浓度（30%~40%）持续给氧，而不宜吸入纯O_2以避免由于解除了低O_2对呼吸的刺激，而引起呼吸暂停。

3.CO_2、H^+和CO_2在呼吸调节中的相互作用

当动脉血中PCO_2升高，H^+浓度增加和PO_2降低时，对呼吸都有兴奋作用。单一因素变化时肺通气效应基本接近。但在自然呼吸条件下，机体内往往不会只有一个因素改变，通常是三者相互影响，相互作用，共同发生变化。当动脉血中PCO_2增高时，H^+浓度也会随之增加，两者共同作用，使兴奋呼吸的作用大大增强；当血液H^+浓度升高时，使呼吸加强，呼出较多CO_2，使动脉血中PCO_2下降，抵消一部分H^+兴奋呼吸的作用；当PO_2

下降时，因肺通气量增加，呼出较多CO_2，使血中PCO_2和H^+浓度降低，导致低O_2对呼吸的兴奋作用大为减弱。因此，在只改变一种因素而不控制另两种因素的情况下，三者之中CO_2对呼吸的调节作用最强，H^+的作用次之，O_2的作用最弱。因此，在分析化学因素对呼吸的影响时，必须全面综合地考虑各因素间的相互作用，才能得出正确结论。

（二）机械感受性反射

1. 肺牵张反射

由肺的扩张或缩小而引起吸气抑制或兴奋的反射称为肺牵张反射，也称黑-伯反射。它包括肺扩张反射和肺萎陷反射。

（1）肺扩张反射 是肺扩张引起吸气抑制的反射。感受器位于从气管到细支气管的平滑肌中，属于牵张感受器。吸气时，肺扩张，感受器受刺激，冲动经迷走神经传入延髓，兴奋吸气切断机制，使吸气停止，转为呼气。其生理意义为加速了吸气和呼气的交替，使呼吸频率增加。切断迷走神经后，吸气延长、加深，呼吸变得深而慢。

肺扩张反射在平静呼吸时不参与呼吸调节活动。初生婴儿存在此反射，在出生后1周内，反射就显著减弱。在肺充血、肺水肿等病理情况下，肺顺应性降低，肺扩张时对气道的牵张刺激增强，可引起这一反射，使呼吸变浅变快。

（2）肺萎陷反射 是肺缩小引起吸气的反射。感受器同样位于气道平滑肌中，但其性质尚不十分清楚。肺萎陷反射只在肺过度缩小时才出现，在平静呼吸的调节中意义不大，可能对防止呼气过深、避免肺不张起一定作用。

2. 呼吸肌本体感受性反射

骨骼肌的本体感受器包括肌梭和腱器官。由呼吸肌本体感受器传入冲动引起的反射性呼吸变化，称为呼吸肌本体感受性反射。其生理意义为随呼吸肌负荷增加，使呼吸运动增强。这一反射在平静呼吸时作用不明显，在呼吸肌负荷增大时（如运动或气道阻力增大时），才会发挥重要作用。

（三）防御性呼吸反射

1. 咳嗽反射

咳嗽反射能清洁、保护呼吸道，并维持其通畅，是人体重要的防御性呼吸反射之一。当位于喉、气管和支气管黏膜的感受器受到机械或化学刺激时，传入冲动主要经迷走神经传到延髓咳嗽中枢，引起一系列有序反应。先是短促的深吸气，接着声门紧闭，呼气肌强烈收缩，肺内压和胸内压迅速升高，然后声门突然打开，气体从肺内高速冲出，将呼吸道的异物或分泌物排出体外。剧烈或频繁的咳嗽，可因胸内压明显增高而阻碍静脉血回流，若肺内压长时间明显增高容易形成肺气肿，所以必要时可以应用镇咳药。

2. 喷嚏反射

喷嚏反射是清除鼻腔异物的防御性反射。感受器位于鼻腔黏膜，传入神经为三叉神经，中枢也在延髓。反射效应为腭垂下降，舌压向软腭，高压气流主要由鼻腔冲出，有利于清除鼻腔刺激物。

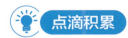

1.呼吸系统由呼吸道和肺组成，主要功能是进行气体交换。呼吸道包括鼻、咽、喉、气管和各级支气管，临床上通常把鼻、咽、喉称为上呼吸道，把气管和各级支气管称为下呼吸道。鼻包括外鼻、鼻腔和鼻旁窦3部分。喉位于颈前部中份，以喉软骨为基础，借关节、韧带、喉肌、黏膜组成。气管上起于环状软骨下缘，下至胸骨角平面分为左、右主支气管。右主支气管较左主支气管粗、短，走行垂直。肺位于胸腔内，左、右各一，呈半个圆锥形，左肺被斜裂分为上、下两叶，右肺被斜裂和水平裂分为上、中、下三叶。

2.呼吸包括3个互相联系的环节：外呼吸（肺通气和肺换气）；气体在血液中的运输；内呼吸（血液与组织细胞之间的气体交换）。

3.肺泡是气体交换的场所。呼吸运动是呼吸肌的舒缩运动，是呼吸肌（肋间肌和膈肌）在神经系统控制下，进行有节律地收缩和舒张所造成的。肺通气的动力来自呼吸运动。

4.O_2和CO_2在血液中是以化学结合和物理溶解两种形式运输的。O_2以与血红蛋白结合的方式运输，CO_2以HCO_3^-和氨基甲酸血红蛋白两种形式运输。

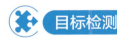

答案

（一）单选题

1.上、下呼吸道的分界器官是（　　）
　A.鼻　　　　　B.咽　　　　　C.喉
　D.气管杈　　　E.胸骨角

2.喉腔最狭窄的部位在（　　）
　A.喉口　　　　B.喉中间腔　　C.声门裂
　D.声门下腔　　E.前庭裂

3.成对的喉软骨是（　　）
　A.甲状软骨　　B.环状软骨　　C.杓状软骨
　D.会厌软骨　　E.气管软骨

4.关于左肺描述正确的是（　　）
　A.前缘有心切迹　　　　　　B.有斜裂和水平裂
　C.可分为三叶　　　　　　　D.较右肺粗短
　E.位于胸腔的纵隔内

5.下列关于肺通气的叙述错误的是（　　）
　A.动力克服阻力才能实现肺通气
　B.肺内压和大气压之间的压力差是直接动力
　C.呼吸运动是原动力

D. 腹式呼吸以肋间外肌活动为主

E. 是气体进出肺的过程

6. 衡量肺弹性阻力大小的指标是（　　）

  A. 肺回缩力　　　　B. 气道阻力　　　　C. 肺泡表面张力

  D. 肺顺应性　　　　E. 表面活性物质的多少

7. 肺活量等于（　　）

  A. 潮气量+补吸气量+补呼气量　　　B. 深吸气量+功能余气主

  C. 补吸气量+补呼气量　　　　　　　D. 深吸气量+余气量

  E. 潮气量+功能余气量

8. 肺通气/血流比值是指（　　）

  A. 肺通气量与血流量之比　　　　　　B. 潮气量与肺血流量之比

  C. 肺泡通气量与心输出量之比　　　　D. 肺通气量与心输出量之比

  E. 肺活量与心输出量之比

9. O_2 运输的主要形式是（　　）

  A. 物理溶解　　　　　　　　　　　　B. 形成氨基甲酸血红蛋白

  C. 形成一氧化碳血红蛋白　　　　　　D. 形成氧合血红蛋白

  E. 与血浆蛋白结合

10. CO_2 在血液中的主要运输形式是（　　）

  A. 形成碳酸氢盐　　　　　　　　　　B. 形成氨基甲酸血红蛋白

  C. 物理溶解　　　　　　　　　　　　D. 与血浆蛋白结合

  E. 形成碳酸

（二）多选题

1. 呼吸道包括（　　）

  A. 鼻　　　　　　B. 口腔　　　　　C. 咽

  D. 喉　　　　　　E. 气管和各级支气管

2. 使肺换气量增加的因素有（　　）

  A. 肺泡与肺毛细血管血液间气体分压差增大

  B. 呼吸膜有效面积增大

  C. 无效腔增大

  D. 通气/血流比值大于0.84

  E. 肺余气量增多

（三）简答题

1. 简述肺的位置、外形，以及左右肺的区别。
2. 胸内负压形成的机制及其生理意义是什么？

第七章　习题库

第八章 消化系统

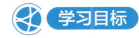

知识目标

1.掌握消化和吸收的概念；胃液的成分、作用及消化期胃液分泌调节；胰液的成分、作用和分泌调节；胃的运动、排空及控制；小肠的运动。

2.熟悉消化系统的组成与结构；消化道平滑肌生理特性；消化道的神经调节；胃肠道激素；胆汁的成分与作用；小肠内主要营养物质的吸收。

3.了解消化腺分泌功能；口腔内消化；肝脏分泌、胆汁分泌和排出的调节；小肠液的作用及分泌调节；大肠的功能。

技能目标 能在解剖标本或模型上辨识内分泌腺（胃、肝脏、小肠、盲肠）的结构并能说出各部分的结构特点和功能。

素养目标 具有消化系统知识相关的健康宣教意识。

第一节 消化系统的解剖结构

消化系统由消化管和消化腺两大部分组成。消化管包括口腔、咽、食管、胃、小肠、大肠和肛门。小肠分为十二指肠、空肠、回肠。大肠包括盲肠、阑尾、升结肠、横结肠、降结肠、乙状结肠、直肠和肛管。临床上通常把从口腔到十二指肠的这部分管道称上消化道，空肠以下的部分称下消化道。消化腺包括口腔大唾液腺、肝、胰和消化管壁内的小腺体（如唇腺、颊腺、舌腺、食管腺、胃腺、肠腺等）（图8-1）。

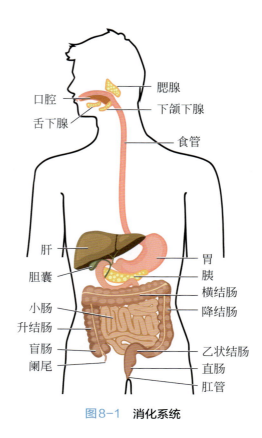

图8-1 消化系统

一、消化管

（一）消化管的基本组织结构

消化管（除口腔外）各段的结构基本相同，其管壁由内至外分为黏膜层、黏膜下层、肌层和外膜（浆膜）四层。

1. 黏膜层

黏膜层由上皮、固有层和黏膜肌层组成。上皮衬在管腔内表面。在上皮深面为结缔组织构成的固有层，内含血管、神经、淋巴组织及腺体。黏膜肌层为一薄层平滑肌，收缩时可改变黏膜的形态。具有保护、吸收和分泌功能。

2. 黏膜下层

黏膜下层由疏松结缔组织构成，内含较大的血管、淋巴管和神经丛，使黏膜具有一定的移动性。

3. 肌层

除口腔、咽、食管上段及肛门外括约肌属于骨骼肌（横纹肌），其余各段消化管均由平滑肌组成。肌纤维排列为内环行、外纵行两层。在消化管各段的交界处，环形平滑肌增厚形成括约肌，对内容物进出有控制和调节作用。消化管壁的平滑肌受自主神经的支配。交感神经使消化管平滑肌的紧张性降低,产生舒张;而副交感神经使消化管的平滑肌紧张性增强,产生收缩。

4. 外膜

外膜由薄层结缔组织构成,位于消化管的最外层。在胃肠管的外膜则是浆膜,由单层扁平上皮(间皮)构成,其表面光滑并能分泌少量的浆液,可减少胃肠运动时的相互摩擦。

(二)消化管各段的解剖

1. 口腔

口腔是消化管的起始部,其前端为唇,两侧壁为颊,下壁为口腔底(软组织和舌),上壁(顶)为腭(前三分之二为硬腭,后三分之一为软腭)。软腭后缘正中有乳头状突起称腭垂,也称悬雍垂,其两侧各有两条弓形黏膜皱襞,前者为腭舌弓,后者为腭咽弓。前、后两皱襞的凹陷内有卵圆形的腭扁桃体,属淋巴组织。软腭后缘、两侧的腭舌弓及舌根共同围成咽峡,此为口腔与咽的连通处。整个口腔内表面由黏膜覆盖。口腔内还有牙,牙是人体内最坚硬的器官,嵌于上、下颌骨的牙槽内。牙对食物能进行机械加工,对语言、发音亦有辅助作用。口腔内的舌有协助咀嚼、搅拌食物、吞咽、感受味觉并辅助发音的功能。

2. 咽

咽是一个上宽下窄、前后略扁的漏斗形肌性管道,长约12cm,位于鼻腔、口腔的后方。上方的顶接颅底,下方与食管相连。咽从上向下分别与鼻腔、口腔和喉相通,因此咽可分为鼻咽部、口咽部和喉咽部。

3. 食管

食管是一条前后略扁的肌性管状器官,是消化管最狭窄部分,全长约为25cm。食管上端平第6颈椎处与咽相连,下端平第11胸椎处穿过膈进入腹腔,与胃的贲门连接。食管有三个狭窄处:第一狭窄处位于咽与食管交接处,第二狭窄处位于食管与左主支气管交叉处,第三狭窄处食管穿经膈处。这些狭窄处是食管肿瘤的好发部位,也是异物较易滞留的地方。

4. 胃

胃是消化管最膨大的部分。上端以贲门与食管相连,下端以幽门连接十二指肠。成人胃的容量约1500mL。胃分前、后两壁,大、小弯,入、出口。胃的上缘较短,凹向右上方称胃小弯。下缘较长,凸向左下方,称为胃大弯。胃可分为四部分:近食管处是胃的入口部分为贲门部,贲门左上方膨出的部分为胃底部,胃的中间部分为胃体部。胃体下界与幽门之间的狭窄部分为幽门部。胃壁的结构也分四层,其主要结构特点是黏膜层和肌层。胃黏膜表面分布许多小凹陷,称胃小凹。胃小凹底部的单层柱状上皮向固有层下陷,形成许多管状腺,称为胃腺,胃腺开口于胃小

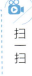

数字资源8
胃的解剖视频

凹。按其所在部位可将胃腺分为贲门腺、幽门腺及胃底腺。胃底腺由三种细胞构成。

（1）壁细胞（盐酸细胞） 壁细胞的胞体较大，呈卵圆形，核呈圆形，胞质呈嗜酸性，其功能为合成与分泌盐酸及内因子。盐酸有助消化的作用，内因子能促进维生素 B_{12} 的吸收。

（2）主细胞（胃酸细胞） 主细胞数量多，细胞呈柱状，核呈圆形，胞质呈嗜碱性，其功能主要是分泌无活性的胃蛋白酶原。胃蛋白酶原在盐酸的作用下变为具有活性的胃蛋白酶，参与分解蛋白质。

（3）黏液颈细胞 矮柱状，核较扁。分泌黏液，对胃黏膜起屏障作用。胃的肌层比较发达，分为内斜行、中环行和外纵行三层。在幽门处环形肌增厚形成幽门括约肌，有控制和调节食糜通过的作用。

5. 小肠

小肠是消化食物和吸收营养物质的最主要部位，是消化管最长的一段。成人小肠全长 5～7m，上端起自幽门，下端接续盲肠，分为十二指肠、空肠和回肠三部分。十二指肠长约 25cm，呈"C"形环绕胰头，十二指肠分为上部、降部、水平部和升部四部分，其中降部的后内侧壁上有一突起，称为十二指肠乳头，周围有环形平滑肌围绕，称为肝胰壶腹（奥迪括约肌），是胆总管和胰腺管的共同开口处；空肠、回肠迂曲盘旋于腹腔中下部，由肠系膜固定于腹后壁。小肠壁的结构特点主要表现在小肠黏膜。小肠黏膜层和黏膜下层向肠腔突起形成许多环形皱襞，皱襞上有许多绒毛，绒毛表面的柱状上皮细胞又伸出许多细小的微绒毛。小肠皱襞、绒毛和微绒毛等结构的存在，可使小肠黏膜表面积约增加 600 倍，可达 200m² 左右，扩大了吸收面积。绒毛中轴为结缔组织，内含淋巴毛细管，也称中央乳糜管，这是脂肪微粒吸收的主要途径。此外，绒毛内尚有毛细血管网，这是水溶性物质吸收的主要途径。绒毛周围沿长轴平行排列的平滑肌束，可使绒毛做伸缩运动，利于营养物质的吸收和输送。

小肠黏膜上皮向黏膜内凹陷形成的管状腺，称为小肠腺，小肠腺分泌呈弱碱性的小肠液。

6. 大肠

大肠是消化管的下段，全长 1.5m，全程围绕于空肠、回肠的周围，可分为盲肠、阑尾、结肠（升结肠、横结肠、降结肠、乙状结肠）、直肠和肛管。大肠的主要功能为吸收水分、维生素和无机盐，并将食物残渣形成粪便，排出体外。在回肠进入盲肠的开口处有回盲瓣，有防止盲肠内容物倒流入回肠的作用。在回盲瓣的下方约 2cm 处，有阑尾腔的开口。阑尾多位于右髂窝内，但变化较大，形如蚯蚓，长 5～7cm。

二、消化腺

1. 唾液腺

唾液腺有三对：腮腺、下颌下腺和舌下腺。

（1）腮腺 腮腺略呈三角菱形，位于耳前下方，其腺管开口正对上颌第二磨牙颊黏膜处。

（2）**下颌下腺** 略呈卵圆形，位于下颌骨体的内面，腺管开口于舌下阜。

（3）**舌下腺** 呈扁长杏核状，位于口腔底黏膜下面。腺管开口于舌下阜。

唾液由唾液腺分泌，正常成人每日约分泌1～1.5L，其中水分占99%，其他有黏蛋白、唾液淀粉酶、溶菌酶等有机物和Na^+、K^+、Cl^-等无机离子，唾液具有清洁口腔、湿润食物以及促进食物消化的作用。

2. 肝

肝是人体最大的腺体，也是体内最大的消化腺和重要的代谢器官，肝的主要功能是分泌胆汁，以促进脂肪的消化和吸收，许多药物的代谢及解毒都在肝内进行。

（1）**肝的位置和形态** 成人肝重男性为1154～1447g，女性为1029～1379g，约占体重的1/50～1/40。主要位于右季肋部及右上腹部，其下界的右侧与肋弓一致，正常时不易触及。肝呈楔形，质软。肝上面隆凸贴于膈，被纵行的镰状韧带分为左、右两叶，肝下面凹凸不平，中间的横沟称肝门，有门静脉、肝动脉、肝管、淋巴管和神经出入。肝门的右前方有胆囊窝，容纳胆囊。肝门的右后方有下腔静脉通过。

（2）**肝的结构** 肝表面大部分覆盖一层浆膜，浆膜的结缔组织深入肝内，将肝实质分隔成许多肝小叶。肝小叶是肝结构和功能的基本单位（图8-2）。

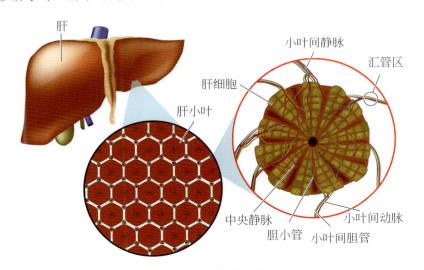

图8-2 肝小叶的结构

在肝小叶中央贯穿一条纵行的中央静脉，肝细胞以中央静脉为中心向四周呈放射状排列。肝细胞体积较大、代谢旺盛，有合成血浆蛋白、分泌胆汁、解毒等功能。相邻两肝细胞之间形成胆小管，与小叶间胆管相通，接受肝细胞分泌的胆汁，并将胆汁输入小叶间胆管。几个肝小叶相邻的区域内含少量结缔组织，其中有小叶间动脉、小叶间静脉及小叶间胆管通过，称为汇管区。

（3）**肝的血液循环及输胆管道** ① 肝的血液循环：入肝的血管为门静脉和肝固有动脉，出肝的为肝静脉。门静脉把从消化管吸收的营养物质输入肝内，由肝细胞合成脂蛋白、血浆蛋白、糖原等。肝固有动脉的血液中含有丰富的氧。上述两种血管的血液进入肝脏，与肝细胞进行物质交换后汇入中央静脉，最后汇集成肝静脉，出肝后注入下腔静脉。② 输胆管道：肝细胞不断分泌胆汁进入胆小管，再流入小叶间胆管，许多小叶间胆管逐渐汇合成左、右肝管出肝门，出肝后的左、右肝管合成一条肝总管，肝总管与胆囊管合成胆总管，开口于十二指肠乳头。胆汁可由此流入十二指肠。有些药物（如红霉素）经肝作用后由胆汁排泄，临床上利用这一特点来治疗肝胆系统感染性疾病。

3.胰

胰是人体第二大消化腺。

（1）胰的位置和形态　　胰呈长棱柱状，质地柔软，呈灰红色，长17～20cm，重82～117g。位于胃后方，横卧于腹后壁，分为头、颈、体、尾四部分。

（2）胰的结构　　胰实质由外分泌部和内分泌部组成。外分泌部由腺泡和导管组成。腺泡分泌胰液，由导管排出，胰液中含有淀粉酶、脂肪酶、蛋白酶等多种消化酶，有分解消化蛋白质、脂肪和糖类的作用。由腺泡分泌的胰液汇入胰管，胰管经胰头穿出，与胆总管汇合共同开口于十二指肠乳头。胰的内分泌部位于外分泌部的腺泡之间，由大小不等的腺细胞团组成，称为胰岛。胰岛主要分泌胰岛素和胰高血糖素，参与调节糖代谢。

第二节　营养物质的消化与吸收

消化系统的主要功能是消化食物，吸收营养成分。消化系统将食物分解为可吸收成分的过程，称为消化。被消化的小分子营养物质、水、无机盐等通过消化管黏膜进入血液和淋巴的过程，称为吸收。食物的消化有两种方式：机械消化和化学消化。机械消化主要是通过消化管平滑肌的舒缩活动来完成的。在机械消化过程中，食物只发生了物理性状的变化，无分子结构的改变。化学消化是由消化腺分泌的消化液中各种消化酶的作用来完成的，消化酶能将蛋白质、脂肪、糖类等不能被直接吸收的大分子物质分解成可被吸收的小分子物质，在化学消化中，食物发生了质的变化。在整个消化过程中，机械消化与化学消化同时进行，它们相互配合，共同协调地完成对食物的消化作用。

一、机械消化

（一）消化管平滑肌的一般特性

消化管除食管上段肌肉及肛门外括约肌是骨骼肌外，其余部分都由平滑肌组成。它具有以下特征。

（1）兴奋性较低　　消化管平滑肌的兴奋性较骨骼肌低，其收缩的潜伏期、收缩期和舒张期都比骨骼肌长。

（2）富有伸展性　　消化管平滑肌能适应需要做很大的伸展，使胃及肠管能接受和贮存较多的食物。

(3) 紧张性 消化管平滑肌经常保持微弱的持续收缩状态，即紧张性。使胃及肠管能保持一定的形状和位置。平滑肌的各种收缩活动都是在紧张性基础上产生的。

(4) 自动节律性 消化管平滑肌离体后在适宜的条件下，仍能进行缓慢的节律性舒缩运动。但与心肌相比，其收缩较为缓慢，节律也不如心肌规则。

(5) 对一些理化刺激较为敏感 消化管平滑肌对电刺激不敏感，但对化学、温度、机械牵拉等刺激很敏感。消化管内容物的牵拉以及温度和化学刺激能引起消化管平滑肌的强烈收缩和舒张。

（二）消化管的运动

1.口腔的运动

(1) 咀嚼 咀嚼是由各咀嚼肌有顺序地协调收缩完成的，它是复杂的反射动作。咀嚼能将大块的食物进行切割和磨碎，使食物与唾液充分混合，形成食团，便于吞咽。并能反射性地引起胃肠运动及消化液的分泌。

(2) 吞咽 吞咽是指食物由口腔经咽和食管进入胃的过程，也是复杂的反射性活动。吞咽可分三期：第一期，食团由口腔到咽部；第二期，食团由咽部到达食管上段；第三期食团由食管进入胃。

吞咽是由食管的蠕动完成的。蠕动是指平滑肌有顺序地收缩和舒张引起的一种向前推的波形运动。在食团的上方为收缩波，在食团的下方则为舒张波，舒张波和收缩波不断向下移动，将食团逐渐推入胃内。蠕动是消化管推送内容物的一种基本的运动方式（图8-3）。

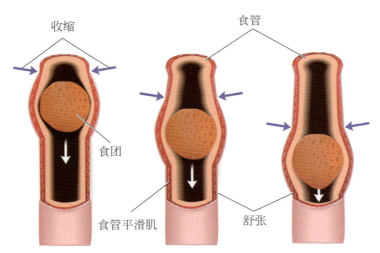

图8-3 食管蠕动图

2.胃的运动

(1) 胃运动的形式及作用

① 容受性舒张：咀嚼和吞咽动作可反射性地引起胃底和胃体部肌肉松弛，使胃内压降低，便于容纳和贮存食物，称容受性舒张。

②紧张性收缩：胃的平滑肌经常保持一定程度轻微而持续的收缩状态，称为紧张性收缩。紧张性收缩使胃保持正常的形态和位置。进食后，胃的紧张性收缩加强，使胃内压升高，有助于胃液渗入食物和促进食糜向十二指肠移行。

③蠕动：食物进入胃约5min后蠕动开始，蠕动波从胃体中部开始，向幽门方向推进蠕动波的频率约3次/min，通常每次蠕动波到达幽门时，可将1～3mL食糜推入十二指肠。胃的蠕动还可使胃液与食物充分混合形成食糜，以利于进行化学性消化。

（2）**胃排空**　食物由胃排入十二指肠的过程称为胃排空。排空的速度与食物性状及其化学成分有关。流体食物排空快，固体食物排空慢；糖类食物排空快，蛋白质次之，脂类食物的排空最慢。一般混合食物的排空时间约4～6h。

胃排空的动力主要来自胃运动所形成的胃与十二指肠间的压力差，凡是能使胃运动增强的因素，都能使胃排空加快。胃排空是间断进行的，当酸性食物由胃排入十二指肠时，可刺激十二指肠壁的感受器通过传入神经而反射性地抑制胃的运动，使胃排空暂停，这一反射称为肠胃反射。

（3）**呕吐**　是指胃及十二指肠内容物经口腔强力驱出的动作。呕吐是一种复杂的反射活动，呕吐中枢位于延髓。颅内压增高，可直接刺激该中枢，引起呕吐。在呕吐中枢附近存在一个特殊的化学感受区，某些催吐药通过刺激该化学感受区再兴奋呕吐中枢引起呕吐，机械的、化学的刺激作用于咽部、胃、肠管、胆总管、泌尿生殖器官等处的感受器，都能引起呕吐，此外，视器和内耳前庭器官的感受器受到异常刺激也可引起呕吐。呕吐是一种具有保护意义的防御反射。通过呕吐可清除消化管中的有害物质，因此临床上常用催吐的方法抢救药物或食物中毒的患者。

3.小肠的运动

（1）**紧张性收缩**　小肠平滑肌的紧张性收缩是小肠其他运动进行的基础。当小肠紧张性收缩降低时，肠腔易扩张，肠内容物的混合和推进减慢。相反，肠内容物的混合和推进加快。

（2）**分节运动**　小肠的分节运动是一种以环行肌为主的节律性收缩与舒张运动。食糜所在的一段肠管，环形肌在许多点同时收缩，把食糜分割成若干节段，随后，原来的收缩处舒张，而舒张处收缩，使原来的食糜节段分为两半，而邻近的两半则合拢，形成一个新的节段，如此反复进行。分节运动在空腹时几乎不存在，进食后逐渐增强。小肠的分节运动使食糜与消化液充分混合，便于进行化学性消化，并使食糜与肠壁紧密接触，为吸收创造良好的条件。

（3）**蠕动**　小肠的蠕动能将食糜向大肠的方向推送，它可发生在小肠的任何部位。一般蠕动传播的速度较慢，每次蠕动只能把食糜推进一个短距离，其意义在于使经过分节运动作用的食糜向前推进，到达一个新肠段，再开始分节运动。除一般蠕动外，在小肠内还存在一种推进速度快、传送距离远的蠕动形式，称为蠕动冲，蠕动冲可把食糜从十二指肠一直推向小肠末端，甚至到达大肠。此外，在十二指肠和回肠末段，有时可出现与蠕动方向相反的逆蠕动，使食物在该肠段停留时间延长。

在回肠末端与盲肠的交接处，环行肌增厚，称为回盲括约肌，平时它保持轻度收缩状态，蠕动波到达回肠末端时，回盲括约肌便舒张。内容物即进入大肠。当内容物充满盲肠，刺激盲肠黏膜时，回盲括约肌又收缩。

4.大肠的运动及排便

（1）**大肠的运动**　大肠亦有分节运动和蠕动等运动形式，但运动少而缓慢，致使食物残渣停留在大肠达10h以上，这有利于大肠对水、盐的吸收和粪便的暂时贮存。此外，大肠还有一种快速而有力的蠕动，称为集团蠕动。通常从横结肠开始，使内容物推至降结肠或乙状结肠甚至直肠。集团蠕动一般见于进食后，食糜进入十二指肠，由十二指肠-结肠反射引起。

（2）**排便**　进入大肠的食物残渣，其中水分被大肠黏膜吸收，其余成分在肠内经细菌的发酵腐败作用，加上大肠分泌的黏液、脱落的上皮细胞排泄的盐类、粪胆素及大量的细菌形成粪便。

当粪便被推入直肠时，刺激直肠壁的压力感受器，经盆神经和腹下神经传入脊髓腰骶段的初级排便中枢，再传至大脑皮质产生便意。大脑皮质能随意控制排便反射活动。如条件允许，则由大脑皮质发放下行冲动，通过盆神经引起降结肠、乙状结肠和直肠收缩、肛门内括约肌舒张，同时阴部神经的传出冲动减少，肛门外括约肌舒张，使粪便排出体外。如果条件不允许，则由大脑皮质发出冲动，抑制脊髓初级排便中枢的活动，中止排便动作。但若经有意控制排便，就会提高排便中枢神经元的阈值，降低排便中枢的敏感性，使粪便在肠内停留时间过久，水分被吸收过多而变干、变硬，不易排出，导致便秘。

二、化学消化

化学消化是通过消化腺分泌的消化液中各种消化酶的作用来完成的。人每天由消化腺分泌的消化液总量约6～8L，主要由各种消化酶、水和电解质组成。下面分别介绍各种消化液的成分及作用。

（一）唾液

1.唾液的性质和成分

唾液是由口腔内的三对唾液腺分泌的，为无色无味近中性的液体（pH为6.6～7.1）。成人每日分泌量为1.0～1.5L，其中水分占99%，此外含有黏蛋白、唾液淀粉酶、溶菌酶等有机物和钠、钾、钙的氯化物等无机物。唾液中的黏蛋白使唾液具有黏稠的性质。

2.唾液的作用

① 湿润与溶解食物，使食物易于吞咽，并引起味觉。② 清洁和保护口腔，它可清除口腔中的残余食物。当有害物质进入口腔时，它可起中和、冲洗和清除有害物质作用。唾液中的溶菌酶还有杀菌作用。③ 唾液中的淀粉酶可使淀粉分解，转变为麦芽糖。④ 唾液还具有排泄功能，体内一些物质，如碘、铅和汞等物质都可随唾液排出。

（二）胃液

1.胃液的性质

胃液是无色透明呈酸性的液体，pH为0.9～1.5，正常成人每天分泌量为1.5～2.5L。

2. 胃液的主要成分及作用

胃液的成分主要有盐酸、胃蛋白酶原、黏液、内因子等。

（1）**盐酸**　胃液中的盐酸也称胃酸，是由壁细胞分泌的。

盐酸的主要作用：① 激活无活性的胃蛋白酶原，使之转变为有活性的胃蛋白酶，并提供酸性环境，增加胃蛋白酶的活性；② 抑制和杀灭随食物进入胃内的细菌；③ 盐酸进入小肠后还能促进胰液、胆汁和小肠液的分泌；④ 盐酸所提供的酸性环境有利于小肠对铁和钙的吸收；⑤ 盐酸可使食物中的蛋白质变性，易于消化。由此可见，盐酸对人体消化功能具有重要意义。但若盐酸分泌过多，对胃和十二指肠黏膜有侵蚀作用，是溃疡病的发病原因之一。

胃黏膜既具有防止 H^+ 从胃腔侵入黏膜内的作用，又有防止 Na^+ 从黏膜内透出的作用，称为胃黏膜屏障。该屏障使胃黏膜与胃腔间保持很高的 H^+ 浓度梯度，使胃黏膜不易受到胃酸的直接作用。

（2）**胃蛋白酶原**　由胃底腺的主细胞分泌。刚分泌出来时没有活性，在胃酸或已活化的胃蛋白酶的作用下转变为有活性的胃蛋白酶。胃蛋白酶可将食物中的蛋白质分解为䏡和胨及少量的多肽和氨基酸。它只有在酸性较强的环境中才能发挥作用，其最适pH为2.0。

（3）**黏液**　胃的黏液是由胃黏膜表面上皮细胞、胃底腺的黏液细胞以及贲门腺和幽门腺共同分泌的，主要成分是糖蛋白。由于糖蛋白的存在，使黏液具有较高的黏滞性和形成凝胶的特性。同时具有润滑作用，可减少粗糙食物对胃黏膜的机械性损伤。

胃的黏液与胃黏膜分泌的 HCO_3^- 一起，构成了"黏液-碳酸氢盐屏障"（胃黏液屏障）。主要作用是有效阻止胃腔中的 H^+ 向胃黏膜扩散，并能中和 H^+，防止胃酸和胃蛋白酶对胃黏膜的侵蚀。大量饮酒可破坏这种保护作用。

（4）**内因子**　由胃底腺的壁细胞分泌，是一种不耐热的糖蛋白，与食物中的维生素 B_{12} 结合形成复合物后，一方面保护维生素 B_{12} 免遭蛋白水解酶的破坏，另一方面可促进维生素 B_{12} 在回肠的吸收。维生素 B_{12} 是促进红细胞成熟的物质，若吸收障碍，将产生巨幼红细胞贫血。若缺乏内因子，可影响维生素 B_{12} 的吸收。

（三）胰液

1. 胰液的性质

胰液是由胰腺的腺泡细胞所分泌的，它是无色透明的碱性液体，pH为7.8～8.4。成人每日的分泌量为1～2L。

2. 胰液的主要成分及作用

（1）**碳酸氢盐**　碳酸氢盐能中和由胃进入十二指肠的胃酸，使肠黏膜免受强酸的侵蚀，并为小肠内各种消化酶的活动提供最适pH环境。

（2）**胰淀粉酶**　胰淀粉酶能将淀粉水解为麦芽糖和葡萄糖。最适pH值为6.7～7.0。

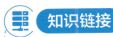

巨幼红细胞性贫血

巨幼红细胞性贫血是体内叶酸和维生素B_{12}缺乏或某些影响核苷酸代谢的药物导致细胞核脱氧核糖核酸（DNA）合成障碍所致的贫血。常表现为全血细胞减少伴胃肠道症状。维生素B_{12}缺乏明显时，可同时出现神经系统症状。本病多发生于经济不发达地区，在较少进食新鲜蔬菜、肉类的人群中发病率高于普通人群。偏食或过长时间烹煮食品、患自身免疫性疾病、胃肠道疾病及肿瘤等，是该病的高危因素。

（3）**胰脂肪酶** 是消化脂肪的主要消化酶，能将甘油三酯分解为脂肪酸、甘油一酯和甘油。最适pH值为7.5～8.5。

（4）**胰蛋白酶和糜蛋白酶** 胰液中含有无活性的胰蛋白酶原和糜蛋白酶原。胰蛋白酶原进入小肠后，在十二指肠黏膜分泌的肠激酶的作用下，转变为具有活性的胰蛋白酶。胰蛋白酶又可使糜蛋白酶原转变为有活性的糜蛋白酶。胰蛋白酶和糜蛋白酶都能分解蛋白质为䏡和胨。两者共同作用时，可使蛋白质分解为小分子的多肽和氨基酸。

胰液含有的消化酶的种类很多，是消化能力最强的消化液，是消化脂肪和蛋白质的主力。当胰液分泌障碍时，将出现消化不良，食物中的蛋白质和脂肪不能被完全消化和吸收，但糖的消化和吸收一般不受影响。

（四）胆汁

1.胆汁的性质和成分

胆汁是由肝细胞分泌的，在非消化期，胆汁贮存于胆囊内。当进食时，胆汁由肝及胆囊大量排出，经胆总管进入十二指肠。正常成人每日分泌量为0.8～1L。新鲜的胆汁是一种金黄色、苦味的液体，称为肝胆汁。贮存在胆囊内的胆汁因水分和碳酸氢盐被吸收而浓缩，使其成为深绿色黏稠液体，称胆囊胆汁。胆汁中不含消化酶，主要含有胆盐、胆色素、胆固醇、卵磷脂和多种无机盐。胆汁的消化作用是通过其中的胆盐来实现的。

2.胆盐的作用

① 激活胰脂肪酶，促进胰脂肪酶对脂肪的分解作用。② 促进脂肪的乳化，降低脂肪的表面张力，使脂肪乳化成微滴，增加脂肪与胰脂肪酶的接触面积，有利于脂肪的消化。③ 胆盐可与脂肪的分解产物脂肪酸、甘油一酯等结合，形成水溶性复合物（混合微胶粒），从而促进脂肪分解产物的吸收，同时也促进脂溶性维生素的吸收。当胆道阻塞、胆汁排出障碍时，不但可造成脂肪的消化吸收障碍，也可引起脂溶性维生素的缺乏。④ 排入小肠后的胆汁，大部分被吸收返回肝，其中的胆盐能促进胆汁的自身分泌。

（五）小肠液

1.小肠液的性质和成分

小肠液是由十二指肠腺和小肠腺分泌的。正常成人每日分泌量为1～3L。小肠液呈弱碱性，pH值为7.6。小肠液中除含肠激酶外，还含有水、电解质、黏液以及免疫球蛋白。

2. 小肠液的作用

小肠液中的肠激酶可激活胰蛋白酶原，使之变为有活性的胰蛋白酶，从而促进蛋白质的消化。其他的消化酶如麦芽糖酶、肽酶、蔗糖酶等均存在于小肠黏膜上皮细胞内，所以营养物质被吸收入小肠上皮细胞后，可再继续对它们进行消化。

（六）大肠液

大肠内含有丰富的大肠腺，能分泌碱性黏稠的液体，pH值为8.3～8.4。其主要作用于其中的黏液，它可保护肠黏膜和润滑大便。

三、吸收

（一）吸收的部位、机制及途径

1. 吸收的部位

在口腔和食管内，由于食物停留时间短，未被充分消化，所以基本上不被吸收。但有些药物如硝酸甘油等含在舌下，可通过口腔黏膜被吸收。胃的吸收能力很小，仅能吸收乙醇和少量的水分。大肠的吸收能力也很有限，主要是吸收水分和盐类。小肠是吸收的最主要部位。在小肠内，糖类、蛋白质和脂肪的消化产物以及水和无机盐等主要在十二指肠和空肠被吸收，维生素B_{12}和胆盐主要在回肠被吸收。

小肠之所以成为三大营养物质吸收的主要部位，主要因为它具备了许多有利条件。① 小肠最长，约5～7m，而且由于小肠黏膜环形皱襞、绒毛和微绒毛的存在，使小肠黏膜的表面积增大，有利于营养物质的充分吸收。② 小肠绒毛内部有丰富的毛细血管、毛细淋巴管、平滑肌和神经丛等结构。平滑肌的收缩和舒张可使绒毛做伸缩运动和来回摆动，以加速血液和淋巴液的回流，有助于吸收。③ 食物在小肠内已消化为可被吸收的小分子物质，利于吸收。④ 食物在小肠内停留时间长，约3～8h，这就保证了充分的吸收时间。

2. 吸收的途径和机制

各种营养物质通过肠黏膜上皮细胞或细胞间质进入血液和淋巴液。糖和蛋白质的分解产物以及水和电解质直接进入血液。脂肪的吸收经由淋巴和血液两条途径。通过肠黏膜上皮细胞膜的转运机制，包括单纯扩散、易化扩散、主动转运、入胞和出胞等方式。

（二）几种主要营养物质的吸收

1. 糖类的吸收

糖类分解为单糖时能被小肠上皮细胞所吸收。小肠内的单糖主要是葡萄糖，占80%，而果糖和半乳糖较少。单糖的吸收是消耗能量的主动转运过程，其吸收途径是血液。

2. 蛋白质的吸收

蛋白质吸收的主要形式是氨基酸。蛋白质被分解为氨基酸后，由小肠主动吸收入血液，目前在小肠壁上已确定出三种主要的转运氨基酸的特殊载体系统。分别转运中性氨基酸、酸性氨基酸或碱性氨基酸。实验证明，小量的食物蛋白质可完整进入血液，但无营养意义；相反，它们常可作为抗原而引起过敏反应或中毒反应，对人体不利。

3. 脂肪的吸收

脂类的消化产物包括甘油、脂肪酸、甘油一酯和胆固醇等，其中的短链脂肪酸、中链脂肪酸是水溶性的，可直接进入血液，长链脂肪酸、甘油一酯和胆固醇等不溶于水，而胆盐有亲水性，所以它们必须先与胆盐结合，形成水溶性复合物，通过覆盖在小肠绒毛表面的非流动水层才能到达微绒毛上。在这个部位，胆固醇、甘油一酯、长链脂肪酸逐渐从混合微胶粒中释放出来，进入肠上皮细胞、胆盐则被留在肠腔内，长链脂肪酸及甘油一酯在肠上皮细胞内重新合成为甘油三酯，并与细胞中的载体蛋白结合成乳糜微粒，经由淋巴管再进入血液循环。

4. 水、无机盐和维生素的吸收

水的吸收靠渗透作用。Na^+主动吸收后，使肠上皮细胞内渗透压增高，于是水被吸收。小肠对无机盐的吸收速度不同。一价的碱性盐如钠盐、钾盐、铵盐的吸收很快；多价的镁盐、铁盐、钙盐的吸收则很慢；与钙结合而形成沉淀的盐如硫酸盐、草酸盐、磷酸盐等，则不能被吸收。钙盐只有在溶解状态下才能被吸收。此外，维生素D可促进钙的吸收。

维生素包括水溶性维生素与脂溶性维生素两种。水溶性维生素以扩散的方式在小肠上段被吸收，而脂溶性维生素必须与胆盐结合形成水溶性复合物经扩散才被吸收。

第三节 消化器官活动的调节

消化器官各部位的活动在神经和体液两方面的共同调节下互相配合，成为一个完整的统一体，以适应人体的需要。

一、神经调节

（一）消化器官的神经支配及其作用

消化器官除口腔、咽、食管上段及肛门外括约肌为骨骼肌，受躯体神经支配外，其余均受交感神经和副交感神经的双重支配。此外，从食管中段至肛门的大部分消化管壁内还存在壁内神经丛。

胃肠道受交感神经和副交感神经双重支配。副交感神经兴奋时能促进胃肠运动，使其紧张性增强，蠕动加快，括约肌舒张，因而胃的排空和肠内容物的推进速度加快。各种消化液的分泌量增多有利于进行化学性消化；还可使胆囊收缩，肝胰壶腹括约肌舒张，

胆汁排出量增多。交感神经兴奋时，抑制胃肠运动，使其紧张性降低，蠕动减弱或停止，括约肌收缩，因而胃的排空延续，肠内容物推进的速度减慢，交感神经兴奋还可使消化液的分泌量减少，并可抑制胆囊的运动和肝胰壶腹括约肌收缩，减少胆汁的排出。

交感神经与副交感神经的作用是对立统一的，当交感神经兴奋性增强时，副交感神经的活动则减弱；相反，当副交感神经的兴奋性增强时，交感神经的活动则减弱。

（二）消化器官活动的反射性调节

调节消化器官活动的中枢存在于延髓、下丘脑和大脑皮质等处。消化活动的反射性调节包括条件反射和非条件反射。

1. 非条件反射

食物对口腔的机械、化学刺激作用于口腔内各种感受器，反射性地引起唾液再分泌。食物对胃肠的刺激作用于胃肠壁内的感受器，反射性地引起胃肠运动和各种消化液的分泌。当肠内容物堆积时，又能反射性地使胃肠运动减弱，胃排空延缓，通过这些反射使消化器官各部分的活动相互影响，密切配合，更好地完成消化功能。

2. 条件反射

食物的形状、色泽、气味以及有关食物的语言，都能反射性地引起胃肠运动和消化腺的分泌，为食物的消化做好充分准备。但如果食物的外观较差或人的情绪抑郁以及进食环境不良，均可引起食欲低下、消化吸收活动减弱，这些影响是通过高级神经活动而实现的。

二、体液调节

消化器官的体液调节主要是指胃肠道激素的作用。在胃肠道的黏膜内既有多种外分泌腺，又有许多内分泌细胞，由内分泌细胞分泌的激素称为胃肠激素。胃肠激素在化学结构上都是由氨基酸残基组成的肽类，其中一些在中枢神经内亦有分布，这些双重分布的肽类称"脑-肠肽"。现将几种主要胃肠激素的作用分述如下（表8-1）：

表8-1　四种主要胃肠激素的分泌部位和主要生理功能

激素名	分泌部位及细胞	主要生理功能
促胃液素	幽门部和十二指肠黏膜的G细胞	促进胃液的分泌，使盐酸的分泌量增加，对胰液、胆汁也具有刺激分泌作用；并且能促进胃肠运动，使胃排空加快
促胰液素	小肠上段黏膜中的S细胞	促进胰液及胆汁中水和碳酸氢盐的分泌，但能抑制胃酸分泌和胃运动
缩胆囊素	十二指肠黏膜、空肠黏膜的I细胞	引起胆囊收缩、肝胰壶腹括约肌舒张，促进胆汁排放，促进胰液中各种酶的分泌，促进胰腺外分泌组织生长，并使小肠运动增强
抑胃肽	十二指肠、空肠黏膜的K细胞	抑制胃液分泌及胃运动，但能促进胰岛素的释放

（一）促胃液素

促胃液素由幽门部和十二指肠黏膜的G细胞分泌。迷走神经兴奋，蛋白质消化产物作用于胃幽门部黏膜，均可引起促胃液素的释放。其主要作用是促进胃液的分泌，使盐酸的分泌量增加，对胰液、胆汁也具有刺激分泌作用，并且能促进胃肠运动，使胃排空加快。

（二）促胰液素

促胰液素由小肠上段黏膜中的S细胞分泌。在盐酸及蛋白质分解产物作用下，促进促胰液素的释放。其主要作用是促进胰液及胆汁中水和碳酸氢盐的分泌，但能抑制胃酸分泌和胃运动。

（三）缩胆囊素

缩胆囊素由十二指肠黏膜和空肠黏膜的I细胞分泌。食物中蛋白质、脂肪的消化产物作用于小肠黏膜，促进I细胞释放缩胆囊素。其主要作用是引起胆囊收缩、肝胰壶腹括约肌舒张，促进胆汁排放，促进胰液中各种酶的分泌，促进胰腺外分泌组织生长，并使小肠运动增强。

（四）抑胃肽

抑胃肽由十二指肠和空肠黏膜的K细胞分泌。脂肪及其分解产物作用于K细胞，引起抑胃肽的释放，其主要作用是抑制胃液分泌及胃运动，但能促进胰岛素的释放。

此外，组胺对胃酸的分泌也有影响。正常情况下，胃黏膜释放少量组胺，通过局部弥散与邻近胃黏膜的壁细胞上的H_2受体结合，促进胃酸分泌。西咪替丁（H_2受体阻滞药）可阻断壁细胞与组胺的结合，减少胃酸的分泌，所以可用于治疗消化性溃疡。

知识链接

西咪替丁

组胺H_2受体拮抗剂，具有抑制胃酸分泌的作用。抑酸作用强，能有效地抑制基础胃酸分泌和各种原因如食物、组胺、五肽胃泌素、咖啡因与胰岛素等刺激所引起的胃酸分泌，使分泌的量和酸度都降低，并能防止或减轻胆盐、乙醇、阿司匹林及其他非甾体抗炎药等所致的胃黏膜腐蚀性损伤，对应激性溃疡和上消化道出血也有明显疗效。

点滴积累

1.消化腺包括口腔大唾液腺、肝、胰和消化管壁内的小腺体（如唇腺、颊腺、舌腺、食管腺、胃腺、肠腺等），均借排出管道将分泌物排入消化管腔内。

2.食管有三个狭窄处：第一狭窄处位于咽与食管交接处，第二狭窄处位于食管与左主支气管交叉处，第三狭窄处食管穿经膈处。这些狭窄处是食管肿瘤的好发部位，也是异物较易滞留的地方。

3.成人小肠全长5～7m，上端起自幽门，下端接续盲肠，分为十二指肠、空肠和回肠三部分。十二指肠长约25cm，呈"C"形环绕胰头，十二指肠分为上部、降部、水平部和升部四部分。

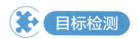

目标检测

（一）单选题

1.胆汁中参与消化作用的主要成分是（ ）
　　A.胆色素　　　　B.胆盐　　　　C.胆固醇　　　　D.卵磷脂

2.下列关于胃酸生理作用的叙述，错误的是（ ）
　　A.能激活胃蛋白酶原，提供胃蛋白酶所需的酸性环境
　　B.可促进维生素B_{12}的吸收
　　C.可使食物中的蛋白质变性而易于分解
　　D.可杀死随食物进入胃内的细菌

3.关于消化管平滑肌基本电节律的正确叙述是（ ）
　　A.是一种超极化波
　　B.其后一定伴随动作电位
　　C.是平滑肌收缩节律的控制波
　　D.在切断支配胃肠的神经后消失

4.胰蛋白酶原活化的最主要物质是（ ）
　　A.肠激酶　　　　B.胃蛋白酶　　　　C.组胺　　　　D.糜蛋白酶

5.所有消化液中最重要的是（ ）
　　A.唾液　　　　B.胃液　　　　C.胰液　　　　D.小肠液

6.胆汁对脂肪的消化和吸收有促进作用，主要是由于它含有（ ）
　　A.脂肪酶　　　　B.胆红素　　　　C.胆盐　　　　D.胆固醇

7.下列哪种形式的小肠运动使食糜与消化液充分混合，便于进行化学消化（ ）
　　A.紧张性收缩　　　　B.分节运动　　　　C.蠕动　　　　D.容受性舒张

8.胰腺内分泌胰岛素的细胞是（ ）
　　A.PP细胞　　　　B.D细胞　　　　C.A细胞　　　　D.B细胞

9.迷走神经兴奋时（ ）
　　A.胃肠平滑肌活动增强，消化腺分泌减少
　　B.胃肠平滑肌活动减弱，消化腺分泌增加
　　C.胃肠平滑肌活动增强，消化腺分泌增加
　　D.胃肠平滑肌活动减弱，消化腺分泌减少

10.水在小肠内的主要吸收机制是（ ）
 A.渗透 B.单纯扩散 C.入胞作用 D.主动转运

（二）多选题

1.消化管平滑肌的生理特性有（ ）
 A.兴奋性 B.伸展性 C.收缩性
 D.紧张性 E.自动节律 F.对理化刺激的敏感性
2.属于消化腺的是（ ）
 A.肝 B.脾 C.胰
 D.舌 E.肾上腺
3.咽的交通（ ）
 A.与口腔相通 B.与鼻腔相通 C.与喉腔相通 D.与食管相通
4.进出肝门的结构有（ ）
 A.肝动脉 B.肝静脉 C.肝门静脉
 D.肝管 E.神经
5.属于唾液腺的是（ ）
 A.腮腺 B.胰 C.下颌下腺
 D.肝 E.舌下腺

（三）简答题

1.简述盐酸的主要作用。
2.简述小肠成为三大营养物质吸收主要部位的有利条件。

第八章　习题库

第九章
泌尿系统

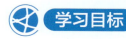 **学习目标**

知识目标

    1. 掌握泌尿系统的组成；肾的形态结构；肾单位的结构；尿液的形成过程和机制；抗利尿激素和醛固酮的生理作用。

    2. 熟悉肾的位置；尿量及尿液的理化性质；肾小管对 Na^+、Cl^-、H_2O、HCO_3^-、K^+、葡萄糖的重吸收过程及方式；H^+、NH_3、K^+ 的分泌。

    3. 了解输尿管、膀胱、尿道的形态结构；排尿反射及异常情况。

技能目标   能在解剖标本或模型上辨识泌尿系统（肾、输尿管、膀胱、尿道）的结构并能说出各部分的结构特点和功能；能够分析影响尿生成的因素。

素养目标   具有对泌尿系统常见疾病进行健康宣教的能力。

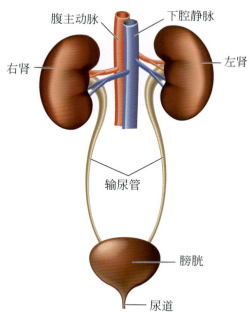

图 9-1 泌尿系统

    泌尿系统由肾、输尿管、膀胱和尿道组成（图 9-1），其主要功能是通过形成和排出尿液，将体内的代谢产物（尿素、无机盐、多余的水分等）排出体外，以维持内环境的稳态。其中，肾产生尿液，输尿管输送尿液至膀胱内储存，最终由尿道排出体外。同时，肾还具有内分泌功能。

第一节 泌尿系统的解剖结构

一、肾

（一）肾的形态、位置

肾是实质性器官，形似蚕豆，左右各一。新鲜时呈红褐色，质地柔软，表面光滑。肾可分为上、下两端，前、后两面和内、外侧两缘。内侧缘中部凹陷，称肾门，是肾动脉、肾静脉、肾盂、神经、淋巴管等结构进出的部位。上述结构被结缔组织包裹，称为肾蒂。肾门向肾实质内凹陷形成的腔隙，称肾窦，其内有肾小盏、肾大盏、肾盂、肾血管、神经、淋巴管及脂肪组织等。

肾位于脊柱的两侧，紧贴腹后壁的上部。左肾上端平第11胸椎下缘，下端平第2腰椎下缘。右肾因受上方肝的影响，比左肾稍低，右肾上端平第12胸椎上缘，下端平第3腰椎上缘。肾门约平第1腰椎体平面，距正中线约5cm。肾门的体表投影在脊肌外侧缘与第12肋所形成的夹角处，称肾区。肾病患者触压或叩击该处可引起疼痛。

（二）肾的被膜

肾的表面由内向外有三层被膜覆盖，分别为纤维囊、脂肪囊和肾筋膜。纤维囊薄而坚韧，紧贴于肾实质表面，由致密结缔组织和少量弹性纤维构成，正常情况下纤维囊与肾实质结合疏松，容易剥离。脂肪囊为包被于纤维囊外周和肾上腺周围的脂肪组织，起到弹性垫样的保护作用，临床上做肾囊封闭，就是将药物注入肾脂肪囊中。肾筋膜为包被在脂肪囊外的结缔组织膜，其向内发出许多结缔组织小束，穿过脂肪囊，连接在纤维囊上，起到固定肾脏的作用。

（三）肾的解剖结构

肾的冠状切面（图9-2）上，肾实质可分为浅层的肾皮质和深层的肾髓质两部分。肾皮质富含血管，呈红褐色，主要由肾小体和肾

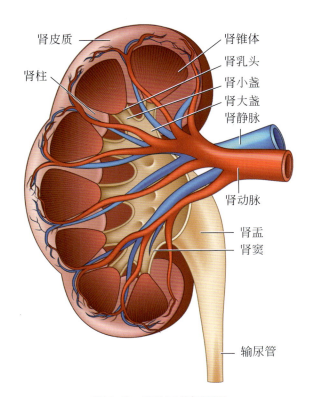

图9-2 肾的冠状切面图

小管组成。肾髓质色淡红,约占肾实质厚度的2/3,主要由肾小管组成。肾髓质内可见15～20个圆锥形的肾锥体,其底朝肾皮质、尖突入肾窦内形成肾乳头,肾锥体顶端的小孔称乳头孔。尿液经乳头孔排入肾小盏。在肾窦内,肾小盏呈漏斗形,边缘包绕肾乳头周围,每肾共有7～8个,承接排出的尿液。相邻的2～3个肾小盏合成1个肾大盏,2～3个肾大盏汇合成一个共同的扁平囊,称肾盂。肾盂出肾门后下行,逐渐变细移行为输尿管。

(四)肾的组织结构

肾实质由肾单位和集合管构成,还包括其间少量结缔组织、血管和神经构成的肾间质。肾单位由肾小体和肾小管构成,是形成尿液的结构和功能单位。集合管负责收集和浓缩尿液。

1. 肾单位

肾单位由肾小体和肾小管组成(图9-3),是尿液生成和排泄的基本单位,每个肾有100多万个肾单位。

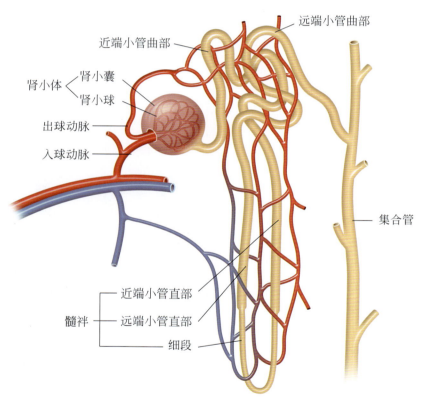

图9-3 肾单位

(1)**肾小体** 由肾小球和肾小囊组成。肾小体有两极,小动脉出入的一端称为血管极,肾小囊与肾小管相连的一端称为尿极。

肾小球为肾小囊内一团盘曲的毛细血管球,是由入球微动脉进入肾小囊后反复分支形成的,呈网状毛细血管袢,最后汇集成出球微动脉,自血管极出肾小囊。入球微动脉比出球微动脉短而粗，使得血管球的毛细血管内压较高，有利于原尿的生成。

肾小囊是肾小管起始部膨大凹陷形成的杯状双层囊，由脏、壁两层上皮细胞构成，其间的腔隙为肾小囊腔。肾小囊壁层是单层扁平上皮，在尿极处与肾小管上皮相延续；脏层上皮细胞形态特殊，称为足细胞。足细胞的胞体大，伸出几个大的初级突起，每个初级突起又发出许多指状的次级突起。相邻足细胞的次级突起间存在裂隙，孔上有裂孔膜覆盖。

（2）**肾小管**　由单层上皮细胞围成的小管，与肾小囊外层相续，终于集合管，具有重吸收原尿和排泄的作用。根据肾小管形态结构、分布位置和功能的不同，由近侧端向远侧端依次为近端小管、细段和远端小管三部分。近端小管分曲部和直部，是肾小管最粗最长的一段。细段位于肾锥体内，是肾小管中最细的一段，它与近端小管直部、远端小管直部形成"U"形的髓袢。远端小管连于细段和集合管之间，分直部和曲部。

2.集合管

集合管与肾单位远曲小管末端相连，自肾皮质行向肾髓质，与其他集合管汇合，最后形成乳头管，开口于肾小盏的肾乳头。集合管具有重吸收和分泌功能。

3.球旁复合体

球旁复合体又称肾小球旁器，主要见于皮质肾单位，位于入球微动脉和出球微动脉之间，包括球旁细胞、致密斑和球外系膜细胞。

（1）**球旁细胞**　又称近球细胞，位于入球微动脉行至近肾小体血管极处，其血管壁平滑肌细胞转化成的上皮样细胞。球旁细胞为压力感受器，能分泌肾素和促红细胞生成素。

（2）**致密斑**　是远端小管近肾小体侧的上皮细胞增高、变窄，排列密集而形成的椭圆形结构。致密斑为钠离子浓度感受器，并能将信息传给球旁细胞。

（3）**球外系膜细胞**　又称极垫细胞，位于入球微动脉、出球微动脉和致密斑之间的三角形区域内，具有吞噬功能。

（五）肾的血液循环特点

1.血流量大

肾动脉直接起于腹主动脉，血流量约占心输出量的1/4，这对于保证尿的生成具有重要意义。

2.两次毛细血管网的血压差异大

肾血流形成两次毛细血管网：肾小球毛细血管网和肾小管周围毛细血管网。入球微动脉较出球微动脉口径粗大，毛细血管球内血压高于肾小囊腔压，有利于血液滤过生成原尿；球后毛细血管网内压小，且血浆胶体渗透压高，有利于肾小管的重吸收和尿的浓缩。

二、输尿管

输尿管为一对细长的肌性管道，起自肾盂末端，终于膀胱，其管壁有较厚的平滑肌层，可通过节律性蠕动将尿液不断送入膀胱。输尿管全程有三处生理性狭窄：第一狭窄位于肾盂与输尿管移行处；第二狭窄位于小骨盆入口、跨越髂血管处；第三处狭窄位于斜穿膀胱壁处。这些狭窄是尿路结石常嵌顿的部位，当结石在输尿管下降或输尿管阻塞时，可引起剧烈疼痛及尿路梗阻。

三、膀胱

膀胱位于骨盆内，上连输尿管，下接尿道内口，是储存尿液的囊状肌性器官，其形态、位置、大小、壁的厚薄随尿液的充盈程度而不同。成人膀胱容积为300～500mL，最大可达到800mL。成人膀胱在空虚时呈三角锥体形，分尖、底、体、颈四部。膀胱尖朝向前上方；膀胱底朝向后下方；膀胱底和膀胱尖之间即为膀胱体；膀胱最下部为膀胱颈（图9-4）。膀胱壁由内向外由黏膜、肌层和外膜组成，黏膜是由变移上皮和固有层组成的。当膀胱空虚时，内面的黏膜由于肌层的收缩形成许多皱襞，充盈时皱襞消失。在膀胱底的内面，左、右输尿管口和尿道内口之间的三角形区域称为膀胱三角，此处黏膜与肌层紧密连接，无论膀胱状态如何，始终平滑无皱襞，是肿瘤、结核和炎症好发部位。

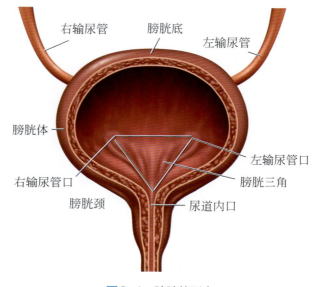

图9-4 膀胱的形态

 知识链接

膀胱破裂

膀胱破裂在医学上的定义是膀胱壁发生裂伤，尿液和血液流入腹腔所引起的以排尿障碍、腹膜炎、尿毒症和休克为特征的一种膀胱疾患。多数是由膀胱在充盈状态下受到巨大外力撞击或刀刺伤所导致的。其症状多表现为尿急、尿痛、血尿等，患者也会感觉到极大的痛苦。膀胱破裂的治疗需要依据裂口的大小位置、有无明显尿外渗等情况决定治疗方法。对于较小的裂口，留置导尿管7～10天，伤口便可自行愈合；裂口较大或腹膜内型膀胱破裂则需要手术治疗。

四、尿道

尿道是膀胱通向体外的管道，起自尿道内口，终于尿道外口，性别差异明显。男性尿道细且长，兼具排尿和排精功能；女性尿道短而直，开口于阴道前庭，距离阴道口和肛门较近，故容易引起泌尿系统逆行性感染，了解泌尿道感染的临床表现和用药有助于药学服务的开展。

扫一扫

数字资源9
认识泌尿道感染

第二节　尿的生成

尿液在肾单位和集合管的共同作用下生成，其生成的基本过程包括三个阶段：① 血液经肾小球毛细血管滤过形成超滤液；② 肾小管和集合管对超滤液进行选择性重吸收；③ 肾小球和集合管的分泌功能。

一、肾小球的滤过功能

肾小球的滤过功能是指当血液流经肾小球毛细血管时，除蛋白质外，血浆中的水、电解质、小分子有机物等透过滤过膜进入肾小囊腔形成超滤液（又称原尿）的过程。这是尿生成的第一步。通过动物实验对肾小囊中液体进行微量化学分析，结果发现，原尿中除不含大分子蛋白质外，其余的成分及浓度均与血浆基本相同（表9-1）。

表9-1　血浆、原尿和终尿的成分比较

成分	血浆/（g/L）	原尿/（g/L）	终尿/（g/L）
水	900	980	960
蛋白质	80	微量	0
葡萄糖	1	1	0
Na^+	3.3	3.3	3.5
K^+	0.2	0.2	1.5
Cl^-	3.7	3.7	6.0
CO_3^{2-}	1.5	1.5	0.07
PO_4^{3-}	0.03	0.03	1.2

续表

成分	血浆/（g/L）	原尿/（g/L）	终尿/（g/L）
尿素	0.3	0.3	20
尿酸	0.02	0.02	0.5
肌酐	0.01	0.01	1.5
氨	0.001	0.001	0.4

（一）滤过膜及其通透性

肾小球滤过膜是指流经肾小球毛细血管的血液中部分溶质经滤过进入肾小囊形成原尿时所需要通过的滤过结构，其由三层结构组成：① 内层的毛细血管内皮细胞，具有许多直径为 70～90nm 的小孔，可阻止红细胞通过，是原尿滤过的第一道屏障；② 中间层是非细胞性的基膜，阻碍血浆蛋白滤过，决定着滤过膜的通透性；③ 外层是肾小囊脏层上皮细胞裂隙膜，膜上有直径为 4～11nm 的小孔，在裂隙膜上分布着一种称为裂孔素的蛋白，可阻止分子量较小的蛋白质通过，是滤过的最后屏障。以上三层结构共同构成了肾小球滤过的机械屏障。

同时滤过膜各层均含有许多带负电荷的糖蛋白，限制带负电的血浆蛋白滤过，起着电学屏障的作用。由此可见，血浆中不同物质通过滤过膜的能力取决于该物质的分子大小和它所携带的电荷。

（二）有效滤过压

有效滤过压（EFP）是肾小球滤过功能的主要动力（图9-5）。它由肾小球毛细血管

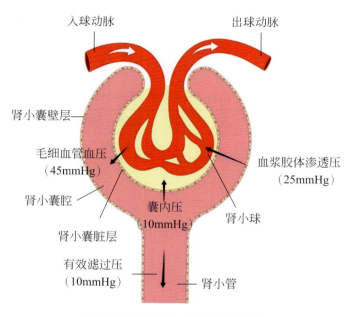

图9-5　肾小球有效滤过压示意图

血压、血浆胶体渗透压、肾小囊内压三者共同组成，其中肾小球毛细血管血压是促进血浆滤过的动力；血浆胶体渗透压和肾小囊内压是阻止血浆滤过的阻力，因此有效滤过压＝肾小球毛细血管血压－（血浆胶体渗透压＋肾小囊内压）。

实验结果显示，肾小球毛细血管并不是全段都有滤过作用。在入球小动脉端和出球小动脉端，毛细血管血压基本不变，约为45mmHg，肾小囊内压为10mmHg。因此，肾小球毛细血管不同部位有效滤过压的大小，主要取决于血浆胶体渗透压的变化。血液在肾小球毛细血管中流动时，随着超滤液的生成，血液中的血浆蛋白浓度逐渐升高，血浆胶体渗透压不断增大，有效滤过压逐渐降低。在入球端，有效滤过压为10mmHg，故有滤过作用，而在出球端有效滤过压下降至零，故无滤过作用，无滤液生成。

（三）肾小球滤过功能的评价指标

肾小球滤过率和滤过分数是衡量肾小球滤过功能的重要指标。

1. 肾小球滤过率

肾小球滤过率（GFR）是指单位时间（每分钟）内两肾生成的超滤液量。据测定，GFR与体表面积成正比，一个体表面积约为1.73m²的正常成人安静时约为125mL/min，故一昼夜生成的超滤液量可达180L。

2. 滤过分数

肾小球滤过率与每分钟肾血浆流量的比值称为滤过分数（FF）。正常人安静时肾血浆流量为660mL/min，则滤过分数为19%，表明流经肾的血浆约有1/5由肾小球滤过到肾小囊形成超滤液。

（四）影响肾小球滤过的因素

肾小球滤过率的大小主要取决于肾小球滤过膜的面积和通透性、有效滤过压大小及肾血浆流量。

1. 滤过膜的面积和通透性

滤过膜的面积主要影响尿量，它是指人体两侧肾全部肾小球毛细血管的总面积，约1.5m²。正常情况下两肾的滤过面积保持稳定，但在如急性肾小球肾炎的病理情况下，由于肾小球毛细血管管腔变窄或完全阻塞，造成有滤过功能的肾小球数量减少，有效滤过面积减少，滤过率降低，可导致少尿或无尿。

滤过膜的通透性主要影响滤液成分。正常情况下，滤过膜的通透性比较稳定。但在某些病理情况下，肾小球滤过膜上携带负电荷的糖蛋白减少，滤过膜通透性增大，使原来难以滤过的血浆蛋白甚至血细胞滤出，可出现蛋白尿和血尿。

2. 有效滤过压

有效滤过压是肾小球滤过的动力，凡是能影响肾小球毛细血管血压、血浆胶体渗透压和肾小囊内压的因素，都会改变有效滤过压，从而影响肾小球滤过率。

（1）肾小球毛细血管血压　正常情况下，动脉血压在80～180mmHg范围内波动时，肾血流量可以通过自身调节保持相对稳定，从而使肾小球毛细血管血压也保持相对稳定，滤过率无明显变化。但当动脉血压低于80mmHg时，肾血流量减少，肾小球毛细血管血压及有效滤过压降低，滤过率下降，出现少尿。当动脉血压下降到40～50mmHg以下时，肾小球滤过率下降到零，尿生成停止，出现无尿。而当动脉血压超过180mmHg时，由于全身小动脉痉挛，导致肾血流量急剧减少，肾小球毛细血管血压明显降低，滤过率减少而出现少尿。

（2）**肾小囊内压**　正常情况下，肾小囊内压是相对稳定的。但当出现肾盂或输尿管结石、肿瘤压迫或是其他原因导致输尿管阻塞时，因肾小囊内液体流出不畅，导致肾小囊内压增高，从而有效滤过压下降，滤过率降低而出现尿量减少。

（3）**血浆胶体渗透压**　血浆胶体渗透压在正常情况下不会有很大变动。但若肝肾功能受损，或因静脉输入大量生理盐水时，血浆中蛋白质浓度降低，使血浆胶体渗透压下降，导致肾小球有效滤过压升高，滤过率增加而出现多尿。

3.肾血浆流量

正常情况下，肾血浆流量可以保持相对稳定。在严重缺氧、中毒性休克、大失血等情况下，交感神经兴奋，肾血管收缩，使肾血浆流量减少，肾小球毛细血管血压降低而使肾小球滤过率减少，导致尿量减少。

二、肾小管和集合管的重吸收

正常成人每昼夜生成的超滤液量约180L，而终尿量每天平均仅为1.5L，这说明99%的水在流经肾小管和集合管时被重新吸收，其他溶质也被选择性重吸收。

肾小囊中的超滤液流入肾小管即为小管液。正常情况下，小管液中的葡萄糖、氨基酸被全部重吸收；Na^+、K^+、Cl^-、HCO_3^-及尿素等物质可不同程度地被重吸收。肾小管和集合管的不同部位对物质重吸收的能力和机制有所不同，其中，近端小管尤其是近曲小管重吸收的物质种类最多，数量最大，是重吸收最主要的部位（图9-6）。

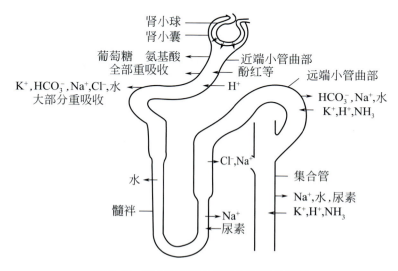

图9-6　肾小管和集合管物质重吸收概况

（一）重吸收的机制

重吸收的方式包括主动转运和被动转运两种。主动转运是指肾小管上皮细胞通过消耗能量，逆浓度梯度或电位梯度（电-化学梯度），将小管液中溶质转运到组织液、血液的过程。葡萄糖、氨基酸、Na^+、K^+等物质都是以主动转运的方式重吸收。被动转运是指小管液中的溶质顺浓度梯度或电位梯度通过肾小管上皮细胞进入管周组织液或血液的过程，水、尿素等物质主要以被动转运的方式重吸收回体内循环。

（二）主要物质的重吸收

1.Na^+、Cl^-和水的重吸收

（1）Na^+的重吸收　Na^+是细胞外液的主要阳离子，是维持血浆晶体渗透压的重要成分。肾小管对Na^+的重吸收量直接影响到其他物质如Cl^-和水的重吸收。原尿中99%以上的Na^+都被重吸收，肾小管各段对于Na^+的重吸收率不同，绝大多数通过近端小管重吸收。近端小管中，Na^+通过钠泵的作用，并依靠与Na^+-葡萄糖同向转运体、Na^+-氨基酸同向转运体及Na^+-H^+逆向交换体结合，被主动重吸收。髓袢升支粗段，Na^+的主动重吸收还伴随着Cl^-继发性主动重吸收。远曲小管和集合管也可主动重吸收NaCl，且Na^+的重吸收和K^+及H^+的分泌有关（见K^+和H^+的分泌）。

（2）Cl^-的重吸收　小管液中约99%的Cl^-被重吸收，作为主要的平衡离子，在肾小管各段和集合管中，大部分的Cl^-是随着Na^+的重吸收而被动重吸收的，只有在髓袢升支粗段有少量的主动重吸收。

（3）水的重吸收　原尿中约99%的水都会被重吸收，排出仅1%。水重吸收的动力是溶质吸收后所形成的渗透压差。水在各段小管中重吸收的比例不同，其重吸收的多少取决于各段小管上皮细胞对水的通透性以及机体内的水平衡状态。

近端小管管壁对水的通透性很高，此处水的重吸收量始终约占肾小球滤过率的65%，属于不可调节性重吸收，这种肾小球滤过率和近端小管重吸收率之间始终保持一定比例的现象，称为球管平衡。球管平衡对维持细胞外液总量和渗透压相对稳定具有一定的作用。

髓袢降支细段对水通透性较好，水的重吸收占20%。髓袢升支段对水无通透性。

远曲小管和集合管对水的通透性较低，对水的重吸收量约占14%。此段水的重吸收量虽然远小于近端小管，但受到抗利尿激素（ADH）的调节，变化较大。在抗利尿激素的作用下，当机体缺水时，水的重吸收增多，尿量减少，保证机体的用水量；反之，当机体摄入水量过多时，水的重吸收减少，尿量增多。故远曲小管和集合管对水的重吸收属于可调节性重吸收，这种调节在机体水平衡和无机盐代谢调节中具有重要意义。

2.K^+的重吸收

K^+是维系细胞静息电位及生物电活动的重要离子，血浆中的K^+几乎全部被肾小球滤过，小管液中94%左右的K^+被重吸收，其中近端小管是K^+重吸收的主要场所，占65%～70%，髓袢重吸收25%～30%，远端小管和集合管既重吸收K^+也能分泌K^+，其分泌量的多少取决于血钾的浓度，并受到醛固酮调节。K^+的重吸收方式是逆电-化学梯

度的主动重吸收。

3. HCO_3^- 的重吸收

碳酸氢盐是 CO_2 在血浆中的主要运输方式，因此，HCO_3^- 对于维持体内的酸碱平衡具有重要意义。80%～85%的 HCO_3^- 在近端小管内重吸收，其本身不易透过管壁被吸收，需要与 H^+ 结合生成 H_2CO_3，H_2CO_3 再进一步分解成 CO_2 和 H_2O，CO_2 很容易通过自由扩散进入上皮细胞内，并在细胞内碳酸酐酶的催化下与 H_2O 结合生成 H_2CO_3，进而再解离为 H^+ 和 HCO_3^-，H^+ 被分泌到小管液中并将 Na^+ 交换回细胞内，HCO_3^- 与 Na^+ 一起转运入血。因此，HCO_3^- 是以 CO_2 的形式被肾小管重新吸收的，而不是直接重吸收 HCO_3^-。

4. 葡萄糖的重吸收

原尿中葡萄糖浓度与血糖浓度相同，但终尿中几乎不含葡萄糖，说明葡萄糖被全部重吸收回血液。葡萄糖重吸收的部位全部在近端小管，通过继发性主动转运与 Na^+ 进行，方向为逆浓度梯度。但是由于近端小管细胞膜上同向转运体的数量是一定的，因此对葡萄糖的重吸收具有一定限度。当血液中的葡萄糖浓度超过 8.96～10.08mmol/L 时，部分近端小管上皮细胞对葡萄糖的重吸收已达极限，葡萄糖不能全部重吸收，此时尿中开始出现葡萄糖。尿中开始出现葡萄糖时的最低血糖浓度，称为肾糖阈。

（三）影响重吸收的因素

知识链接

渗透性利尿药

渗透性利尿药又称脱水药，是利尿剂中的一种，临床上常用的有甘露醇、山梨醇和高渗糖液等。这类药物通过静脉方式给药，药物通过肾脏时能被肾小球完全滤过，但不易被重吸收，导致小管液中溶质颗粒数增加，提高渗透压，产生渗透性利尿作用，临床上适用于不同程度的高血压、心力衰竭、肾病综合征、肝硬化腹水等。

小管液中溶质的颗粒数目决定着其渗透压，渗透压是对抗肾小管和集合管重吸收水分从而使尿量增多的力量。当小管液中一种或几种溶质数目增多时，渗透压就会升高，对水的吸引力增大，对抗肾小管和集合管对水重吸收的力量增大，使得重吸收水分减少，尿量增多。这种通过增加小管液中溶质颗粒数，对抗肾小管和集合管重吸收水分的力量而使尿量增多的现象，称为渗透性利尿。例如糖尿病患者，由于近端小管不能将葡萄糖完全重吸收，导致小管液中葡萄糖的浓度增大，渗透压增高，阻碍了水分的重吸收，便引起渗透性利尿而导致尿量增多，因此糖尿病患者的典型临床表现之一就是多尿。

三、肾小管和集合管的分泌

肾小管和集合管上皮细胞将自身的代谢产物排到小管液中的过程，称为分泌。肾小管和集合管分泌H^+、NH_3和K^+（图9-7），这种过程对维持内环境的酸碱平衡和电解质平衡发挥着重要的意义。

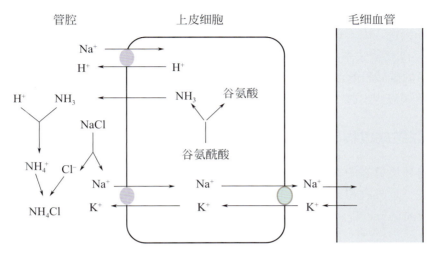

图9-7　肾小管上皮细胞分泌H^+、NH_3、K^+示意图

（一）H^+的分泌

近端小管、远端小管和集合管上皮细胞均能分泌H^+，但主要以近端小管为主。小管上皮细胞内含有碳酸酐酶，细胞代谢产生的CO_2进入细胞后，会在碳酸酐酶的催化下，与H_2O结合生成H_2CO_3，H_2CO_3可迅速解离为H^+和HCO_3^-，H^+被上皮细胞主动分泌到小管腔内，而HCO_3^-则留在细胞内，同时为了维持小管腔内外的电荷平衡，小管液中的Na^+会扩散进入细胞内。细胞内的Na^+借助钠泵主动转运至组织液从而进入血液，而细胞内的HCO_3^-也顺电化学梯度随Na^+一起进入血液，形成$NaHCO_3$。这种由H^+的分泌和Na^+的重吸收相伴而行的过程，称为H^+-Na^+交换。远曲小管和集合管处依靠H^+泵可主动分泌H^+，分泌的H^+与上皮细胞分泌的NH_3结合生成NH_4^+，还可与小管液中的HPO_4^{2-}形成$H_2PO_4^-$，NH_4^+和$H_2PO_4^-$均不易重新进入细胞，故留在小管液中。

由此可见，H^+的分泌有三重重要意义：① 排酸保碱，分泌H^+重吸收HCO_3^-，维持内环境的酸碱度；② 酸化尿液，分泌H^+与HPO_4^{2-}结合生成酸性$H_2PO_4^-$，增加尿液中可滴定酸的浓度；③ 分泌H^+与NH_3结合生成NH_4^+，促进氨的排出。

（二）NH_3的分泌

NH_3主要由远曲小管和集合管上皮细胞内的谷氨酰胺脱氨基作用产生。由于NH_3的脂溶性较高，很容易透过细胞膜自由扩散进入管腔，因此分泌产生的NH_3需同H^+结合生成NH_4^+，进而与Cl^-结合生成水溶性NH_4Cl随尿液排出。可见，NH_3的分泌与H^+的分泌密切相关，NH_3的分泌可以促进H^+的分泌，具有排酸保碱，维持内环境酸碱平衡的作用。

（三）K^+的分泌

由于在近端小管处，原尿中绝大部分K^+已被重新吸收，因此终尿中的K^+主要是由远端小管和集合管分泌的。K^+的分泌与Na^+的重吸收有密切联系。远端小管和集合管上皮细胞管腔膜对K^+有通透性且细胞内K^+较高，K^+可顺电化学梯度分泌进入小管液。当Na^+被肾小管上皮细胞重吸收后，小管内外的电荷平衡被打破，促使K^+分泌，这一过程称为K^+-Na^+交换。由于H^+的分泌通过H^+-Na^+交换完成，同样具有Na^+依赖性，因此H^+和K^+的分泌存在竞争关系，即H^+-Na^+交换增强，则K^+-Na^+交换减弱。人体发生酸中毒时，由于小管内的碳酸酐酶活性增强，导致H^+生成增多，H^+-Na^+交换增强，导致K^+-Na^+交换减弱，K^+随尿液排出减少，引起高钾血症。

四、尿生成过程的调节

机体内环境稳态的实现，很大程度上取决于尿生成过程的调节。机体通过对尿生成过程中滤过、重吸收和分泌三个过程的调节，改变尿液的成分和尿量，以保证内环境稳态。尿生成的调节过程主要包括体液调节和肾血流量调节。

（一）体液调节

1. 抗利尿激素

抗利尿激素（ADH）又称血管升压素（VP），它由下丘脑视上核和室旁核等部位的肽能神经元胞体合成，并通过下丘脑-垂体束运输到神经垂体储存。ADH主要作用于远曲小管和集合管，提高上皮细胞对水的通透性，促进肾对水的重吸收，尿量减少，起到抗利尿的作用。抗利尿激素的分泌和释放主要受到血浆晶体渗透压和循环血量的调节。

（1）血浆晶体渗透压 是生理状况下调节抗利尿激素释放的重要因素。下丘脑视上核、室旁核及其周围区域有渗透压感受器细胞，对血浆晶体渗透压，尤其是血浆NaCl浓度的变化非常敏感。当机体大量出汗、严重腹泻或呕吐后，机体水分丢失过多造成血浆晶体渗透压增高，刺激下丘脑的渗透压感受器，使抗利尿激素合成、释放增多，促进远曲小管和集合管对水的重吸收，尿液浓缩，水分排出减少，有利于保持体内水分，促进血浆晶体渗透压回归正常范围；反之，如血浆晶体渗透压降低，如大量饮水，抗利尿激素合成和释放减少，远曲小管和集合管对水的重吸收减少，尿量增多。这种因一次性大量饮用清水而导致抗利尿激素分泌和释放减少，引起尿量明显增多的现象，称为水利尿。

（2）循环血量 也是影响抗利尿激素合成和释放的重要因素。当循环血量减少时，左心房和胸腔大静脉壁上的容量感受器所受刺激减弱，同时心输出量减少，血压降低，对颈动脉窦压力感受器的刺激也减弱，两者经迷走神经传入至下丘脑的神经冲动减少，反射性地引起抗利尿激素合成和释放，增加远曲小管和集合管对水的重吸收，使尿量减少，有利于血容量的恢复；反之，当循环血量增多时，容量感受器受到的刺激增强，同时血压升高，对压力感受器的刺激也增强，通过迷走神经反射性地抑制抗利尿激素的合成和释放，使水重吸收减少，尿量增多，使循环血量回归正常水平。

> **知识链接**
>
> **尿崩症**
>
> 尿崩症是指由于各种原因引起抗利尿激素的合成、释放和作用发生障碍，导致肾脏不能保留水分，临床上表现为排出大量低渗透、低比重的尿和烦渴、多饮等症状的一种疾病。尿崩症患者一般一日尿量在4000mL以上，夜尿明显增多，极少数患者日尿量可超过10000mL。多数尿崩症是由于外伤、手术或疾病造成下丘脑损伤，损伤累及视上核、室旁核或下丘脑-垂体束，导致抗利尿激素合成和释放发生障碍，称为中枢性尿崩症；少数尿崩症是由于集合管抗利尿激素受体的先天性缺陷，导致抗利尿激素无法控制远曲小管和集合管对水的通透性，此种称为肾性尿崩症。

2. 醛固酮

醛固酮是肾上腺皮质球状带细胞合成和分泌的一种类固醇激素，其生理作用是促进远曲小管和集合管对Na^+的主动重吸收，同时促进K^+的排泄。由于Na^+的重吸收增加，使水的重吸收也增加，导致细胞外液量增多。因此醛固酮具有保钠排钾以及维持细胞外液和渗透压相对稳定的作用。醛固酮的分泌主要受到肾素-血管紧张素-醛固酮系统、血中K^+浓度、血中Na^+浓度的调节（图9-8）。

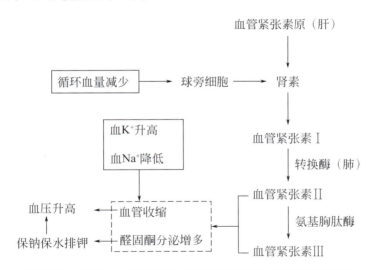

图9-8　肾素-血管紧张素-醛固酮系统的生成和作用示意图

（1）肾素-血管紧张素-醛固酮系统　肾素是由肾球旁细胞分泌的一种蛋白水解酶。当循环血量减少，肾血流量减少时，入球小动脉壁上的牵张感受器受到的刺激减弱，促使肾素分泌增加。同时，肾血流量减少，使肾小球滤过率减少，滤过的Na^+量减少，激活了致密斑感受器，也可引起肾素释放增多。此外，交感神经兴奋时，也可直接刺激球旁细胞使肾素分泌增加。

当肾素进入血液后，会使血浆中的血管紧张素原分解生成血管紧张素Ⅰ（10肽），血管紧张素Ⅰ经过血管紧张素转换酶的作用，降解生成血管紧张素Ⅱ（8肽），血管紧张素Ⅱ在氨基肽酶的作用下，降解成血管紧张素Ⅲ（7肽），血管紧张素Ⅱ和血管紧张素Ⅲ都具有收缩血管和刺激醛固酮合成和分泌的作用。

（2）**血K^+和血Na^+浓度** 血K^+升高或血Na^+降低时，都可直接刺激肾上腺皮质球状带细胞增加醛固酮的分泌，促进肾小管、集合管的保Na^+排K^+的作用；相反，当血K^+降低或血Na^+升高时，醛固酮分泌则减少，保Na^+和排K^+作用减弱。

（二）肾血流量调节

1. 肾自身调节

在正常情况下，成人两肾血流量约为心输出量的20%~25%。通过实验发现，当肾动脉灌注压在20~80mmHg时，肾血流量随肾灌注压的升高相应增加；当肾动脉灌注压在80~180mmHg范围内波动时，肾血流量保持相对稳定。肾血流量在动脉血压一定变动范围内不依赖神经和体液因素的作用，仍然保持相对稳定的现象，称为肾血流量的自身调节。

2. 神经调节

交感神经是主要调节肾血流量的神经，它不仅支配肾血管，还支配肾小管和分泌肾素的球旁细胞。正常情况下的体位改变、剧烈活动或在病理情况（如严重缺氧、大出血、中毒性休克）时，都可反射性地引起交感神经兴奋，使肾血管收缩，肾血流量减少，从而保证心脏、脑等重要器官的血液供应，结果是肾小球滤过率降低，原尿及终尿减少。

3. 体液调节

前列腺素、一氧化氮及缓激肽等体液因素可导致肾血流量增加，肾上腺素、去甲肾上腺素、血管紧张素、血管升压素等体液因素可使肾血流量减少。

第三节 尿液及其排放

一、尿液

尿液是由肾产生，经输尿管、膀胱、尿道排出的含有人体代谢废物的液体。尿液的理化性质和尿量可反映肾本身的结构与功能状态，也可反映血浆的化学成分或内环境的相对变化，是发现机体某些病理变化的主要途径之一。

正常成人24h内尿量一般为1~2L，平均为1.5L。如果每天尿量超过2.5L，称为多尿；每天尿量少于400mL或每小时尿量少于17mL，称为少尿；每天尿量少于100mL，称为无尿。

尿的主要成分是水，占95%~97%，其余为溶解在水中的固体物质，主要包括尿素、尿酸、非蛋白含氮化合物、无机盐等。正常新鲜尿液呈淡黄色，久置后，由于尿胆原被氧化为尿胆素和磷酸盐等发生沉淀，颜色变深且混浊。通常尿液比重为1.015~1.025，呈弱酸性，pH在5.0～7.0之间波动。

二、尿的排放

尿液是连续不断生成的，由集合管、肾盏、肾盂经输尿管节律性蠕动将尿液送入膀胱储存。当膀胱内的尿量储存到一定程度，膀胱内压升高，因为排尿反射，尿液经尿道排出体外。

（一）膀胱和尿道的神经支配

膀胱和尿道受腹下神经、盆神经和阴部神经的共同支配。膀胱逼尿肌和尿道内括约肌为平滑肌，受交感和副交感神经的双重支配。副交感神经来自盆神经，其兴奋时，令膀胱逼尿肌收缩，尿道内括约肌松弛，引起排尿；交感神经来自腹下神经，其兴奋时，使膀胱逼尿肌松弛，尿道内括约肌收缩，阻止排尿。尿道外括约肌是骨骼肌，受阴部神经支配，可被大脑随意支配，兴奋时尿道外括约肌收缩，阻止排尿。

（二）排尿反射

排尿反射是脊髓反射，受脑的高级中枢控制，可由意识促进或抑制。一般成人膀胱内尿量在400mL以下时，膀胱内压很低，对牵张感受器刺激弱，达不到有效刺激，不会使感受器兴奋。当膀胱内容量增加到400～500mL时，膀胱内压增高，刺激膀胱壁的牵张感受器而兴奋，神经冲动沿盆神经传入脊髓骶段的排尿反射初级中枢，同时冲动传至大脑皮质高级中枢，产生尿意。若情况允许，大脑皮质下发冲动至骶髓，兴奋沿盆神经传出，逼尿肌收缩与尿道内括约肌舒张，尿液进入后尿道。尿液刺激后尿道壁的感受器，沿盆神经传入脊髓排尿中枢，加强排尿中枢的活动，并反馈性地抑制阴部神经活动，尿道外括约肌舒张，会阴部肌肉松弛，尿液排出。若条件不允许，大脑皮质高级中枢会对骶髓排尿初级中枢产生抑制作用。

小儿因其大脑皮质发育不完善，对排尿反射初级中枢的控制力较弱，故排尿次数多，且易发生夜间遗尿现象。若脊髓发生横断，排尿反射初级中枢与大脑皮质联系中断，排尿反射失去意识控制，称为尿失禁。脊髓骶段的初级排尿反射中枢或排尿反射的反射弧任何环节受到损伤，膀胱内充满尿液而无法排出，称为尿潴留。

点滴积累

1.泌尿系统由肾、输尿管、膀胱和尿道组成。

2.左肾上端平第11胸椎下缘，下端平第2腰椎下缘。右肾比左肾稍低。肾门的体表投影又称肾区，在竖脊肌外侧缘与第12肋所形成的夹角处，约平第1腰椎水平。肾表面由内向外分为纤维囊、脂肪囊、肾筋膜三层被膜。肾实质分浅层的肾皮质和深层的肾髓质，肾实质由大量肾单位和集合管构成，肾单位包括肾小体和肾小管，是尿液生成的基本单位。

3.输尿管全长有三处狭窄：起始处、跨小骨盆上口处和壁内部。

4.膀胱分尖、体、底、颈四部分，膀胱底内面，两输尿管口和尿道内口之间的三角区称膀胱三角。

5.尿液形成过程包括肾小球滤过、肾小管和集合管重吸收及分泌三个过程。

6.肾小球滤过率和滤过分数是衡量肾小球滤过的指标。影响肾小球滤过的因素：有效滤过压、滤过膜的面积和通透性、肾血浆流量。

7.Na^+、Cl^-、水、葡萄糖、氨基酸等大部分物质重吸收发生在近端小管。

目标检测

（一）单选题

1.下列不属于泌尿系统组成的是（ ）
  A.肾　　　　　　B.输尿管　　　　　C.膀胱　　　　　D.子宫
2.成人肾门的位置约平对（ ）
  A.第1腰椎水平　　B.第2腰椎水平　　C.第3腰椎水平　　D.第4腰椎水平
3.肾的基本功能单位是（ ）
  A.肾小球　　　　B.肾单位　　　　　C.肾小囊　　　　D.肾小体
4.对肾起固定作用的被膜主要为（ ）
  A.肾纤维囊　　　B.肾脂肪囊　　　　C.肾筋膜　　　　D.腹横筋膜
5.关于输尿管，叙述错误的是（ ）
  A.第1狭窄在肾门处
  B.第2狭窄在跨过小骨盆入口处
  C.第3狭窄在壁内部
  D.三处生理性狭窄是尿路结石容易嵌顿的部位
6.肾小管重吸收能力最强的部位是（ ）
  A.近端小管　　　　　　　　　　　　B.远端小管
  C.髓袢　　　　　　　　　　　　　　D.远曲小管和集合管
7.下列会导致肾小球滤过率减少的情况是（ ）
  A.血浆胶体渗透压下降　　　　　　　B.血浆胶体渗透压升高
  C.血浆晶体渗透压下降　　　　　　　D.血浆晶体渗透压升高
8.Na^+重吸收的主要部位是（ ）
  A.近端小管　　　B.髓袢　　　　　　C.远曲小管　　　D.集合管
9.促使远曲小管重吸收Na^+、分泌K^+的激素是（ ）
  A.血管升压素　　　　　　　　　　　B.肾上腺素
  C.醛固酮　　　　　　　　　　　　　D.血管紧张素
10.高位截瘫患者（脊休克恢复后）排尿障碍表现为（ ）
  A.少尿　　　　　　　　　　　　　　B.尿崩症
  C.尿潴留　　　　　　　　　　　　　D.尿失禁

（二）多选题

1. 肾单位包括（　　）
   A. 肾小管　　　　B. 集合管　　　　C. 肾小体　　　　D. 肾小囊
2. 球旁复合体由下列哪些细胞构成（　　）
   A. 致密斑　　　　　　　　　　　　B. 球外系膜细胞
   C. 球旁细胞　　　　　　　　　　　D. 球状带
3. 肾小球有效滤过压与下列哪些值有关（　　）
   A. 血浆晶体渗透压　　　　　　　　B. 肾小球毛细血管血压
   C. 血浆胶体渗透压　　　　　　　　D. 肾小囊内压
4. 构成肾小球滤过膜的各层结构是（　　）
   A. 毛细血管内皮层　　　　　　　　B. 基膜
   C. 肾小囊脏层　　　　　　　　　　D. 毛细血管平滑肌层
5. 下列关于 H^+ 分泌叙述正确的是（　　）
   A. 近端小管、远端小管和集合管都能分泌
   B. 分泌过程与 Na^+ 重吸收有关
   C. 有利于 HCO_3^- 的重吸收
   D. 可阻碍 NH_3 的分泌

（三）简答题

1. 请简述泌尿系统的组成及功能。
2. 请简述尿液生成的基本过程。
3. 解释糖尿病患者出现多尿现象的原因。

第九章　习题库

第十章 生殖系统

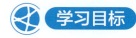

知识目标

1. 掌握男、女性生殖系统的组成及功能;睾丸、卵巢的内分泌功能;月经周期的激素调节及卵巢和子宫内膜的变化。
2. 熟悉月经周期的形成机制;妊娠的过程。
3. 了解男性、女性生殖系统的解剖结构。

技能目标 能在解剖标本或模型上辨识男性、女性生殖系统各器官大致的形态结构以及各部位的位置关系;学会预防性疾病的方法。

素养目标 培养良好的性健康及自我保护意识;具备利用生殖系统知识解决相关问题并进行健康宣教的能力。

生殖系统包括男性生殖系统和女性生殖系统,两者均由内生殖器和外生殖器两部分组成。内生殖器包括生殖腺、生殖管道和附属腺,外生殖器以两性交接的器官为主。生殖系统的主要功能是产生生殖细胞、分泌性激素以及繁殖。

第一节 男性生殖系统

男性生殖系统分为内生殖器和外生殖器(图10-1)。内生殖器由生殖腺(睾丸)、输精管道(附睾、输精管、射精管和尿道)和附属腺(精囊腺、前列腺和尿道球腺)组成。外生殖器包括阴囊和阴茎。

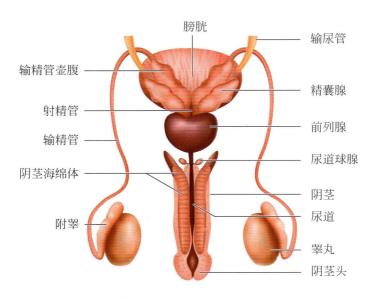

图 10-1　男性生殖系统（后面观）

一、男性生殖系统的解剖结构

（一）男性内生殖器

1. 睾丸

睾丸（图 10-2）呈略扁椭圆形，左、右各一，位于阴囊内。其表面光滑，前缘游离，后缘有附睾和输精管的起始部附着，并有血管、神经和淋巴管出入。

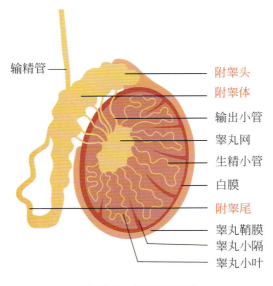

图 10-2　睾丸和附睾

睾丸除后缘外，均被有腹膜，称睾丸鞘膜。鞘膜分为脏、壁两层，脏层紧贴睾丸表面，壁层附于阴囊内面。脏、壁两层在睾丸后缘相互移行，构成一个密闭的鞘膜腔，腔内含有少量起润滑作用的浆液。睾丸表面被覆一层致密结缔组织膜，称为白膜，白膜在睾丸后缘突入睾丸内形成睾丸纵隔。睾丸纵隔将睾丸实质分成100～200个锥形的睾丸小叶，每个睾丸小叶内含有1～4条细而弯曲的小管，称生精小管，其上皮细胞能产生精子。生精小管之间的疏松结缔组织称为睾丸间质，其内除丰富的血管和淋巴管外，还含有能够分泌雄激素的睾丸间质细胞。生精小管在靠近睾丸纵隔时变成短而直的直精小管。直精小管进入睾丸纵隔相互吻合形成睾丸网。从睾丸网发出12～15条睾丸输出小管，经睾丸后缘上部进入附睾头。

2. 附睾

附睾（图10-2）呈新月形，附于睾丸的上端和后缘，从上而下依次分为头、体、尾三部分。附睾头较膨大，由睾丸输出小管盘曲而成，输出小管末端汇集成一条附睾管，附睾管盘曲构成附睾体和附睾尾，管的末端向上直接延续称为输精管。附睾具有贮存、营养精子，并促进精子继续发育成熟的功能。

3. 输精管和射精管

输精管是附睾管的直接延续，是一条长约50cm，管径约3mm的肌性管道。其管壁较厚，管腔小，其功能是负责输送精子。输精管按形成可分为四部：① 睾丸部，即输精管的起始部分，最短，沿睾丸后缘和附睾内侧上行至睾丸上端；② 精索部，介于睾丸上端和腹股沟皮下环之间，常在此处进行输精管结扎术；③ 腹股沟管部，位于腹股沟管精索内；④ 盆部，最长，始于腹股沟管腹环，沿盆侧壁向后下行，行至膀胱底的后面膨大成输精管壶腹。

输精管的末端变细，与精囊的排泄管汇合形成射精管。射精管向下斜穿前列腺实质，开口于尿道的前列腺部。

4. 精囊腺

精囊腺为膀胱底后面的一囊状器官，其分泌的液体参与组成精液，有稀释精液使精子易于活动的作用。

5. 前列腺

前列腺为不成对的实质性器官，形状似栗子，位于膀胱与尿生殖膈之间。前列腺一般分为前叶、中叶、后叶和两个侧叶，尿道从中叶、前叶和两个侧叶之间穿过。中叶和侧叶是前列腺增生好发部位，老年男性因激素平衡失调，引起前列腺增生，从而压迫尿道，造成排尿困难甚至尿潴留。

6. 尿道球腺

尿道球腺为一对豌豆大小的腺体，位于尿生殖膈内。其排泄管开口于尿道球部，分泌物参与精液的组成。

精囊腺、前列腺、尿道球腺和生殖管道均能产生分泌物，这些分泌物与精子共同构成精液。精液为弱碱性乳白色液体。正常成年男性一次射精量约2～5mL，每毫升含精子1亿～2亿个。

> **知识链接**
>
> ### 前列腺增生
>
> 前列腺增生是中老年男性的常见疾病，其发病率随年龄递增，但有增生病变不一定有临床症状，且一般不会发展为前列腺癌。有关良性前列腺增生的发病机制研究颇多，但病因至今仍未能阐明。目前已知良性前列腺增生必须具备有功能的睾丸及年龄增长两个条件。近年来也注意到吸烟、肥胖、酗酒、家族史、人种及地理环境对前列腺增生的发生存在一定影响。该病存在三个主要特征：① 前列腺体积增大；② 膀胱出口阻塞；③ 排尿困难，尿频、尿急。

（二）男性外生殖器

1.阴囊

阴囊位于阴茎后下方，呈囊袋状，其皮肤薄而柔软，色素沉着明显。阴囊皮下含有少量平滑肌纤维，称肉膜，可随外界环境温度变化而舒缩以调节阴囊内的温度，有利于精子的发育和生存。

2.阴茎

阴茎分为头、体、根三部分。阴茎根附着于耻骨、坐骨和尿生殖膈；阴茎体悬垂于耻骨联合前下方，呈圆柱状；阴茎体前段膨大部分为阴茎头，其尖端为矢状位的尿道外口。阴茎由两条阴茎海绵体和一条尿道海绵体构成，外覆被膜和皮肤。阴茎海绵体位于阴茎背侧，是构成阴茎的主要部分；尿道海绵体位于阴茎腹侧，内有尿道通过。海绵体由勃起组织构成，充血时胀大变硬，阴茎勃起。阴茎皮肤薄而柔软，富有延展性，并在阴茎前端形成双层环形皱襞，称阴茎包皮。在阴茎头腹侧中线上，包皮与阴茎头之间存在皮肤皱襞，称为包皮系带。

（三）男性尿道

男性尿道具有排尿和排精的双重功能，它起自膀胱的尿道内口，终于阴茎头的尿道外口。成年男性尿道平均管径为5～7mm，长16～22cm。根据其行程由上到下可分为前列腺部、膜部和海绵体部。前列腺部为尿道贯穿前列腺的部分，管腔最粗，长约3cm，此部后壁有射精管和前列腺排泄管的开口。膜部是尿道穿过尿生殖膈的部分，短且窄，长约1.5cm，周围有尿道括约肌环绕，该肌为骨骼肌，可控制排尿。海绵体部是尿道穿过海绵体的部分，最长，长约12～17cm，其中尿道球内部分，称尿道球部，有尿道球腺排泄管的开口；阴茎头处尿道扩大，称尿道舟状窝。

男性尿道有三个狭窄，分别是尿道内口、尿道膜部和尿道外口，其中尿道外口最为狭窄。尿路结石容易嵌顿在狭窄部位，同时进行导尿操作时应格外注意。

二、睾丸的生理功能及其调节

睾丸主要由生精小管和睾丸间质细胞组成。前者是精子生成的部位,后者存在于生精小管间的结缔组织内,具有合成和分泌雄激素的功能。

(一)睾丸的生精功能

精子是由生精细胞发育形成的。生精小管中存在两种细胞:生精细胞和支持细胞。原始的生精细胞是精原细胞,青春期开始后,在腺垂体分泌的卵泡刺激素(FSH)和黄体生成素(LH)的作用下,精原细胞开始分裂,依次经历初级精母细胞、次级精母细胞、精子细胞,最后发育为精子,脱离支持细胞进入管腔。新生成的精子被运送到附睾,在附睾中进一步成熟后获得活动能力。支持细胞对生精细胞具有支持和营养作用,同时形成血睾屏障,为生精细胞的发育提供微环境。此外支持细胞还能分泌雄激素结合蛋白(ABP)与睾酮结合,促进生精过程和附属性器官的发育。

精子的生成需要适宜的温度,正常情况下低于体温1～2℃。阴囊内的温度比腹腔低2℃左右,适合精子生成。若因为某种原因,睾丸未下降到阴囊而仍滞留于腹腔(隐睾症),则影响精子的生成,可引起男性不育。此外长期烟酒过量、放射线照射及药物等也可影响精子生成。

精液是精子和精囊腺、前列腺、尿道球腺分泌液体的混合物,在性高潮时排出体外,称为射精。

 知识链接

隐睾症

睾丸在正常发育过程中会从腰部腹膜后下降至阴囊,如果没有出现下降或下降不全,阴囊内没有睾丸或只有一侧有睾丸,称为隐睾症,临床上也称为睾丸下降不全或睾丸未降。隐睾是小儿泌尿生殖系最常见的先天畸形之一,多表现为单侧,并以右侧未降为主,约15%为双侧。隐睾时因睾丸长期留在腹腔内或腹股沟管里,受体内"高温"的影响,容易造成男性不育。隐睾治疗必须在2岁以前完成。在新生儿时期发现的隐睾可以定期观察,如果小儿至6个月时睾丸还未降至阴囊内,则自行下降的机会已很小,应考虑激素或手术治疗。

(二)睾丸的内分泌功能

睾丸的内分泌功能由间质细胞和支持细胞完成,其中,睾丸间质细胞分泌雄激素,支持细胞分泌抑制素。

1.雄激素

雄激素主要包括睾酮、脱氢表雄酮、雄烯二酮和雄酮等,以睾酮的生物活性最强。

正常青壮年男性（20～40岁）每天可分泌睾酮4～9mg，50岁后随年龄增长，睾酮分泌量逐渐减少。

雄激素的主要生理作用如下：① 促进男性附属性器官的生长发育；② 刺激和维持男性第二性征；③ 维持睾丸的生精作用；④ 诱导胚胎的性分化；⑤ 促进蛋白质合成，并促进骨骼生长和钙磷沉积以及红细胞的生成等。

2.抑制素

抑制素是由睾丸支持细胞分泌的一类糖蛋白激素，对腺垂体分泌的FSH有很强的抑制作用，但对LH的分泌无明显影响。

（三）睾丸功能的调节

睾丸的生精功能和内分泌功能共同受下丘脑-腺垂体-睾丸轴的调控（图10-3），此外还有某些局部因素的影响。

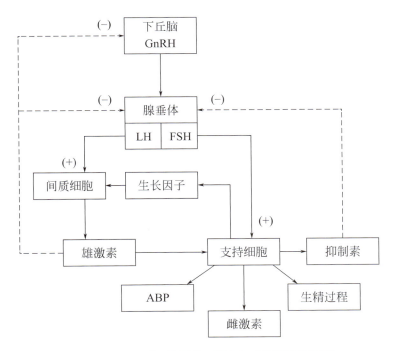

图10-3　下丘脑-腺垂体-睾丸轴功能活动的调节

下丘脑分泌的促性腺激素释放激素（GnRH）到达腺垂体后，促进腺垂体合成和分泌FSH和LH，前者作用于生精小管的各级生精细胞和支持细胞，促进生精活动和抑制素的分泌；后者作用于间质细胞，促进睾酮的分泌。

同时，血液中的睾酮对下丘脑-腺垂体具有负反馈调节作用。当血液中睾酮的浓度到达一定水平时，将抑制下丘脑分泌GnRH和腺垂体分泌LH，从而使血液中睾酮浓度维持在相对稳定的水平。支持细胞分泌的抑制素对腺垂体分泌FSH具有负反馈调节作用，从而保证睾丸生精功能的正常进行。

第二节　女性生殖系统

女性生殖系统包括内生殖器（图10-4）和外生殖器。内生殖器由生殖腺（卵巢）、输送管道（输卵管、子宫、阴道）和附属腺（前庭大腺）组成；外生殖器即外阴。

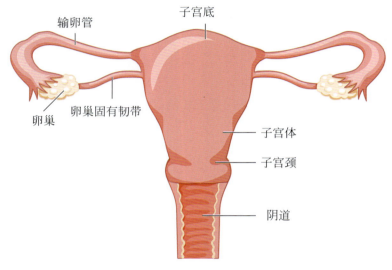

图10-4　女性内生殖器

一、女性生殖系统的解剖结构

（一）女性内生殖器

1. 卵巢

卵巢为扁卵圆形的实质性器官，左、右各一，位于小骨盆侧壁，髂血管分叉处的卵巢窝内，可以产生卵子并分泌女性激素。卵巢可分为内、外两面，前、后两缘以及上、下两端。卵巢上端与输卵管伞相接触；下端借卵巢固有韧带与子宫相连，又称子宫端；前缘借卵巢系膜连于子宫阔韧带后层，中部有血管和神经出入，称为卵巢门；后缘游离。

卵巢的形态与大小随着年龄增长而出现变化。幼女的卵巢体积小，表面光滑；性成熟后卵巢体积增大，且由于多次排卵后，卵巢表面形成许多瘢痕，变得凹凸不平。35～40岁的女性卵巢开始缩小，50岁后逐步开始萎缩。

2. 输卵管

输卵管是一对弯曲的肌性管道，长10～14cm，位于盆腔子宫阔韧带上缘内，其作用是输送卵细胞。输卵管外侧端游离，以腹腔口与腹膜腔相通，卵巢排出的卵细胞由此进入输卵管；内侧端连于子宫，以子宫口通向子宫腔。故女性的腹膜腔可以通过生殖管道与外界相通。临床上将输卵管和卵巢合称为子宫附件。

输卵管由内向外可分为四部分（图10-5）。① 子宫部：为输卵管穿过子宫壁的部分。② 峡部：紧贴子宫底外侧，细短而直，输卵管结扎术常在此处进行。③ 壶腹部：粗长且弯曲，是卵细胞受精的部位。④ 漏斗部：以输卵管腹腔口与腹腔相通，口的周围有许多指状突起，称为输卵管伞，是外科手术时识别输卵管的标志。

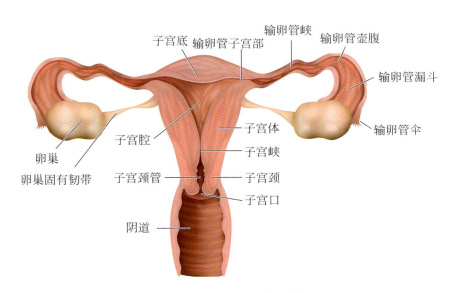

图10-5　输卵管和子宫的矢状切面

3.子宫

子宫是孕育胎儿、产生月经的肌性器官，腔小壁厚。

（1）位置　子宫位于盆腔中央，膀胱和直肠之间。正常女性子宫呈前倾前屈位。前倾是指子宫与阴道之间形成的向前开放的钝角；前屈是指子宫体与子宫颈之间凹向前的弯曲。由于子宫与直肠相邻，所以临床上可经直肠检查子宫的位置和大小。

（2）形态　成年未孕女性子宫呈前后略扁的倒置梨形，长7～8cm，最大宽径约4cm，壁厚2～3cm。子宫可分为底、体、颈三部分（图10-5）。子宫底是位于输卵管子宫口水平线上端圆凸的部分；子宫颈是下端狭窄的圆柱状部分；子宫体位于子宫底和子宫颈之间。子宫颈与子宫体相连处较狭窄的部分称为子宫峡，在非妊娠状态时，子宫峡不明显，长约1cm，妊娠末期时可延长到7～11cm，产科的剖宫术常于此处进行。

子宫的内腔狭小，可分为上、下两部分。上部分位于子宫体内，称为子宫腔；下部分位于子宫颈内，称为子宫颈管。子宫颈管的下口为子宫口，通向阴道。未产妇的子宫口为圆形，边缘光滑整齐，经产妇的子宫口变为不规则的横列状。

（3）固定装置　维持子宫正常位置的韧带主要有四对。① 子宫阔韧带：可限制子宫向两侧移动。② 子宫圆韧带：是维持子宫前倾位的主要结构。③ 子宫主韧带：具有固定子宫颈和防止子宫下垂的作用。④ 子宫骶韧带：与子宫圆韧带共同维持子宫的前倾位。

知识链接

子宫脱垂

子宫脱垂指子宫从正常位置沿阴道下降，宫颈外口达坐骨棘水平以下，甚至子宫全部脱出阴道口以外，常合并有阴道前壁和（或）后壁膨出。阴道前后壁又与膀胱、直肠相邻，因此子宫脱垂还可同时伴有膀胱尿道和直肠膨出。子宫脱垂与支持子宫的各韧带松弛及骨盆底托力减弱有关，因此多见于多产、营养不良和体力劳动的妇女。患者表现为腹部下坠、腰痛，走路及下蹲时更加明显，且由于往往伴有膀胱膨出，可出现排尿困难、尿潴留、压力性尿失禁等症状。轻症患者可采取凯格尔运动进行盆底肌锻炼，严重者也可手术治疗。

（4）**子宫壁结构** 子宫壁由外向内分为三层，依次是外膜、肌层和内膜。外膜为浆膜，是腹膜的一部分，覆盖子宫的大部分；肌层由平滑肌构成；内膜由上皮和固有层组成。子宫内膜分为两部分，即功能层和基底层。位于浅表的成为功能层，约占内膜厚度的4/5，自青春期起，在卵巢分泌的雌、孕激素的作用下内膜功能层每月发生一次周期性剥脱和出血，成为月经。基底层位于深部，较薄，约占内膜厚度的1/5，月经周期时不剥脱，月经期后可以增生修复功能层。

4.阴道

阴道为连接子宫与外生殖器的肌性管道，具有很好的延展性。阴道后面贴直肠与肛管，前面与膀胱和尿道相邻，是女性的性交器官，也是排出月经和娩出胎儿的通道。

阴道上端宽阔，包绕子宫颈阴道部，并在子宫颈周围形成环形凹陷，称为阴道穹。阴道穹的后部与直肠子宫凹陷仅以阴道后壁和腹膜相隔，当该凹陷内有积血积液时，临床上常于阴道穹后部穿刺进行协助诊断和治疗。处女的阴道口周围有处女膜附着，处女膜破裂后，形成处女膜痕。

5.附属腺

女性附属腺为前庭大腺，是位于阴道口两侧的豌豆状腺体，其导管开口位于阴道前庭，分泌物具有润滑阴道口的作用。

（二）女性外生殖器

女性外生殖器也称女阴，包括阴阜、大阴唇、小阴唇、阴道前庭、阴蒂等。

二、卵巢的生理功能及调节

女性的主要性器官是卵巢，其具有生卵功能和内分泌功能，成熟女性卵巢的活动呈现周期性变化。

（一）卵巢的生卵功能

卵巢的生卵功能是在下丘脑、腺垂体和卵巢自身分泌激素的共同作用下进行的成熟女性最基本的生殖功能。卵子（卵细胞）是由卵巢内的原始卵泡逐渐发育而成的。青春期女性两侧卵巢中约有4万个未发育的原始卵泡，在促性腺激素的影响下，每月有15～20个原始卵泡细胞同时开始发育，经历初级卵泡、次级卵泡，最后形成成熟卵泡。但每个月经周期中，通常只有一个卵泡得以发育成熟并排卵，其他卵泡细胞都在发育的不同阶段退化成闭锁卵泡。因此，正常女性从青春期至绝经时，有400～500个卵泡可以成熟排卵。

排卵后，残留的卵泡组织继续发育形成黄体，在FSH和LH的共同作用下，黄体分泌雌激素和大量孕激素。若排出的卵子未受精，排卵12～14天后黄体开始变性退化，此时的黄体称为月经黄体，最终被结缔组织所取代，称为白体。若卵子受精，黄体在人绒毛膜促性腺激素（HCG）的作用下继续生长并维持6个月左右，成为妊娠黄体，以适应妊娠的需要。

（二）卵巢的内分泌功能

卵巢作为女性重要的内分泌腺，主要分泌雌激素、孕激素、抑制素和少量的雄激素，它们大多数属于类固醇激素。

1. 雌激素

雌激素（estrogen）主要包含三种，即雌二醇、雌三醇和雌酮，其中雌二醇的分泌量最多，活性最强。雌激素的主要生理作用是促进女性器官的发育和副性征的出现，并使其维持在正常状态，具体有以下作用：

（1）对生殖器官的作用 协同FSH促进卵泡的发育，促进排卵；促进子宫内膜发生增殖期的变化，提高子宫平滑肌对催产素的敏感性；促进子宫颈分泌大量稀薄的黏液，有助于精子的通过；促进输卵管的蠕动，有利于精子和卵子的运行；促进阴道黏膜上皮细胞增生、角化、糖原合成增加，有利于乳酸杆菌的生产，增强阴道抵抗细菌的能力。

（2）刺激和维持女性副性征 促进乳房发育，刺激乳腺导管系统增生，产生乳晕；使脂肪和毛发的分布具有女性特征，使臀部肥厚、音调变高、骨盆宽大等一系列女性副性征出现并维持。

（3）对代谢的影响 刺激成骨细胞的活动，抑制破骨细胞的活动，加速骨骼生长，促进钙盐沉积和骨骺愈合，减少骨量流失；促进肾小管对水和钠的重吸收，增加细胞外液量，引起体内水钠潴留；促进蛋白质合成，改善血脂成分。

2. 孕激素

卵巢分泌的孕激素主要是孕酮（progesterone），由黄体产生，又称黄体酮。孕激素需要在雌激素作用的基础上发挥调节作用，其主要作用部位在子宫内膜和子宫平滑肌，以适应受精卵着床及维持妊娠，具体有以下作用：

（1）对子宫的作用 使子宫内膜产生分泌期的变化，促进子宫内膜增生，引起腺体分泌，有利于受精卵着床；降低子宫平滑肌的兴奋性，抑制子宫收缩，有利于维持妊娠；减少子宫颈黏液的分泌，使黏液变稠，不利于精子通过。

（2）对乳腺的作用 在雌激素作用的基础上，促进乳腺腺泡发育成熟，为分娩后泌乳做好准备。

（3）产热作用　促进机体产热，使机体基础体温在排卵后升高0.5℃左右。女性体温在排卵前先表现为短暂降低，排卵后又升高，故临床上可以用基础体温的改变作为判定排卵日期的标志之一。

（三）月经周期

女性自青春期开始，除妊娠和哺乳期外，生殖系统的活动呈现周期性的变化，称为生殖周期。在卵巢激素周期性分泌的作用下，子宫内膜发生每月一次的剥脱出血、经阴道流出的现象，称为月经，月经的周期性与卵巢的周期性活动密切相关。成年女性月经周期为20～40天，平均为28天，每次月经持续3～5天。女性的第一次月经称为初潮，一般我国女性在12～14岁出现。到更年期45～50岁，月经停止，称为绝经。

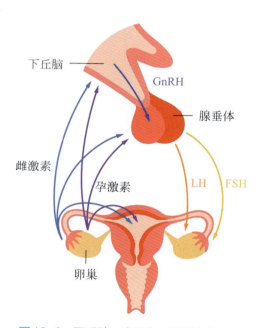

图10-6　下丘脑-腺垂体-卵巢轴的调节

1.月经周期的形成机制

月经周期中子宫内膜的变化主要是受卵巢激素的调控，而卵巢激素的分泌则主要受到下丘脑-腺垂体-卵巢轴的调节（图10-6）。下丘脑促垂体区释放促性腺激素释放激素（GnRH），GnRH作用于腺垂体，促使腺垂体分泌卵泡刺激素（FSH）和黄体生成素（LH），前者可促进卵泡生长、发育和成熟，同时促进雌激素的生成和分泌；后者能促进黄体的形成，并维持黄体细胞分泌孕酮。雌激素和孕激素的水平也能反馈性地调节下丘脑和腺体的分泌。卵泡期血液中雌激素的水平较低，反馈促进下丘脑分泌GnRH，促进腺垂体分泌FSH和LH，此时以卵泡刺激素为主，子宫内膜出现增殖期改变。随着卵泡逐渐发育成熟，黄体生成，孕激素大量分泌，子宫内膜出现分泌期变化，此时以黄体生成素为主。如卵细胞未受孕，血液中高浓度的雌激素、孕激素反馈性地抑制下丘脑分泌GnRH，腺垂体分泌FSH和LH减少，雌激素、孕激素水平下降，子宫内膜开始剥脱，进入月经期（图10-7）。如果卵细胞受孕，在胚泡分泌的人绒毛膜促性腺激素的作用下，黄体继续发育，并分泌雌激素、孕激素维持妊娠，出现停经。

2.月经周期中子宫内膜的变化

在月经周期中，卵巢的周期性活动导致子宫内膜的周期性变化可以分为：月经期、增殖期和分泌期（图10-7）。

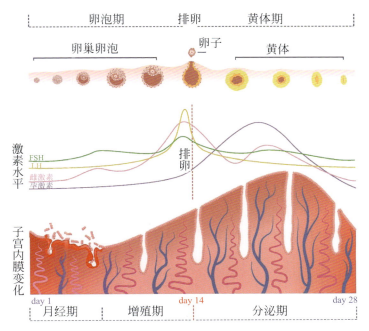

数字资源 10
月经周期中卵巢对子宫的影响

图 10-7　月经周期卵巢、子宫内膜和血中激素变化示意图

（1）月经期　从月经开始，历时 5 天。此时如果卵细胞未受精，体内雌激素、孕激素水平急剧下降，子宫内膜失去激素的支持作用，剥脱出血。如果卵细胞受精，黄体继续发育成妊娠黄体，并分泌激素维持妊娠。

（2）增殖期　从月经停止日算起，历时约 10 天。此时卵泡发育并分泌雌激素，子宫内膜在雌激素的支持作用下修复增生，内膜的腺体增多，但不分泌黏液。在此期末，卵细胞发育成熟并排卵。

（3）分泌期　自排卵日算起，历时约 14 天，此期子宫内膜在雌激素和孕激素的共同作用下，进一步增生变厚，腺体增大，同时分泌黏液，为受精卵的植入和发育做好准备。

第三节　妊　娠

妊娠是指卵子受精后，受精卵在母体子宫内生长发育形成胎儿，直至分娩的过程，包括受精、着床、妊娠的维持和分娩。

一、受精

受精是指精子与卵子结合的过程，该过程一般在输卵管的壶腹部进行，其大体可分为以下三个步骤：

1. 精子获能与运行

精子进入女性生殖管道内需停留一段时间后，才能获得使卵子受精的能力，此过程称为精子获能。精子获能的主要部位是子宫腔，其次是输卵管。精子在女性生殖管道内运行的动力，一方面来自其鞭毛的摆动，另一方面由女性生殖管道平滑肌的运动和输卵管纤毛的摆动提供。

2. 顶体反应

获能精子与卵子相遇的一瞬间，精子顶体中的酶系（包括放射冠穿透酶、透明质酸酶、顶体酶）便释放出来，以溶解卵子周围的放射冠及透明带，称为顶体反应。顶体反应可以帮助精子穿过放射冠和透明带进入卵子内部。

3. 受精过程

在一个精子进入卵细胞后，会激发卵细胞发生反应，封锁透明带，阻止其他精子进入。进入卵细胞的精子尾部迅速退化，细胞核膨大形成雄性原核，随即与雌性原核融合成一个具有23对染色体的受精卵。

二、着床

胚泡植入子宫内膜的过程称为着床，整个过程包括定位、黏着和穿透。着床必须具备以下条件：① 透明带必须消失；② 胚泡的滋养层细胞迅速增殖分化，形成合体滋养层细胞；③ 胚泡与子宫内膜必须同步发育并相互配合；④ 体内有足够浓度的雌激素和孕激素。在以上因素协同下，子宫出现一个极短的敏感期，接受胚泡着床。

三、妊娠的维持

正常妊娠的维持主要依赖于垂体、卵巢及胎盘分泌的各种激素相互配合。胎盘可以产生多种激素，主要由人绒毛膜促性腺激素（HCG）、雌激素、孕激素、人绒毛膜生长激素（HCS）等。

1. 人绒毛膜促性腺激素

HCG是一种糖蛋白激素，其主要生理作用包括两方面：一是在妊娠早期刺激月经黄体转变为妊娠黄体，并促使其分泌大量的雌激素和孕激素以维持妊娠；另一方面抑制淋巴细胞的活性，抑制母体对胎儿的排斥反应。HCG在受精后第6天左右开始分泌，随后其浓度迅速升高，至妊娠第8～10周达到高峰，随后分泌逐渐减少，在妊娠20周左右降至较低水平，并抑制维持至妊娠末期。由于HCG在妊娠早期就会出现，并随尿液排出，因此，测定血液或尿液中的HCG可作为诊断早期妊娠的重要指标。

2. 雌激素和孕激素

在整个妊娠期，孕妇血液中雌激素和孕激素均保持在高水平，对下丘脑-腺垂体产生负反馈调节作用，此时卵巢没有卵泡发育和排卵，故妊娠期无月经。胎盘分泌的雌激素主要是雌三醇，其前体主要来自胎儿，所以雌三醇是胎盘和胎儿共同合成的。临床上可通过测定孕妇血或尿中雌三醇的水平，判断胎儿是否存活。

3.人绒毛膜生长激素

人绒毛膜生长激素又称人胎盘催乳素,其化学结构、生理作用与生长激素相似。主要作用是调节母体与胎儿的糖、蛋白质和脂肪代谢,促进胎儿生长。

知识链接

异位妊娠

异位妊娠是受精卵在子宫腔外着床发育的异常妊娠过程,也称"宫外孕",以输卵管妊娠最常见。常由于输卵管管腔或周围的炎症,引起管腔通畅不佳,阻碍孕卵正常运行,使之在输卵管内停留、着床、发育,导致输卵管妊娠流产或破裂。在流产或破裂前往往无明显症状,也可有停经、腹痛、少量阴道出血。破裂后表现为急性剧烈腹痛,反复发作,阴道出血,以至休克。输卵管切除术适用于内出血并发休克且没有生育要求的急症患者。有生育要求的年轻妇女,可以行输卵管开窗术。

四、分娩

成熟胎儿及其附属物自母体子宫自主产出体外的过程称为分娩。人类的孕期约为280天。分娩动力主要来自子宫平滑肌的节律性收缩和腹壁肌肉的收缩。分娩时,子宫颈受到刺激后可反射性地引起催产素分泌增多,通过正反馈作用于子宫平滑肌产生强烈的节律性收缩,并逐渐加强,直至胎儿娩出。

点滴积累

1.生殖系统包括男性生殖系统和女性生殖系统,两者均由内、外生殖器组成。

2.睾丸是男性的生殖腺,可产生精子和雄激素。男性生殖管道包括附睾、输精管、射精管和尿道。附属腺有前列腺、精囊和尿道球腺,其分泌物参与精液的形成。男性输精管精索部是常用结扎部位。

3.卵巢是女性的生殖腺,可产生卵子和分泌女性激素。女性生殖管道包括输卵管、子宫和阴道。输卵管峡部是常用的结扎部位。

4.整个月经周期可分为月经期、增殖期和分泌期。妊娠是指卵子受精后,受精卵在母体子宫内生长发育形成胎儿,直至分娩的过程,包括受精、着床、妊娠的维持和分娩。妊娠期间胎盘产生HCG、雌激素、孕激素、HCS等多种激素维持妊娠并促进胎儿生长发育。

目标检测

（一）单选题

1. 男性的主要生殖器官是（　　）
   A. 精囊　　　　　B. 睾丸　　　　　C. 阴茎　　　　　D. 输精管
2. 睾丸间质细胞的生理功能是（　　）
   A. 营养和支持生殖细胞　　　　　B. 产生精子
   C. 分泌雄激素　　　　　D. 促进精细胞成熟
3. 关于雄激素的作用，叙述错误的是（　　）
   A. 刺激雄性附性器官的发育并维持成熟状态
   B. 促进男性副性征出现
   C. 促进肌肉和骨骼生长
   D. 分泌过盛可导致男子身高超出常人
4. 女性的主要生殖器官是（　　）
   A. 卵巢　　　　　B. 子宫　　　　　C. 输卵管　　　　　D. 阴道
5. 卵巢分泌的雌性激素中活性最强的是（　　）
   A. 雌二醇　　　　　B. 雌三醇　　　　　C. 孕酮　　　　　D. 雌酮
6. 关于雌激素的生理作用，下列叙述错误的是（　　）
   A. 促进阴道上皮增生、角化
   B. 增强输卵管平滑肌运动
   C. 促进水和钠的排泄
   D. 刺激乳腺导管和结缔组织增生
7. 女性输卵管结扎术最常选取的部位是（　　）
   A. 壶腹部　　　　　B. 峡部　　　　　C. 子宫部　　　　　D. 漏斗部
8. 下列哪一项不是孕激素的生理作用（　　）
   A. 大量分泌可抑制卵泡雌激素和黄体生成素的释放
   B. 促进子宫内膜腺体分泌
   C. 使子宫平滑肌兴奋性降低
   D. 使子宫颈黏液增多、变稀
9. 输精管结扎术最常选取的部位是（　　）
   A. 睾丸部　　　　　B. 精索部
   C. 腹股沟管部　　　　　D. 盆部
10. 下列哪项关于月经周期的叙述是错误的（　　）
    A. 排卵与血液中黄体生成素突然升高有关
    B. 子宫内膜的增殖依赖于雌激素
    C. 子宫内膜剥脱是由于雌孕激素水平急剧下降
    D. 妊娠期月经周期消失的原因是血液中雌激素和孕激素水平很低

（二）多选题

1. 输精管包括（　　）
   A. 睾丸部　　　　　　　　　　B. 精索部
   C. 腹股沟管部　　　　　　　　D. 盆部

2. 睾丸中包含的细胞有（　　）
   A. 生精细胞　　　　　　　　　B. 支持细胞
   C. 睾丸间质细胞　　　　　　　D. 附睾细胞

3. 下列关于男性尿道的说法，错误的是（　　）
   A. 可分为前列腺部、尿道球部和海绵体部
   B. 有两处狭窄
   C. 尿道前列腺部最长
   D. 尿道内口最狭窄

4. 下列关于卵巢的叙述，正确的是（　　）
   A. 是成对的实质性脏器
   B. 位于卵巢窝内
   C. 产生卵子
   D. 上端借卵巢固有韧带与子宫相连，又称子宫端

5. 输卵管可以分为（　　）
   A. 子宫部　　　　　　　　　　B. 峡部
   C. 壶腹部　　　　　　　　　　D. 漏斗部

（三）简答题

1. 请简述生殖系统的组成和主要功能。
2. 请简述月经周期中子宫内膜的变化情况。

第十章　习题库

第十一章 神经系统

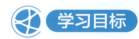 **学习目标**

知识目标

1. 掌握突触生理及神经递质与受体，特异性投射系统和非特异性投射系统的特点与功能，神经系统对内脏活动的调节。
2. 熟悉脑和脊髓的结构与功能，感觉传导通路，神经系统对躯体运动的调节。
3. 了解脊神经、脑神经的分布概况，条件反射的形成和意义，脑的高级功能和脑电图。

技能目标 能在标本上或模型上辨识神经系统的组成部分（脊髓、脑的位置和外形结构）。

素养目标

1. 具有在日常生活中关注神经系统的安全与健康的意识。
2. 具有用所学知识解决生活中相关专业问题的能力。

神经系统是人体内起主导作用的调节系统。它既可以直接或间接地调节体内各器官、组织和细胞的活动，使之相互协调成为一个统一的整体；又可以通过调节和控制内分泌系统，协调控制身体的各种功能活动。

第一节 神经系统的解剖结构

神经系统按照所在的位置不同，可分为两部分，一是中枢神经系统，二是周围神经系统。中枢神经系统是由位于颅腔的脑和位于椎管内的脊髓构成的；周围神经系统是指与脑和脊髓相连并分布于全身各部的神经，它们一端与脑或脊髓相连，另一端通过神经末梢与身体其他器官系统相联系。

神经系统作为主导的调节系统，它的调节活动非常复杂，但其调节活动的基本方式是反射。神经系统通过感受器接收体内的各种刺激,并把刺激的能量转换为神经冲动;冲动经传入神经纤维传入神经中枢,神经中枢分析整合神经冲动所携带的信息,并发出相应指令,又以神经冲动的形式经传出神经传至效应器,以调节各器官的活动。

一、脊髓和脊神经

(一) 脊髓

脊髓是低级神经中枢,具有传导和反射功能,是脑与脊髓低级中枢和周围神经联系的通道,是高级中枢功能的基础。人体的躯干和四肢各部感受的信息,经脊髓向上传导至脑,脑对躯干和四肢活动的控制和调节也都要经下行传导束下达到脊髓。

数字资源11
脊髓的位置和外形

1.脊髓的位置和外形

脊髓位于椎管内,呈前后略扁的圆柱状,上端在枕骨大孔处与延髓相接,下端尖削呈圆锥状,称脊髓圆锥,圆锥尖端延续,于第1腰椎处形成细长的无神经组织的细丝(新生儿可达第3腰椎水平),其末端附于尾骨的背面,称终丝,起着固定脊髓的作用。

成人脊髓全长42cm～45cm,共有两处膨大。一是位于上部的支配上肢神经的颈膨大,二是位于下部的支配下肢神经的腰骶膨大。

脊髓表面有6条纵行的沟和裂:前正中裂(位于脊髓前面较深的裂)、后正中沟(位于脊髓后面较浅的沟)、一对前外侧沟(位于前正中裂两侧)、一对后外侧沟(位于后正中沟两侧)。前、后外侧沟中有前根和后根附着,前、后根在椎间孔处汇合,形成31对脊神经(图11-1、图11-2)。

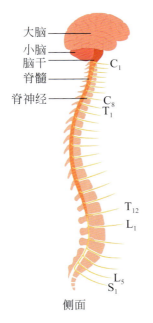

图11-1 脊髓的外形

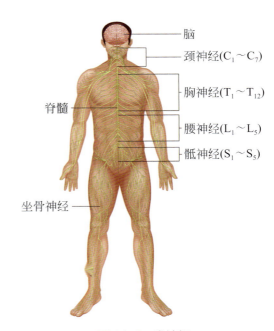

图11-2 脊神经

每对脊神经前根、后根相连的一段脊髓，称为一个脊髓节段。故脊髓有相应的31个脊髓节，即颈髓8节（$C_{1～8}$），胸髓12节（$T_{1～12}$），腰髓5节（$L_{1～5}$），骶髓5节（$S_{1～5}$），尾髓1节（C_0）。

2. 脊髓的内部结构

脊髓各节段的内部结构大致相似，由灰质和白质两部分组成。在脊髓的横切面上，有一纵贯脊髓全长的小孔，称中央管，分布在其周围的，呈H形的为灰质，灰质周围是白质（图11-3）。

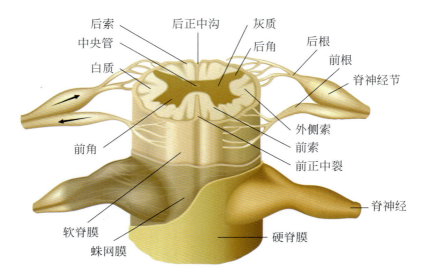

图11-3　脊髓的内部结构示意图

（1）**灰质**　由神经元的胞体及其树突聚集形成。在脊髓横切面上呈H形（蝴蝶状），左右对称。按其形态可分为前角、后角、中间带以及侧角。前角是指灰质前端粗而短的部分。内有躯体运动神经元的胞体，支配躯干和四肢的骨骼肌运动；后角是指灰质后端伸向背侧的窄细部分，含有联络神经元，接受由后根传入的躯体和内脏的感觉冲动，与感觉传导有关；中间带是指前、后角之间的区域，内有大量的联络神经元；侧角是位于前、后角外侧呈三角形的突出部分，内有交感神经元的胞体。骶髓无侧角，在骶髓2节段～4节段相当于侧角的部位，有副交感神经元的胞体，称骶副交感核。交感神经元和副交感神经元的轴突加入前根，支配平滑肌、心肌和腺体的活动。

（2）**白质**　位于灰质的周围，主要由纵行的有髓神经纤维组成，脊髓各节段间、脊髓与脑之间的上、下行联系通路。每侧白质借脊髓表面的纵沟分为三个索：前索、外侧索和后索。前外侧沟与前正中裂之间为前索，后外侧沟与前外侧沟之间为外侧索，后正中沟与后外侧沟之间为后索。各索主要由上、下行神经纤维束组成。上行传导束起自脊神经节细胞或脊髓灰质，可将各种感觉信息自脊髓传递至脑，主要有薄束、楔束、脊髓丘脑束、脊髓小脑束等。下行传导束起自脑的不同部位，主要止于脊髓前角运动神经元，主要有皮质脊髓束、红核脊髓束等。

（二）脊神经

脊神经是混合性神经，含有躯体感觉、内脏感觉、躯体运动和内脏运动4种纤维成分。每对脊神经由脊神经前根和后根在椎间孔处合并而成一条脊神经干，前根含运动神经纤维，发自前角；后根含感觉神经纤维，膨大部分称脊神经节。脊神经干出椎间孔后立即分为4支：前支、后支、脊膜支和交通支。人类除胸神经前支保持明显的节段性外，其余的前支分别交织成颈丛、臂丛、腰丛和骶丛，再由各丛分支分布于相应的区域（图11-4）。

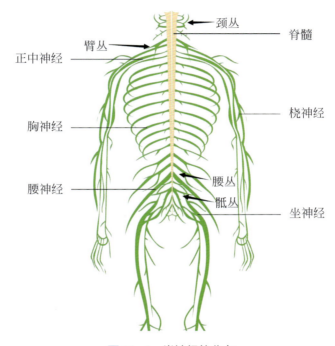

图11-4 脊神经的分布

1. 颈丛

颈丛由第1颈神经～第4颈神经的前支组成，位于胸锁乳突肌的深面。主要分支有皮支、肌支和膈神经。膈神经的运动纤维支配膈肌，感觉纤维分布于胸膜、心包和膈下面中央部的腹膜。其他分支分布于枕部、耳郭、颈前部及肩部的皮肤和部分颈肌。

2. 臂丛

臂丛由第5颈神经～第8颈神经的前支和第1胸神经前支的大部分纤维组成。经锁骨后方进入腋窝。主要分支有肌皮神经、正中神经、尺神经、桡神经、腋神经等。分布于上肢的皮肤、肌及部分胸、背的浅肌群。

3. 腰丛

腰丛由第12胸神经前支一部分、第1腰神经～第3腰神经前支和第4腰神经前支的一部分共同组成，位于腰大肌的深面，分支主要分布于腹壁下部、大腿前内侧的肌和皮肤。

其主要分支有髂腹下神经、髂腹股沟神经及股神经。

4. 骶丛

骶丛由第4腰神经～第5腰神经的前支、全部骶神经和尾神经前支组成。位于盆腔侧壁，分支分布于盆壁、会阴、臀部、股后部、小腿及足的肌和皮肤。其主要分支有坐骨神经、臀上及臀下神经等。

5. 胸神经前支

胸神经前支共12对，不形成丛。第1对胸神经～第11对胸神经的前支走行于相应的肋间隙内，称肋间神经；第12对行于第12肋下方，称肋下神经。胸神经前支分布于胸、腹壁的肌及皮肤，其中皮支的分布具有明显的节段性。

二、脑和脑神经

（一）脑

脑是中枢神经系统的主要部分，位于颅腔内，可分为端脑（大脑）、间脑、小脑、脑干四部分（图11-5）。

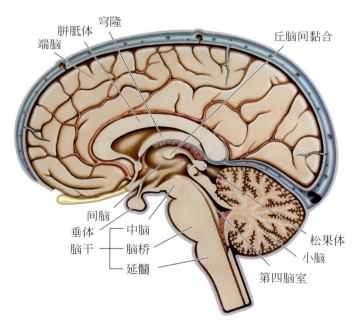

图11-5　脑的正中矢状切面

1. 脑干

脑干位于颅后窝枕骨大孔前上方的斜坡上，上端与间脑相连，被大脑半球覆盖；下端在枕骨大孔处与脊髓相续；背侧与小脑相邻。自上而下分为三部分：中脑、脑桥和延髓。脑干能承上启下地传导各种上下行神经冲动，也是许多反射活动的中枢，延髓更被称为生命中枢。

（1）**脑干的外形** 分腹侧面和背侧面（图11-6）。

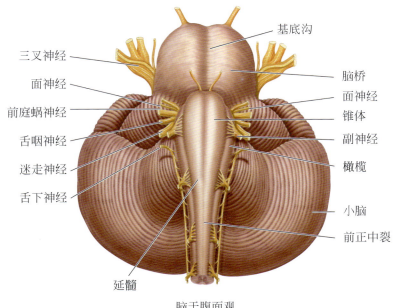

脑干腹面观

图11-6　脑干的外形

延髓的腹侧面形似倒置的圆锥体。下部与脊髓的外形相似，表面有与脊髓续接的沟和裂；上部前正中裂两侧，有一对纵行隆起称锥体，由大脑皮质发出的锥体束（主要为皮质脊髓束）构成。在锥体的下端，皮质脊髓束的大部分纤维越过中线左右交叉，形成锥体交叉。锥体两侧的卵圆形隆起称橄榄，在橄榄与锥体之间的纵行沟内有舌下神经根丝穿出。在橄榄的背外侧，自上而下依次有舌咽神经、迷走神经和副神经的根丝穿出。

延髓背侧面下部后正中沟的两侧，各有两个纵行隆起，内侧的称薄束结节，外侧的称楔束结节，深面分别有薄束核和楔束核；上部与脑桥背侧共同形成菱形窝，菱形窝底与小脑围成第四脑室。

脑桥腹面宽阔膨隆，称为脑桥基底部。下面借延髓脑桥沟与延髓分界，上缘与中脑相连。中脑背侧面有两对圆形隆起，上方一对为上丘，是视觉反射中枢；下方一对为下丘，是听觉反射中枢。

（2）**脑干的内部结构** 由灰质、白质和网状结构组成。

脑干的灰质与脊髓不同，为分散独立的神经核团，称为神经核，不形成连续的灰质柱。包括脑神经核和非脑神经核。脑神经核与第3到第12对脑神经相连，按其功能可分为躯体感觉核、内脏感觉核、内脏运动核及躯体运动核。脑干的灰质，除脑神经核以外，还有很多与上、下行的传导束相关联的神经核，称为非脑神经核，具有特定的功能或在传导通路中继中起作用，如延髓中的薄束核、楔束核、中脑中的红核和黑质等。

脑干的白质主要由上、下行的神经传导束和出入小脑的纤维束组成，多位于脑干腹侧与外侧，是大脑、小脑和脊髓相互联系的重要通路。上行传导束主要有脊髓丘脑束、内侧丘系、外侧丘系、脊髓小脑束等；下行传导束主要有皮质脑干束、皮质脊髓束和红核脊髓束等。

脑干网状结构，是指脑干中存在的很多纵横交错成网状的神经纤维，以及散在其中的大小不等的神经细胞团块，是中枢神经系统内重要的整合部位，主要影响躯体运动，参与睡眠、觉醒、调节内脏活动等。

2. 间脑

间脑位于中脑上方，两大脑半球之间，大部分被大脑半球所覆盖，并与两半球紧密连接。主要分为背侧丘脑、后丘脑和下丘脑，间脑间的腔隙称为第三脑室。

（1）**背侧丘脑** 又称丘脑，为一对卵圆形的灰质团块，内部被由白质构成的呈Y形的内髓板分隔为前核群、内侧核群和外侧核群三部分。前核群与调节内脏运动有关；内侧核群对维持大脑皮质兴奋状态有重要作用；外侧核群是皮质下的感觉中枢，是感觉传导通路的重要中继站。全身躯体浅、深感觉的纤维在上行传导过程中，均在此更换神经元后到达大脑皮质相应感觉区。

（2）**后丘脑** 位于背侧丘脑的后下方，包括内侧膝状体和外侧膝状体，属特异性中继核。内侧膝状体接受听觉传导通路的纤维，发出纤维投射到大脑皮质的听觉中枢；外侧膝状体接受视束的传入纤维，发出纤维投射到大脑皮质视觉中枢。

（3）**下丘脑** 位于背侧丘脑的前下方，向下通过漏斗与垂体相连。构成第三脑室的下壁和侧壁的下部，由前向后包括视交叉、灰结节、1对卵圆形隆起的乳头体以及灰结节向下移行的漏斗和其下端的垂体（属内分泌腺）。

下丘脑内部结构十分复杂，含有多个重要核团，这些核团内的神经元联系广泛，有些神经元不仅能接受神经冲动，而且还可接受血液和脑脊液的理化信息。另外，还有部分神经元有合成激素的功能，其轴突既能传导神经冲动，又能把合成的激素输送至末梢释放。

下丘脑内的主要核团有视上核、室旁核。前者位于视交叉的上方，后者位于第三脑室的侧壁。视上核和室旁核能分泌升压素和催产素，经神经纤维（下丘脑-垂体束）输送到神经垂体，由神经垂体释放于血液。

3. 小脑

小脑位于颅后窝，脑干的背侧，大脑枕叶的下方。小脑与脑干之间的腔隙为第四脑室。

（1）**小脑的外形** 小脑两侧部膨大，称小脑半球；中间部较窄，称小脑蚓；上面平坦，下面较膨隆，在小脑半球下面的前内侧，各有一突出部，称小脑扁桃体。根据小脑的发生、功能和纤维联系，可将小脑分成三叶：绒球小结叶（原小脑），位于小脑下面，与身体平衡功能有关；小脑前叶（旧小脑），位于小脑上面前部，与肌紧张调节有关；小脑后叶（新小脑），占小脑的大部分，对大脑皮质所控制的随意运动起协调作用。

（2）**小脑的内部结构** 小脑的表层为灰质，称小脑皮质；皮质深部为白质，称小脑髓质；在髓质内埋藏有4对灰质团块，总称小脑核，其中最大的是齿状核。

> **知识链接**
>
> **小脑扁桃体下疝畸形**
>
> 小脑扁桃体下疝畸形（Arnold-Chiari malformation），又称阿-基二氏畸形，为枕骨大孔区发育异常使颅后窝容积变小，中线结构在胚胎期发育异常，小脑扁桃体异常延长，或结合延髓下部疝入枕大孔而达颈椎椎管内，造成枕大池变小或闭塞、蛛网膜粘连肥厚等改变的先天性发育异常。临床表现为头部或颈枕部疼痛、偏瘫及四肢感觉障碍等。

4. 端脑

端脑是脑的最高级部位，由左、右大脑半球构成，遮盖着间脑、中脑和小脑。两侧大脑半球借胼胝体连接，其间的裂隙称为大脑纵裂。大脑半球后部与小脑之间的横行裂隙称为横裂。半球内的腔隙借室间孔与第三脑室相通。

（1）**大脑半球的外形**　大脑半球的表面凹凸不平，满布深浅不同的大脑沟。沟之间的隆起称大脑回。每侧大脑半球都可分为上外侧面、内侧面和下面。每侧半球借三条沟分为五叶（图11-7）。

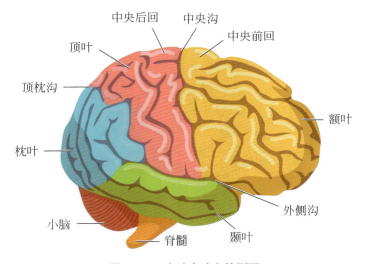

图11-7　大脑半球上外侧面

三条沟为：① 外侧沟，起于大脑半球下面，至大脑半球上外侧面，自前下向后上斜行；② 中央沟，在半球的上外侧面，起于半球上缘中点的稍后方，斜向前下方；③ 顶枕沟，位于半球内侧面后部，自胼胝体后端的稍后方，由前下向后上，并略转至半球后外侧面。

五叶为：① 额叶，外侧沟上方、中央沟前方的部分；② 顶叶，外侧沟上方、中央沟和顶枕沟之间的部分；③ 枕叶，顶枕沟以后的部分；④ 颞叶，外侧沟下方的部分；⑤ 岛叶，在外侧沟底的深处。

（2）大脑半球的内部结构　大脑半球表面为灰质，称大脑皮质；深部为白质，称大脑髓质。在大脑半球的基底部，髓质内埋有灰质团块，称基底核。大脑半球内的腔隙，称侧脑室。

大脑皮质是神经系统的高级中枢，主要由大量的神经元及神经胶质细胞构成。大脑半球各部皮质厚薄不一，内侧面皮质较薄只有三层结构；外侧面的皮质较厚，共有六层结构。大脑皮质是人体功能活动的高级中枢，具有分析与综合的能力，是思维活动的物质基础。

基底核在大脑半球白质中，含有尾状核、豆状核和杏仁核等灰质核团（11-8）。豆状核又包括壳核和苍白球。豆状核和尾状核合称为纹状体，其中苍白球由大量神经纤维所构成，称为旧纹状体，尾状核和壳核合称为新纹状体。纹状体的主要功能是调节肌的张力和协调肌的运动。

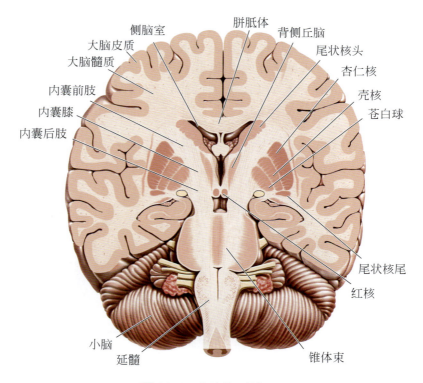

图11-8　大脑的冠状切面

大脑髓质的纤维可分为三种。联络纤维是联系同侧半球各部分之间的纤维；连合纤维是连接左右两半球皮质的纤维，其最主要的是胼胝体；投射纤维由联系大脑皮质和皮质下结构的上下行纤维构成。

内囊是位于背侧丘脑、尾状核与豆状核之间的投射纤维。内囊中的纤维主要是背侧丘脑到大脑皮质的感觉纤维束和大脑皮质到脑干、脊髓的运动纤维束。当内囊损伤时，患者会出现偏身感觉丧失、偏瘫和偏盲的"三偏"症状。

> **知识链接**
>
> **三偏征**
>
> 三偏征是指偏瘫、偏身感觉障碍、偏盲，又叫三偏综合征。发病急骤，以突然晕倒、不省人事，伴口角歪斜、语言不利、半身不遂，或不经昏仆仅以口歪、半身不遂为临床主症的疾病。其发病机制主要是由于内囊包含大量上、下行纤维，一侧内囊小范围损伤时，可引起对侧肢体偏瘫（皮质脊髓束、皮质核束损伤）和偏身感觉障碍（丘脑中央辐射受损），大范围损伤还可以有对侧同向性偏盲（视辐射受损），即出现三偏综合征。

（二）脑神经

与脑相连的神经称脑神经，共有12对，主要分布于头面部，其排列顺序通常用罗马顺序表示。依次为Ⅰ嗅神经、Ⅱ视神经、Ⅲ动眼神经、Ⅳ滑车神经、Ⅴ三叉神经、Ⅵ展神经、Ⅶ面神经、Ⅷ前庭蜗神经、Ⅸ舌咽神经、Ⅹ迷走神经、Ⅺ副神经、Ⅻ舌下神经（图11-9，表11-1）。

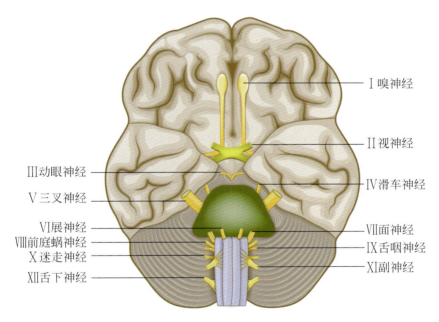

图11-9 脑神经示意图

表11-1 脑神经一览表

名称	性质	连脑部位	分布及功能	损伤后症状
嗅神经（Ⅰ）	感觉性	端脑	鼻腔上部黏膜、嗅觉	嗅觉障碍
视神经（Ⅱ）	感觉性	间脑	视网膜、视觉	视觉障碍

续表

名称	性质	连脑部位	分布及功能	损伤后症状
动眼神经（Ⅲ）	运动性	中脑	眼的提上睑肌，上、下、内直肌和下斜肌。使眼睑和眼球运动；瞳孔括约肌使瞳孔缩小；睫状肌调节晶状体凸度	眼外斜视，上睑下垂，瞳孔开大，对光反射消失
滑车神经（Ⅳ）	运动性	中脑	眼上斜肌使眼球转向下外方	眼不能向外下方斜视
三叉神经（Ⅴ）	混合性	脑桥	咀嚼肌运动；面部皮肤、上颌黏膜、牙龈、角膜等的浅感觉、舌前2/3一般感觉	咀嚼肌瘫痪，分布区感觉障碍
展神经（Ⅵ）	运动性	脑桥	眼外直肌，使眼球外转。	眼内斜视
面神经（Ⅶ）	混合性	脑桥	面部表情肌运动；舌前2/3黏膜的味觉；泪腺、下颌下腺、舌下腺的分泌	面肌瘫痪，表现为额纹消失、不能闭目、鼻唇沟变浅、口角偏向健侧
前庭蜗神经（Ⅷ）	感觉性	延髓、脑桥	内耳蜗管螺旋器，听觉；椭圆囊斑、球囊斑及三个壶腹嵴，位置觉	眩晕、眼球震颤、耳聋
舌咽神经（Ⅸ）	混合性	延髓	咽肌运动；咽部、舌后1/3味觉和一般感觉、颈动脉窦的压力感受器和颈动脉体的化学感觉器的感觉	咽反射消失，舌后1/3味觉消失，吞咽困难
迷走神经（Ⅹ）	混合性	延髓	咽喉肌运动和咽喉部感觉；心脏活动；支气管平滑肌；横结肠以上消化道平滑肌的运动和消化腺的分泌	吞咽困难，发音困难、声音嘶哑，心动过速
副神经（Ⅺ）	运动性	延髓	胸锁乳突肌、斜方肌	一侧损伤，头向健侧转动无力，患肩下垂，耸肩无力
舌下神经（Ⅻ）	运动性	延髓	舌肌的运动	舌肌瘫痪、萎缩，伸舌时舌尖偏向患侧

根据脑神经所含纤维不同，12对脑神经可分为感觉神经、运动神经和混合神经3类。其中，第Ⅰ、Ⅱ、Ⅷ对为感觉性神经；第Ⅲ、Ⅳ、Ⅵ、Ⅺ、Ⅻ对为运动神经；第Ⅴ、Ⅶ、Ⅸ、Ⅹ对为混合神经。

迷走神经是脑神经中行程最长、分布最广的神经。其主要分支有：① 喉上神经，分布于会厌、舌根及声门裂以上的喉黏膜以及环甲肌；② 喉返神经，分布于声门裂以下的喉黏膜以及除环甲肌以外的所有喉肌。

第二节　神经系统的功能

神经系统是人体内起主导作用的调节系统。在神经系统主导的调节活动中，中枢神经系统的功能主要是处理信息，周围神经系统的功能是传递信息。

神经系统是由上千亿神经元和神经胶质细胞组成的有序神经网络，神经元则是这个系统中信号处理的基本单位。神经系统完成任何一种调节功能，都是通过若干神经元进行信息联系、共同协调完成。神经元之间相互接触并传递信息的部位，称为突触。突触是神经元与神经元之间的一种特化的细胞连接，神经元在突触处进行信息交流，通过突触联系，神经元可对其他神经元产生兴奋或抑制效应（突触可分为兴奋性突触和抑制性突触）。按照神经元与神经元之间传递方式的不同，突触可分为化学性突触和电突触；根据神经元与神经元之间接触方式的不同，突触可分为轴突-胞体式突触、轴突-树突式突触和轴突-轴突式突触三类（图11-10）。在人体神经系统内，完成神经元之间的信息传递主要靠化学性突触，因此，通常所说的突触即指化学性突触。在电镜下观察，突触由突触前膜、突触间隙和突触后膜三部分构成（图11-11）。

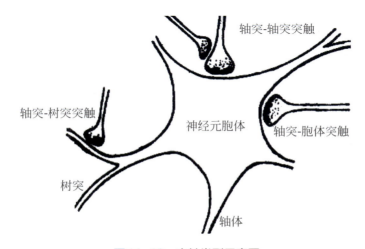

图 11-10　突触类型示意图

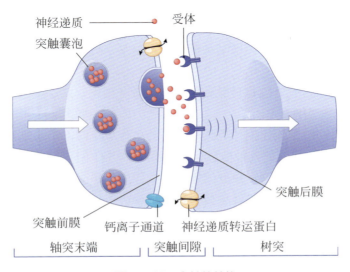

图 11-11　突触的结构

突触的传递过程由神经递质作为信息传递的媒介，通过作用于相应受体来实现，因此，神经递质和受体是化学性突触传递最重要的物质基础。神经递质即指神经系统中传递神经元信息或把神经元信息传递至效应器的化学物质，根据其存在的部位可分为中枢神经递质和外周神经递质。中枢神经递质包括乙酰胆碱、肽类（脑啡肽）、单胺类（多巴胺）等；外周神经递质主要有乙酰胆碱和去甲肾上腺素。受体是指能与某些化学物质（如递质、激素等）发生特异性结合，并诱发生物效应的特殊生物分子。如胆碱受体（泛指能与乙酰胆碱结合而发挥生理效应的受体）、肾上腺素受体等。

一、神经系统的感觉功能

感觉是客观事物在人脑中的主观反映。感觉的形成，首先要通过各种感受器接受内外环境的刺激，并转化为神经冲动，冲动经特定的传入途径传至大脑皮质特定的中枢，引起相应的感觉。因此，各种感觉都是由感受器、传入神经及相应中枢共同活动完成的。

（一）感受器及其生理特性

1.感受器的概念与分类

感受器是指生物体内能感受内、外环境变化并产生神经冲动的结构或装置。感受器种类很多，根据感受器所分布的位置，可分为内感受器、外感受器、本体感受器。外感受器分布于皮肤与黏膜内，主要接受来自体外环境的痛、温、触（粗）和压觉的刺激；内感受器分布在身体内部的器官或组织中，接受来自内环境的压力、温度、渗透压、离子及化合物浓度变化的刺激；本体感受器分布于肌、肌腱、骨膜和关节等处，接受躯体运动、肌张力等刺激。根据感受器所接受适宜刺激的性质可分为机械感受器、化学感受器、光感受器、温度感受器等。

2.感受器的一般生理特性

（1）**适宜刺激** 一种感受器通常只对一种刺激最敏感，这种刺激即称为该感受器的适宜刺激，如一定波长的电磁波是视网膜感光细胞的适宜刺激，一定频率的声波是耳蜗毛细胞的适宜刺激。当环境中出现某种刺激时，总是由对它最敏感的那种感受器接收从而引起相应的效应。

（2）**换能作用** 感受器能将感受到的各种刺激（如光、声、压力、化学等）的能量转化为动作电位，称为换能作用。

（3）**编码作用** 感受器在把外界刺激转化为动作电位时，不仅是发生了能量形式的转换，同时也把刺激所包含的各种信息编排成神经冲动的不同序列，称为编码功能。

（4）**适应现象** 当某一恒定强度的刺激持续作用于感受器时，其传入神经上的动作电位频率已开始逐渐下降，这种现象称为适应现象，适应是绝大多数感受器的一个功能特点。

（二）感觉传导通路

感受器感受刺激后所产生的神经冲动传导到大脑皮质的通路，称感觉（上行）传导通路。传导通路一般由两个以上神经元组成，传导特定的神经冲动，主要包括浅感觉和深感觉两条传导通路。

1. 浅感觉传导通路

浅感觉传导通路传导皮肤和黏膜的痛觉、温度觉和粗触觉，由于它们的感受器位置较浅，因此由这些感受器上行的感觉传导系统称为浅感觉传导通路，一般由三级神经元组成（图11-12）。

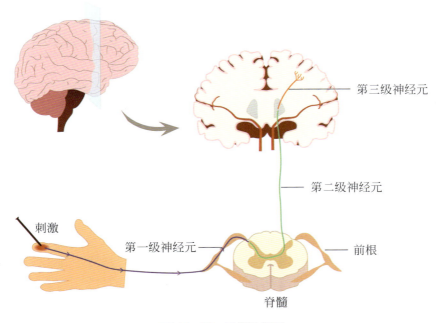

图11-12　三级神经元

（1）躯干、四肢的浅感觉传导通路　第一级神经元（感觉神经元）为位于脊神经节内的假单级神经元，在脊髓灰质后角更换神经元，即第二级神经元，它发出的纤维交叉到对侧，在脊髓白质内上行到背侧丘脑，在丘脑再次更换神经元即第三级神经元，其发出的纤维经内囊投射到大脑皮质中央后回的上2/3部及中央旁小叶后部。

（2）头面部的浅感觉传导通路　分布到头面部的感觉性神经主要是三叉神经，也是由三级神经元组成。第一级神经元为位于三叉神经节内的假单级神经元，其周围突随三叉神经分支分布至头面部相应的感受器；第二级神经元是脑干内三叉神经感觉核，其发出的纤维交叉到对侧，组成三叉丘系上升到背侧丘脑；第三级神经元胞体在背侧丘脑，其发出的纤维参与丘脑皮质束，经内囊投射到大脑皮质中央后回下1/3部的感觉区。

2. 深感觉（本体感觉）传导通路

深感觉是指感受肌肉、肌腱、筋膜和关节等深部结构的本体感觉和精细触觉。是一种钝痛，定位模糊，倾向于辐射。深部器官对刺激的敏感性各不相同，如骨膜最敏感，其次为韧带、关节囊纤维层、肌腱和筋膜，最差的是肌肉。这和它们的神经纤维分布的密度有关，肌肉内最稀，筋膜较密，骨膜中最密。精细触觉是指能辨别物体形状和性质，以及两点之间距离的感觉等。躯干、四肢的深感觉（本体感觉）传导通路也是由三级神经元组成。第一级神经元的胞体也位于脊神经节内，进入脊髓后，在同侧后索内上行，并组成薄束和楔束上行至延髓，在延髓薄束核和楔束核更换神经元（第二级神经元）交叉到对边，组成内侧丘系上行至丘脑，在丘脑再次更换神经元（第三级神经元），发出纤维参与组成丘脑皮质束，经内囊投射至大脑皮质感觉区。

3. 感觉传导通路的特点

感觉传导通路一般有三级神经元，第一级位于脊神经节或脑神经节内；第二级位于脊髓后角或脑干内，第三级位于丘脑内。各种感觉传导通路的第二级神经元发出的神经纤维，一般交叉到对侧，最后投射到大脑皮质的相应区域。

（三）丘脑与感觉投射系统

丘脑是由大量神经元组成的灰质团块。人体除嗅觉外，各种感觉传导通路均在丘脑内更换神经元，然后再投射到大脑皮质。因此，丘脑是感觉纤维的总转换站，同时也能对感觉进行粗略地分析与综合。丘脑向大脑皮质的投射分为特异性投射系统和非特异性投射系统两种。

1. 特异性投射系统

特异性投射系统指各种感觉纤维（嗅觉除外）经脊髓和脑干上传到丘脑的感觉接替核（包括腹后核，内、外侧膝状体等）换元后，再发出纤维投射到大脑皮质的特定感觉区，并激发大脑皮质发放传出神经冲动。因为，每一种感觉的传导途径都是专一的，具有点对点的关系，每一种感觉的传导投射路径也都是专一的，因而称其为特异投射系统。

2. 非特异性投射系统

非特异性投射系统指由丘脑的髓板内核群发出并弥散地投射到大脑皮质广泛区域的神经通路。经典感觉传导通路的第二级神经元的轴突上行通过脑干时，发出许多侧支，与脑干网状结构的神经元发生突触联系，在脑干网状结构内反复换元后，上行抵达丘脑中线的髓板内核群，最后弥散地投射到大脑皮质广泛区域，维持和改变大脑皮质的兴奋状态。这一投射系统与大脑皮质之间不具有点对点的投射关系，失去了原先具有的专一、特异传导功能，故称之为非特异性投射系统。因脑干网状结构内存在有上行唤醒作用的功能系统，因此，这一系统又称为脑干网状结构上行激动系统。

（四）大脑皮质的感觉分析功能

人体各种感觉神经冲动传到大脑皮质之后，通过分析和综合产生特定的感觉。因此，大脑皮质是感觉分析的最高级中枢。大脑皮质不同区域具有不同的功能，这就是大脑皮质的功能定位。不同的感觉在大脑皮质有不同的代表区，主要有：体表感觉区、本体感觉区、内脏感觉区、视觉区和听觉区（图11-13）。

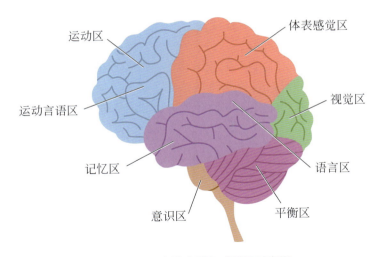

图11-13 大脑皮质各感觉区示意图

1.体表感觉区

全身体表感觉在大脑皮质的投射区主要位于中央后回,又称第一体表感觉区。其投射规律有:

(1) **交叉投射** 即一侧体表的感觉传入,投射到对侧大脑皮质中央后回的相应区域,但头面部感觉的投射是双侧性的。

(2) **倒置投射** 躯体各部位感觉投射区域具有空间定位性,大致呈一倒置躯体,即下肢的感觉区在顶部,上肢感觉区在中间,头面部感觉区在底部,但头面部感觉区的内部分布仍是正立的。

(3) **精细正比** 投射区的大小与不同体表部位的感觉灵敏程度有关,感觉灵敏度高的拇指、示指和唇的感觉皮质代表区大,感觉迟钝的背部的皮质代表区小。

此外,在人脑在中央前回与岛叶之间还有第二体表感觉区。全身体表感觉在此区的投射是正立的,而且投射具有双侧性。此区仅能对感觉信息做比较粗糙的分析。

2.本体感觉区

本体感觉是指来自肌、肌腱、骨膜和关节等组织结构的深部感觉,主要是对身体的空间位置、姿势、运动状态和运动方向的感觉。目前认为中央前回是运动区也是本体感觉区。

3.内脏感觉区

内脏感觉是指由内脏感受器的传入冲动所产生的感觉,主要感受人体内环境的变化。内脏中有痛觉感受器,无本体感受器,因此内脏感觉主要是痛觉。内脏感觉的投射区比较分散,混杂于体表第一、第二感觉区、运动辅助区和边缘系统等皮质部位。

内脏感觉神经纤维的数目比一般体表感觉神经纤维的数目少,它混在交感和副交感神经中,传入冲动沿这些神经从背根进入脊髓或沿脑神经进入脑干,引起相应的反射活动。内脏感受器的适宜刺激是体内的自然刺激(如肺的牵张、血压的升降、血液的酸度等)。由心血管、肺、消化管等组织器官来的内脏感受器传入冲动，能引起多种反射活动，对内脏功能的调节起重要作用。

内脏感受器的传入冲动一般不产生意识感觉，但传入冲动比较强烈时也可引起意识感觉。例如，胃发生强烈收缩时可伴有饥饿感觉，直肠、膀胱一定程度的充盈可引起便意、尿意。但是，内脏传入冲动引起的意识感觉是比较模糊的、弥散而不易精确定位的。

(五) 痛觉

痛觉是指机体某处受到伤害性刺激时产生的一种不愉快的感觉，常伴有情绪变化、自主神经反应和防御性反应，是机体受伤害时的一种报警信号，具有保护性意义。

痛觉感受器广泛地分布于皮肤、肌肉、关节和内脏等处。当各种刺激达到一定强度造成组织伤害时，局部组织即释放出某些致痛物质，如 K^+、H^+、组胺、5-羟色胺、缓激肽、前列腺素等，这些致痛物质再作用于痛觉感受器，引起痛觉传入冲动。临床上可根据需要采用普鲁卡因等局部麻醉药封闭神经来阻断痛觉冲动的传入，也可采用吗啡等镇痛药作用于中枢内镇痛系统以达到镇痛的效果。

1. 皮肤痛觉

当伤害性刺激作用于皮肤时，可先后出现快痛与慢痛两种性质的痛觉。快痛是一种定位清楚而尖锐的刺痛，在刺激时很快发生，撤除刺激后又很快消失。慢痛是一种定位不明确的烧灼痛，于刺激作用0.5～1.0s后产生，持续时间较长，并伴有心率加快、血压升高以及呼吸和情绪等方面的变化。

2. 内脏痛与牵涉痛

(1) **内脏痛** 伤害性刺激作用于内脏器官引起的疼痛称为内脏痛，是临床上常见的症状。因为痛觉感受器在内脏的分布比在躯体要稀疏很多，故内脏痛的定位不准确。内脏痛觉与皮肤痛觉比较，有以下特点：① 定位不准确，定性不清楚；② 发生缓慢，持续时间长，即主要表现为慢痛，常呈渐进性增强；③ 对机械牵拉、痉挛、缺血、炎症等刺激敏感，而对切割、烧灼等通常易引起皮肤痛的刺激不敏感；④ 特别能引起不愉快的情绪活动，并伴有恶心、呕吐和心血管及呼吸活动改变；⑤ 可伴有牵涉痛。

(2) **牵涉痛** 某些内脏疾病常引起一定的体表部位发生疼痛或痛觉过敏，此种现象称为牵涉痛，了解牵涉痛的规律有助于临床诊断。

例如，心绞痛患者常感到心前区、左肩和左上臂内侧区疼痛；胆囊炎、胆石症发作时可感觉右肩区疼痛；阑尾炎早期发生腹上区或脐区痛；患胃溃疡或胰腺炎时，会出现左上腹和肩胛间疼痛；肾结石时则可引起腹股沟区疼痛。

 知识链接

麻醉药与镇痛药

镇痛药可作用在中枢神经系统或外周神经系统，选择性抑制、缓解疼痛，减轻疼痛引起的恐惧、紧张、不安等情绪，从而解除患者的痛苦。分为麻醉性镇痛药 (如吗啡)

和解热镇痛药（如阿司匹林、对乙酰氨基酚）。

麻醉药是能促使整个机体或机体局部暂时性、可逆性失去知觉、痛觉的药物。长期使用会产生依赖性、成瘾性。分为全身麻醉药（抑制大脑皮质，如苯巴比妥）和局部麻醉药（阻断神经冲动传导，如普鲁卡因）。

二、神经系统对躯体运动的调节

躯体运动是以骨骼肌的收缩和舒张活动为基础的生命活动，是人类生活和从事劳动的重要手段。躯体的各种运动往往由多个肌群相互协调和配合完成，而这种协调与配合则是在神经系统调节下进行的。

（一）脊髓对躯体运动的调节

躯体运动最基本的反射中枢在脊髓。在脊髓灰质前角中存在着大量的运动神经元，它们末梢释放的递质都是乙酰胆碱。脊髓对躯体运动的调节主要有屈肌反射和牵张反射。

1. 屈肌反射

当皮肤受到伤害性刺激时，受刺激一侧肢体关节的屈肌收缩而伸肌舒张，称为屈肌反射。屈肌反射使肢体能及时避开伤害性刺激而具有保护性意义，其反射强度与刺激强度有关。如，足趾受到较弱的刺激时，只引起踝关节屈曲；刺激强度加大时，可致膝关节乃至髋关节也屈曲；当刺激强度加大到一定值时，则在同侧肢体发生屈肌反射的基础上出现对侧肢体伸肌反射，这种反射活动称为对侧伸肌反射，其生理意义在于发生屈肌反射时维持躯体姿势的平衡。

2. 牵张反射

骨骼肌受到外力牵拉而伸长时，受牵拉的同一肌肉会产生反射性收缩，此种反射称为牵张反射。牵张反射可分为肌紧张和腱反射两种类型。牵张反射的反射弧是：感受器（肌梭）→传入神经→中枢（脊髓前角运动神经元）→传出神经→效应器（同一肌肉的梭外肌）。当肌肉被牵拉导致梭内、外肌被拉长时，引起肌梭兴奋，通过Ⅰ、Ⅱ类纤维将信息传入脊髓，使脊髓前角运动神经元兴奋，通过α纤维和γ纤维导致梭外、内肌收缩。其中α运动神经兴奋使梭外肌收缩以对抗牵张，γ运动神经元兴奋引起梭内肌收缩以维持肌梭兴奋的传入，保证牵张反射的强度。

（1）**肌紧张** 是指缓慢而持续牵拉肌腱所引起的牵张反射，主要表现为骨骼肌轻度而持续地收缩。人体的肌紧张主要表现在伸肌，其生理意义在于维持一定的躯体姿势，尤其是克服重力维持站立姿势。

（2）**腱反射** 是指快速牵拉肌腱时引起的牵张反射，主要表现为被牵拉肌肉迅速而明显地缩短。临床上常通过检查腱反射来了解神经系统的功能状况。如果腱反射减弱或消失，常提示反射弧的传入、传出通道或者脊髓反射中枢受损；而腱反射亢进，则说明控制脊髓的高级中枢有病变。

3. 脊休克

人和动物在脊髓与高级中枢之间离断后，反射活动的能力暂时丧失而进入无反应状态的现象称为脊休克。这种脊髓与高位中枢离断的动物称为脊动物。

脊休克的主要表现为：横断面以下脊髓所支配的躯体反射和内脏反射活动均减弱甚至消失，如骨骼肌的紧张性减弱甚至消失，外周血管扩张，发汗反射不能进行，粪、尿潴留等。

知识链接

脊休克的恢复

脊休克后，脊髓的反射功能可逐渐恢复，恢复的速度与不同种属动物脊髓反射对高位中枢的依赖程度有关。脊休克恢复过程中，较简单和原始的反射如屈肌反射和腱反射等先恢复，较复杂的反射恢复较迟，内脏反射也能部分恢复，离断水平以下的知觉和随意运动能力将永久丧失。脊休克产生的原因是离断的脊髓突然失去高级中枢的调节，主要是失去从大脑皮质到低位脑干的下行纤维对脊髓的控制作用。脊休克的产生和恢复，说明脊髓能完成某些简单的反射活动。

（二）脑干对躯体运动的调节

脑干对肌紧张和躯体姿势具有重要的调节作用。脑内具有加强肌紧张和肌运动作用的部位称为易化区；具有抑制肌紧张及肌运动作用的部位称为抑制区。脑干对肌紧张的重要调节作用是通过网状结构易化区和抑制区的活动来实现的。在正常生理情况下，肌紧张易化区的活动较强，抑制区的活动较弱，两者在一定水平上保持相对平衡，以维持正常的肌紧张。

1. 脑干网状结构易化区

脑干网状结构易化区分布较广，包括延髓、脑桥、中脑等处的一些区域。其主要作用是加强伸肌的肌紧张和肌运动。前庭核、小脑前叶等部位也通过脑干网状结构易化区参与易化肌紧张的作用。

2. 脑干网状结构抑制区

脑干网状结构抑制区较小，位于延髓网状结构腹内侧部分。大脑皮质运动区、纹状体、小脑前叶蚓部等部位通过脑干网状结构抑制区来实现其抑制作用，而脑干网状结构抑制区的正常活动也依赖于这些部位传来的冲动。

动物实验中，在动物的中脑上、下丘之间横断脑干，动物将立即出现四肢伸直、头尾昂起、脊柱挺硬的角弓反张状态，这种现象称为去大脑僵直。去大脑僵直是由于脑干网状结构抑制区失去了与大脑皮质、纹状体等部位的联系后，活动明显减弱，使易化区的活动占有较大的优势，而表现出伸肌紧张性亢进的现象。当人类在中脑发生损伤、缺血或炎症等疾病时，也可表现出头后仰、上下肢僵硬伸直、上臂内旋、手指屈曲等去大脑僵直现象。

（三）小脑对躯体运动的调节

小脑与大脑皮质有双向纤维联系，既可以接受大脑皮质下行的纤维，也可以发出纤维到大脑皮质。它的主要功能是调节肌紧张，维持躯体的平衡，协助大脑调节骨骼肌随意运动的协调性。根据小脑的传入、传出神经纤维的联系，可将小脑分为前庭小脑（古小脑）、脊髓小脑（旧小脑）和皮质小脑（新小脑）三个主要的功能部分。

1.维持身体平衡

前庭小脑与脑干前庭核有密切的纤维联系，主要由绒球小结叶构成，其主要功能是调节身体平衡。实验表明，切除绒球小结叶的猴，或第四脑室附近患肿瘤而压迫绒球小结叶的患者，均会出现平衡失调、站立不稳，但其随意运动仍然能协调好。

2.调节肌紧张

脊髓小脑与调节肌紧张有关，包括小脑前叶以及小脑后叶的中间带区部分。它对肌紧张的调节包括易化和抑制双重作用，这些作用都是通过脑干网状结构的易化区和抑制区实现的。小脑前叶对肌紧张的双重作用随动物的进化程度不同而表现不同，动物的进化程度越高，其易化作用也表现得越突出。因此，人类小脑损伤后主要表现出肌紧张降低、肌无力等症状。

3.协调随意运动

皮质小脑与大脑、丘脑、脑干等处的神经核有密切的纤维联系，主要指小脑半球的外侧部，其主要功能是协调随意运动，使各种精巧运动能准确、熟练地进行。当皮质小脑损伤后，患者不能完成精巧的动作，肌肉在动作进行过程中发生抖动而把握不住方向，可出现随意运动的力量、方向及准确性异常，行走摇晃呈酩酊蹒跚状，静止时则无异常的肌肉运动出现。这种小脑损伤后的动作协调障碍称为小脑性共济失调。

（四）大脑对躯体运动的调节

1.基底神经核对躯体运动的调节

基底核是大脑皮质基底部的一些核团，是一群运动神经核的统称，与大脑皮质，丘脑和脑干相连。包括纹状体、苍白球、黑质、丘脑下核。目前所知其主要功能为自主运动的控制、整合调节细致的意识活动和运动反应。同时还参与记忆、情感和奖励学习等高级认知功能。基底神经节的损害主要表现为肌紧张异常和动作过分增减，临床上主要表现为运动过少而肌紧张增强的帕金森病和运动过多而肌紧张降低的亨廷顿病。

 知识链接

帕金森病和亨廷顿病

帕金森病又称震颤麻痹，是一种常见的神经退行性疾病，主要症状是全身肌紧张增高、肌肉强直、随意运动减少、动作缓慢、面部表情呆板，常伴有静止性震颤（多见于手部）等。其病因可能主要是双侧黑质病变，多巴胺能神经元变性，多巴胺递质合成受损。临床上用多巴胺的前体左旋多巴或 M 受体拮抗剂如东莨菪碱或盐酸苯海索（安坦）来缓解症状。

亨廷顿病又称舞蹈病，是一种遗传性的神经退行性疾病。由于显性基因编码的脑蛋白触发了神经元的死亡，主要症状是不自主的上肢和头部的舞蹈样动作，伴肌张力降低等症状。其病因是双侧新纹状体病变，其中的胆碱能神经元和 γ-氨基丁酸能神经元变性，而黑质多巴胺能神经元功能相对亢进。临床上用利血平来缓解症状。

2. 大脑皮质对躯体运动的调节

大脑皮质是调节躯体运动的高级反射中枢。其信息通过皮质脊髓束和皮质脑干束下传到脊髓前角和脑干的运动神经元，从而调节躯体的运动。

（1）大脑皮质的主要运动区 主要位于中央前回和运动前区。其对躯体运动的调节具有下列功能特征。① 交叉支配，指一侧皮质运动区控制对侧躯体骨骼肌的运动。但头面部肌的运动，如咀嚼、喉及脸上部的运动则受双侧皮质运动区控制。② 定位精细，其定位安排大体上呈倒立的人体投影分布，即下肢代表区在中央前回顶部（膝关节以下代表区在皮质的内侧面），上肢代表区在中间部，头面部代表区在底部，但头面部内部的排列仍为正立位。③ 代表区的大小与运动的精细程度有关，运动越精细的代表区越大。例如，手部运动代表区与整个下肢运动代表区的大小几乎相等。

（2）运动传导通路 由从大脑皮质运动区发出的神经冲动通过皮质脊髓束（包括皮质脊髓前束和皮质脊髓侧束）和皮质核束下行，最后抵达脊髓前角和脑干运动神经元来控制躯体运动，分锥体系和锥体外系。

① 锥体系是大脑皮层下行控制躯体运动的最直接传导通路，由上、下两级神经元组成。上级运动神经元在大脑皮质中央前回和中央旁小叶前部，其轴突组成下行的锥体束。下级运动神经元在脑干的脑神经运动核或脊髓前角运动核中，其纤维也交叉到对侧。由此，锥体系分皮质核束和皮质脊髓束（包括皮质脊髓前束和皮质脊髓侧束）。

皮质核束是由中央前回下部等处皮质中的锥体细胞的轴突集合成的，经内囊膝，下行至中脑，走在大脑脚底中间 3/5 的内侧部。此后，陆续分出一部分纤维，终止于脑干内两侧的躯体运动核和特殊内脏运动核；另一部分纤维则终止于对侧的面神经核（支配眼裂以下面肌的细胞）和舌下神经核。主要负责管理头面部肌肉（眼球外肌、咀嚼肌、面肌、咽喉肌、舌肌等）的随意运动。

皮质脊髓束是指下行止于脊髓前角运动神经元的纤维，其中约有 80% 的纤维在延髓椎体处交叉到对侧下行，沿脊髓外侧索下行到脊髓前角，此传导束称为皮质脊髓侧束，与精细的技巧运动有关；另有 20% 的皮质脊髓束纤维先不交叉，沿同侧脊髓前索下行，此为皮质脊髓前束，与姿势的维持和粗大运动有关。

综上所述，锥体系的主要功能是传达大脑皮质运动区的指令，以管理全身骨骼肌的随意运动，调节肌紧张、协调肌肉的收缩，完成精细动作。

② 锥体外系是锥体系以外的控制骨骼肌运动的下行传导通路。锥体外系并不是一个简单独立的结构系统，包括大脑皮质、纹状体、黑质、红核、小脑、网状结构等以及它们的联络纤维，这些结构共同组成复杂的多级神经元。经多次换神经元后，到达脊髓前角或脑神经运动核，其主要功能是调节肌张力，协调肌群活动，维持和调整体态姿势和进行习惯性的节律性动作等。

三、神经系统对内脏活动的调节

神经系统对内脏活动的调节与它对躯体运动的调节相似，也是通过反射途径进行的。调节内脏活动的神经结构称为植物性神经，它调节内脏活动时，在很大程度上不受意志控制，不具有随意性，因而又被称为自主神经。实际上，内脏运动神经的活动也受大脑皮质和皮质下各级中枢的调节，与躯体运动神经在功能上相互依存、相互协调，使机体得以维持内环境与外环境的相对平衡。

（一）自主神经系统的功能

自主神经系统按照其结构和功能的不同分为交感神经和副交感神经两大部分，体内组织器官一般接受交感神经与副交感神经的双重支配，这两种神经对同一内脏器官的调节作用是相互拮抗的，同时，又互相协调统一（图11-14）。

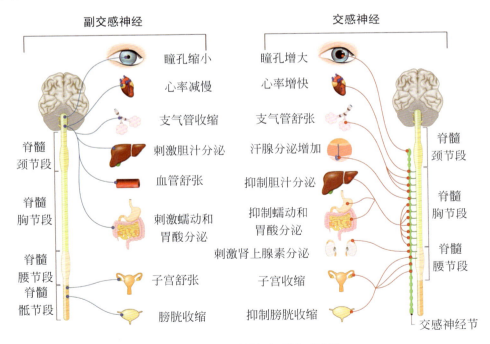

图 11-14　交感神经与副交感神经

交感神经在调节内脏活动时一般作用广泛，往往整个系统参与反应。交感神经的兴奋能动员机体的潜在能力以适应环境的急变（精神紧张或重体力活动），即应激反应。

副交感神经一般活动范围比较局限，主要作用是促进消化吸收，贮存能量，加强排泄，以利于人体的调整恢复，保证安静时生命活动的进行。往往安静或睡眠时活动加强，能保护机体。

1. 自主神经系统的递质、纤维分类及其受体

自主神经系统对内脏器官的作用是通过神经末梢释放的神经递质与相应的受体结合而实现的，其释放的递质和结合的受体主要是去甲肾上腺素（NE）和乙酰胆碱（ACh）及其相应的受体。生理学中常以神经末梢释放的神经递质类型来命名和分类神经纤维。凡末梢以释放乙酰胆碱作为递质的神经纤维，称为胆碱能纤维。凡末梢以释放去甲肾上腺素为递质的神经纤维，称为肾上腺素能纤维。

2. 自主神经系统的功能特征

（1）双重支配作用 人体多数器官都接受交感和副交感神经的双重支配作用。但交感神经几乎支配全身所有内脏器官，而副交感神经则分布较局限。一般认为大部分血管、汗腺和竖毛肌、肾上腺髓质等无副交感神经支配。

（2）拮抗作用 交感神经和副交感神经对同一器官的作用往往相反。例如，交感神经兴奋可引起心跳加强加快，而副交感神经兴奋时，则引起心跳变慢减弱。但对某些器官而言，这两类神经的作用却具有协同性，如交感神经与副交感神经均促进唾液腺分泌。

（3）紧张性支配作用 交感神经和副交感神经持续地发放低频神经冲动，使其支配的效应器官经常维持一定程度的活动状态，这种作用即称为紧张性作用。在动物实验中，切断心迷走神经，心率即明显加快；切断心交感神经，心率则减慢。

（4）效应器所处的功能状态对自主神经作用的影响 自主神经的外周性作用与效应器本身的功能状态有关。例如，刺激交感神经可导致无孕子宫的运动受到抑制，而对有孕子宫却可加强其运动；又例如，胃幽门处于收缩状态时，刺激迷走神经可使胃幽门舒张；如果原来处于舒张状态，则刺激迷走神经反而使之收缩。

（二）各级中枢对内脏活动的调节

1. 脊髓对内脏活动的调节

交感神经和部分副交感神经发源于脊髓，因此，脊髓是内脏反射活动的初级中枢，如脊休克恢复后可见到血管张力反射、排便反射、排尿反射、发汗反射和阴茎勃起反射等。平时这些反射活动受高位中枢的控制，当脊髓离断、脊休克期过去后，上述反射活动逐渐恢复，但不能很好适应正常生理功能的需要。

2. 脑干对内脏活动的调节

延髓是部分副交感神经的发源地，具有许多重要的内脏活动中枢。如心血管活动中枢、呼吸活动中枢以及与消化活动有关的中枢。延髓由于受压、穿刺等因素受到损伤时，可迅速造成死亡，故延髓有生命中枢之称。

3. 下丘脑对内脏活动的调节

下丘脑是大脑皮质下调节内脏活动的较高级中枢，它可通过与高位中枢、脑干和脊

髓广泛联系，把内脏活动与人体的其他生理过程联系起来，调节体温、营养摄取、水平衡、内分泌、情绪反应、生物节律等重要生理过程。

4. 大脑皮质对内脏活动的调节

大脑皮质对内脏活动的调节主要与边缘系统和新皮质的某些区域有关。

大脑皮质的边缘系统包括边缘叶（胼胝体回、海马、穹窿、海马回、扣带回、杏仁核、隔区、岛叶、颞叶、眶回等）和边缘中脑（中脑的中央灰质、被盖的中央部及外侧部、脚间核等）（图11-15）。边缘系统的功能较为复杂，涉及内脏活动、情绪反应、记忆活动以及觉醒与睡眠等。边缘系统通过调节许多初级中枢的活动来调节内脏的功能活动，是调节内脏活动的高级中枢。

新皮质主要指进化程度较新、分化程度最高的大脑半球外侧面结构，是内脏神经功能的高级中枢和高级整合部位。如果刺激皮层外侧一定区域，会引起呼吸、血管运动的变化。

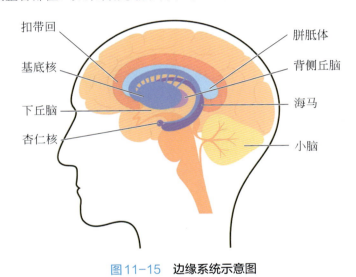

图11-15　边缘系统示意图

四、脑的高级功能

脑是中枢神经系统的最高级部位，除了产生感觉，协调躯体运动和内脏活动以外，还涉及一些更为复杂的功能，如学习与记忆、语言、睡眠与觉醒等功能。

（一）学习与记忆

学习是指人和动物通过神经系统接受外界环境信息而影响自身行为的过程。记忆则是将学习到的信息进行储存和提取再现的神经活动过程。

1. 学习形式

（1）**非联合型学习**　在刺激与反应之间不需要建立某种明确的联系，不同形式的刺激使突触活动发生习惯化、敏感化等可塑性改变。如人们对有规律出现的强噪声会逐渐减弱反应，即出现习惯化；在强伤害性刺激之后，对弱刺激的反应会加强，即表现为敏感化。

（2）联合型学习　在时间上很接近的两个事件重复地发生，最后在脑内逐渐形成联系，如条件反射的建立和消退，实际上学习的过程就是建立条件反射的过程。条件反射又分为经典条件反射和操作式条件反射，人类学习的方式多为联合型学习。

2.记忆的分类

进入大脑的信息只有1%左右能保留较长时间，根据记忆保留时间的长短，可将记忆分为短时记忆和长时记忆。短时记忆又可分为感觉性记忆与第一级记忆。感觉性记忆指的是感觉信息进入大脑感觉区内贮存的时间极短的一种记忆，所贮存的信息只能在不到1s的时间内用于分析，随后即消失。第一级记忆是指少量信息贮存时间可达几秒到1min左右的记忆。长时记忆又可分为第二级记忆与第三级记忆。第二级记忆指信息贮存时间较长的一种记忆，贮存时间可持续几分钟到几天，有的还可长达几年。第三级记忆指深刻于脑海中的记忆，常可持续终生，例如对自己的名字、居住过多年的地名等的记忆。

3.遗忘

遗忘是一种正常的生理现象，是指部分或完全失去回忆和再认识的能力。遗忘在学习后就开始，最初遗忘的速度很快，以后逐渐减慢。遗忘并不意味着记忆痕迹的消失，遗忘的材料经过复习总是比学习新的材料容易。产生遗忘的原因一是条件刺激长久不予强化所引起的消退，二是后来信息的干扰。

4.影响学习和记忆的因素

短时记忆只涉及原有突触联系的增强。长时记忆则涉及脑内结构以及神经生化方面的改变。

（1）记忆有赖于脑内新蛋白质的合成　如用嘌呤霉素抑制金鱼脑内蛋白质的合成，则鱼不能建立条件反射，学习记忆能力发生明显障碍。

（2）突触结构可塑性　突触可塑性可能是学习与记忆的生理学基础。生活在复杂环境中的大鼠，其大脑皮质较厚，这说明学习活动多的大鼠，建立起较多的新突触联系，因而大脑皮质也较发达。

（3）中枢神经递质也影响学习和记忆　脑干网状结构上行激动系统以及大脑皮质内部均有乙酰胆碱递质，它对大脑皮质起兴奋作用，这是学习与记忆功能的基础。如阿托品中毒患者发生意识丧失、幻视等，学习与记忆功能即发生障碍。

（二）语言

1.大脑皮质语言中枢的分区

人类大脑皮质一定区域受损后可引起具有不同特点的语言功能障碍。① 运动性失语症，中央前回底部前方受损，患者不会讲话，但能看懂文字，也能听懂别人的讲话，该现象首先由布罗卡发现，中央前回底部又称为布罗卡区；② 失写症，额中回后部接近中央前回手指代表区部位受损，患者能听懂别人的讲话和看懂文字，会说话，手的功能也正常，但失去书写能力；③ 感觉性失语症，颞上回后部受损，患者能讲话、书写、看懂文字，也能听见别人的发音，但听不懂别人讲话的内容和含义；④ 失读症，角回受损，患者视觉正常，但不懂文字含义。

2. 大脑皮质语言功能的一侧优势

人类两侧大脑半球的功能是不对等的。在主要使用右手的成年人中，语言活动功能主要由左侧大脑皮质管理。左侧皮质在语言活动功能上占优势，称为优势半球。一侧优势与遗传和后天的生活实践有关，人类的左侧优势自10～12岁逐步建立，成年后左侧半球受损，就很难在右侧皮质再建立语言中枢。右侧半球在对空间的辨认、深度知觉、触 - 压觉认识、图像视觉认识、音乐欣赏分辨等方面占优势。

（三）大脑皮质的电活动

大脑皮质的电活动有两种形式。一种是在无明显刺激情况下，大脑皮质能经常自发地产生节律性的电位变化，这种电位变化称为自发脑电活动。另一种是感觉传入系统或脑的某一部位受刺激时，在皮质某一局限区域引起的电位变化，这种电位变化称为皮质诱发电位。在头皮表面记录到的自发脑电活动称为脑电图（EEG）（图11-16）。打开颅骨后直接从皮质表面记录到的电位变化，称为皮质脑电图（ECoG）。

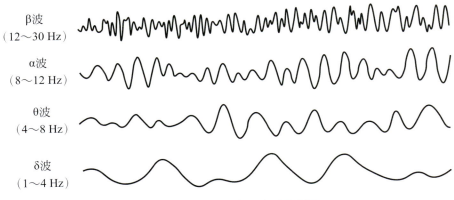

图11-16　正常脑电图波形示意图

根据自发脑电活动的频率，可将脑电波分为α、β、θ和δ波形（表11-2）。一般情况下，脑电波随大脑皮质不同的生理情况发生变化。当许多皮质神经元的电活动趋于一致时，就出现低频率高振幅的波形，称为同步化；当皮质神经元的电活动不一致时，就出现高频率低振幅的波形，称为去同步化。一般认为，高振幅、低频率时兴奋性较低，而低振幅、高频率时兴奋性较高。

表11-2　正常脑电图各种波形的特征、常见部位和出现条件

脑电波	频率/Hz	幅度/μV	常见部位	出现条件
α	8～12	20～100	枕叶	成人清醒、安静、闭目时
β	12～30	5～20	额叶、顶叶	皮质紧张活动时（如睁眼、兴奋、集中思考）
θ	4～8	100～150	颞叶、顶叶	少儿正常电脑或成人困倦时
δ	1～4	20～200	颞叶、枕叶	婴幼儿正常电脑或成人熟睡时

（四）觉醒与睡眠

觉醒与睡眠是一种昼夜节律性生理活动。觉醒时，机体能迅速适应环境变化，从事各种体力和脑力劳动，脑电波一般呈去同步化快波。睡眠时，机体的意识暂时丧失，失去对环境的精确适应能力，脑电波一般呈同步化和去同步化两个时相。睡眠对促进精力和体力的恢复有重要作用，睡眠障碍时，常导致中枢神经系统特别是大脑皮质的失常，引起工作能力和记忆力的下降，甚至产生幻觉。成人每天一般需要7~9h睡眠，老年人需要5~7h，儿童需要10~12h，新生儿需要18~20h。

1. 觉醒

觉醒状态有脑电觉醒状态和行为觉醒状态之分。行为觉醒状态指动物出现觉醒时的各种行为表现；脑电觉醒状态指脑电波呈同步化快波的状态，而行为上不一定呈觉醒状态。

一般认为，脑干网状结构上行激动系统对觉醒状态的维持起重要作用，其递质为ACh。新的研究表明，黑质的多巴胺递质系统可能参与行为觉醒状态的维持，蓝斑上部的NE递质系统可能参与脑电觉醒状态的维持。

2. 睡眠

睡眠可分为慢波睡眠（正相睡眠）和快波睡眠（异相睡眠）。

慢波睡眠期间，人体的听、视、嗅、触等功能减退，骨骼肌反射活动减弱，心率、血压、代谢率、体温、呼吸、尿量、唾液分泌都减少，胃液分泌增多，发汗功能增强，生长激素分泌增多。慢波睡眠有利于促进生长和体力恢复。

快波睡眠期间，人体的各种感觉功能进一步减退，骨骼肌反射活动进一步降低，肌肉更加松弛。快波睡眠还会出现阵发性的部分肢体抽动、心率加快、呼吸快而不规则，特别是出现眼球快速运动。快波睡眠与幼儿神经系统的成熟有密切关系，有利于建立新的突触联系，促进学习记忆和精力恢复。

在整个睡眠过程中两个时相互相交替。成人进入睡眠后，首先是慢波睡眠，持续80~120min后转入快波睡眠，维持20~30min后，又转入快波睡眠，整个睡眠过程中一般交替4~5次。一般睡眠后期，快波睡眠时间较长。两种睡眠时相可直接转为觉醒状态，但在觉醒状态下，一般只能进入慢波睡眠。

睡眠是中枢神经系统内发生的一个主动过程。在脑干尾端存在着一个睡眠中枢，由该中枢发出冲动，向上传至大脑皮质，与上行激动系统的作用相对抗，从而共同调节睡眠与觉醒的相互转化。此外，睡眠的发生还与中枢内不同递质系统的功能活动有关，如慢波睡眠的发生与脑干内5-羟色胺递质系统有关，快波睡眠主要与脑干内5-羟色胺和去甲肾上腺素递质系统有关。

> **点滴积累**
>
> 1. 神经系统由中枢神经系统和周围神经系统组成。中枢神经系统包括脑和脊髓；周围神经系统主要指的是与脑和脊髓相连的脑神经和脊神经。

2.脊神经共31对，包括颈神经8对、胸神经12对、腰神经5对、骶神经5对和尾神经1对；脑神经共12对（主要分布在头面部），按照各脑神经所含纤维成分，可分为运动神经、感觉神经和混合神经。

3.神经系统有两大类传导通路：感觉传导通路（包括浅感觉传导通路和深感觉传导通路）和运动传导通路。感觉传导通路将感受器感受的各种信息传到脑，引起各种感觉；运动传导通路通过锥体系和锥体外系完成人体各项复杂的随意运动。锥体系主要支配骨骼肌的随意运动，锥体外系主要是调节肌紧张、协调随意运动、维持机体姿势等。

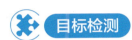
目标检测

（一）单选题

1.周围神经不包括（　　）
　A.脑神经　　　　B.脊神经　　　　C.网状结构　　　　D.交感神经

2.在脊髓横切面上呈H形，左右对称的结构是（　　）
　A.白质　　　　　B.灰质　　　　　C.神经核　　　　　D.神经节

3.关于脊髓节段描述正确的是（　　）
　A.共分为31个节段　　　　　　　B.颈段为7节
　C.腰段为6节　　　　　　　　　D.骶段为4节

4.将大脑半球分为五叶的沟是（　　）
　A.中央沟、外侧沟和距状沟　　　B.中央沟、外侧沟和顶枕沟
　C.中央沟、外侧沟和海马沟　　　D.中央沟、顶枕沟和中央后沟

5.组成脑干的结构包括（　　）
　A.丘脑、中脑和脑桥　　　　　　B.间脑、中脑和脑桥
　C.间脑、中脑和延髓　　　　　　D.中脑、脑桥和延髓

6.内脏痛的主要特点是（　　）
　A.必然伴随牵涉痛　　　　　　　B.定位不准确
　C.对牵拉不敏感　　　　　　　　D.常伴有情绪活动

7.下列哪项不属于体表感觉区的主要投射特点（　　）
　A.交叉投射　　　B.倒置投射　　　C.精细正比　　　D.无意识投射

8.脊髓突然横断后，断面以下的脊髓所支配的骨骼肌紧张性（　　）
　A.暂时性增强　　　　　　　　　B.永久性增强
　C.暂时性减弱甚至消失　　　　　D.永久性消失

9.神经节调节的基本方式是（　　）
　A.反应　　　　　B.递质　　　　　C.激素　　　　　D.反射

10.神经元之间接触并传递信息的部位称（　　）
　A.闰盘　　　　　B.紧密连接　　　C.突触　　　　　D.缝隙连接

11. 在动物中脑上、下丘之间切断脑干，将出现（ ）
    A. 脊髓休克　　　　B. 去大脑僵直　　　C. 肢体麻痹　　　　D. 腱反射加强
12. 基本生命中枢位于（ ）
    A. 大脑　　　　　　B. 脊髓　　　　　　C. 中脑　　　　　　D. 延髓
13. 关于脑神经和脊神经的叙述，错误的是（ ）
    A. 脊神经共31对　　　　　　　　　　　B. 副神经属于副交感神经
    C. 脊神经是混合性神经　　　　　　　　D. 第Ⅰ、Ⅱ、Ⅷ对为感觉性神经
14. 下列不属于小脑对躯体运动的调节作用的是（ ）
    A. 屈肌反射　　　　　　　　　　　　　B. 协调随意运动
    C. 调节身体平衡　　　　　　　　　　　D. 调节肌紧张
15. 特异性投射系统的主要功能是（ ）
    A. 引起特定感觉并激发大脑皮质发出神经冲动
    B. 维持和改变大脑皮质兴奋状态
    C. 协调肌紧张
    D. 调节内脏功能

（二）多选题

1. 以下属于中枢神经系统的是（ ）
    A. 脑　　　　　　　B. 脊髓　　　　　　C. 脊神经　　　　　D. 脑神经
2. 下述对脊神经描述正确的有（ ）
    A. 脊神经共31对　　　　　　　　　　　B. 脊神经中含有8个颈段
    C. 脊神经与脑相连　　　　　　　　　　D. 脊神经与脊髓相连
3. 以下属于每侧大脑半球借助三条沟分为的五叶的是（ ）
    A. 额叶　　　　　　B. 顶叶　　　　　　C. 枕叶　　　　　　D. 颞叶
4. 以下属于12对脑神经的有（ ）
    A. 嗅神经　　　　　B. 副神经　　　　　C. 视神经　　　　　D. 迷走神经
5. 感受器是生物体内能感受内、外环境变化并产生神经冲动的结构，下述对感受器生理作用描述正确的有（ ）
    A. 适宜刺激　　　　B. 换能作用　　　　C. 编码作用　　　　D. 适应现象

（三）简答题

1. 简述神经系统的主要组成。
2. 简述脑干的内部结构。
3. 简述大脑半球的内部结构。
4. 什么是自主神经系统？自主神经系统的功能特征有哪些？

第十一章　习题库

第十二章 内分泌系统

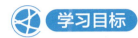

知识目标

  1.掌握腺垂体及神经垂体的激素、甲状腺激素、肾上腺髓质激素、胰岛素的生理功能。

  2.熟悉内分泌系统的组成；激素的定义；肾上腺皮质激素的生理作用。

  3.了解激素作用的一般特征；垂体、甲状腺、肾上腺的位置与形态；下丘脑与垂体的功能联系；甲状腺功能的调节；调节钙磷代谢的激素。

技能目标 能在解剖标本或模型上辨识内分泌腺（垂体、甲状腺、甲状旁腺、肾上腺和胰岛）的结构并能说出各部分的结构特点和功能。

素养目标 具有内分泌知识相关的健康宣教意识。

第一节 概 述

一、内分泌系统与激素

  内分泌系统由内分泌腺、内分泌组织和散在于机体各处的内分泌细胞共同组成（图12-1）。人体主要的内分泌腺有松果体、垂体、胸腺、甲状腺、甲状旁腺、肾上腺和性腺等。内分泌组织是指分散存在于某些组织、器官中的内分泌细胞，如胰腺内的胰岛、肾的近球小体等。内分泌系统常与神经系统一起对机体功能活动进行调节，维持内环境的相对稳定。内分泌器官或内分泌组织分泌的高效能生物活性物质，称为激素。激素所作用的器官、组织或细胞，分别称为该激素的靶器官、靶组织或靶细胞。

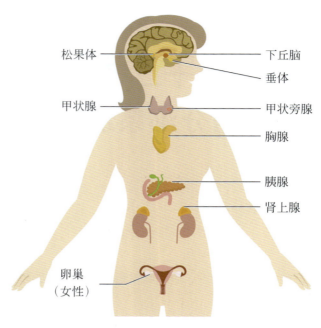

图 12-1　内分泌系统的组成

二、激素的分类与信息传递方式

（一）激素的分类

激素按其化学性质分为两类：含氮激素与类固醇（甾体）激素。含氮激素包括肽类、胺类和蛋白质类激素，人体内大多数激素属于此类，易受消化液分解而破坏，故不宜口服；类固醇激素包括肾上腺皮质激素和性激素，该类激素不易被消化酶破坏，故可口服。

（二）激素的信号传递方式

激素的主要信号传递方式有四种：远距分泌、旁分泌、自分泌和神经内分泌。远距分泌是指激素通过血液运输至较远的靶器官或靶组织而发挥作用，如甲状腺激素、生长激素等大多数激素的信号传递方式。旁分泌是指某些细胞分泌的激素通过组织液扩散到邻近的组织细胞发挥作用，如胰岛 A 细胞分泌的胰高血糖素刺激邻近的 B 细胞分泌胰岛素。自分泌是指某些细胞分泌的激素又作用于该细胞自身，如胰岛素可抑制 B 细胞自身分泌胰岛素。神经内分泌是指人体内有些神经细胞将激素释放到血液中而发挥作用，如下丘脑视上核室旁核的神经元分泌抗利尿激素和催产素。

三、激素作用的一般特征

激素在细胞之间传递调节信息的过程中，具有某些共同的特点，称为激素作用的一般特征。

（一）特异性

激素具有选择性作用于特定的靶细胞、靶组织或靶器官的特性，称为激素作用的特异性。各种激素作用的特异性差别较大，如促甲状腺激素仅作用于甲状腺腺泡细胞，而不作用于其他器官；而胰岛素、生长激素等的作用范围较广，几乎遍及全身。激素作用的特异性与靶细胞上存在能与该激素发生特异性结合的受体有关。

（二）信息传递作用

激素与靶器官或靶细胞上受体特异性结合，从而改变靶细胞原有的生理生化反应，起着"信使"的作用，例如，甲状腺激素增强代谢过程，胰岛素降低血糖。

（三）高效能生物活性

激素在血液中含量甚微，多为纳摩尔（nmol/L）甚至皮摩尔（pmol/L）水平，但微量的激素却具有显著的作用。当激素与受体结合后，可引起细胞内信号传导程序，经逐级放大，可产生效能极高的生物放大效应。如1分子肾上腺素与靶细胞结合后，可以使肝产生1亿分子以上的1-磷酸葡萄糖。因此某种激素的分泌稍有不足或过多，便可引起机体代谢或功能异常。

（四）相互作用

多种激素共同调节某项生理活动时，激素之间相互联系、相互影响。主要有以下表现：

1.协同作用

协同作用是指不同激素对同一生理效应都发挥作用，从而达到增强效应的结果。如肾上腺素和去甲肾上腺素均可以加快心率，当两者共同作用时可使得心率更高，起到协同作用。

2.拮抗作用

拮抗作用是指一种激素能对抗或减弱另一种激素的作用。如胰高血糖素能升高血糖，而胰岛素能降低血糖，两者共同调节血糖时，则起到相互拮抗的作用。

3.允许作用

某些激素本身并不能直接对某些组织细胞产生生理效应，但它的存在可为另一种激素发挥效应起支持作用，这种现象称为激素的允许作用。例如，糖皮质激素本身并没有缩血管效应，但它的存在却能明显增强去甲肾上腺素的缩血管作用。

第二节　下丘脑和垂体

一、垂体的结构

垂体位于蝶骨的垂体窝内，前上方与视交叉相邻，借漏斗与下丘脑相连。垂体呈椭圆形，分为腺垂体和神经垂体两部分。腺垂体又分为前部、结节部和中间部，主要由腺细胞组成；神经垂体包括神经部、正中隆起和漏斗柄三部分，由无髓神经纤维和神经胶质细胞构成（图12-2）。

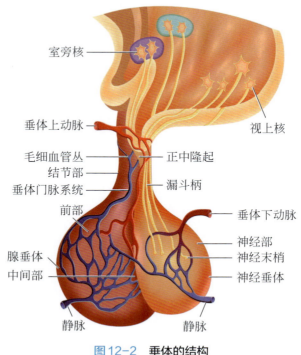

图12-2　垂体的结构

二、下丘脑-腺垂体系统

垂体主要由垂体上动脉和垂体下动脉供给血液。垂体上动脉分支在正中隆起和漏斗柄处形成第一级毛细血管网，然后汇集成数条小静脉进入腺垂体，再次分支形成第二级毛细血管网，这套血管系统称为垂体门脉系统。位于下丘脑基底部的促垂体区，能分泌下丘脑调节肽，经垂体门脉系统运送到腺垂体，调节腺垂体激素的合成和释放，构成下丘脑-腺垂体系统。

（一）下丘脑调节肽

下丘脑调节肽目前已知的有九种，其主要作用见表12-1。

表12-1　下丘脑调节肽的种类及主要作用

种类	主要作用
促甲状腺激素释放激素（TRH）	促进促甲状腺激素的分泌
促肾上腺皮质激素释放激素（CRH）	促进促肾上腺皮质激素的分泌
生长激素释放激素（GHRH）	促进生长素的分泌
生长激素释放抑制激素（GHRIH）	抑制生长素的分泌

续表

种类	主要作用
催乳素释放因子（PRF）	促进催乳素的分泌
催乳素释放抑制因子（PIF）	抑制催乳素的分泌
促黑激素释放因子（MRF）	促进促黑激素的分泌
促黑激素释放抑制因子（MIF）	抑制促黑激素的分泌
促性腺激素释放激素（GnRH）	促进黄体生成素和卵泡刺激素的分泌

（二）腺垂体激素

腺垂体是体内重要的内分泌腺，主要分泌七种激素，分别是促甲状腺激素（TSH）、促肾上腺皮质激素（ACTH）、生长激素（GH）、催乳素（PRL）、促黑激素（MSH）和两种促性腺激素：卵泡刺激素（FSH）和黄体生成素（LH）。

1. 生长激素

GH是腺垂体中含量较多的激素，能促进机体的生长发育和新陈代谢，特别是刺激骺软骨的细胞增殖，促使骨骼增长。幼年时期GH分泌不足，会导致侏儒症，主要表现为身材较同龄的正常人明显低矮；分泌过多则会出现巨人症，主要表现为身材较同龄的正常人明显高大。如在成年时分泌过多，会形成肢端肥大症，主要表现为指端粗钝颏部宽厚等。

 知识链接

侏儒症

侏儒症是垂体前叶功能不足所引起的生长发育障碍，可分为原发性和继发性两类。① 原发性：多数患者原因不明，也无家族史，仅小部分有家族性发病史，为常染色体隐性遗传。② 继发性：较为少见，任何病变损伤垂体前叶或下丘脑时可引起生长发育停滞，常见者为感染、肿瘤、外伤及射线损伤等原因造成。

2. 催乳素（PRL）

PRL男、女性均有分泌。女性较多，主要作用是促进乳腺发育，引起并维持分娩后乳腺泌乳，还可促进女性排卵和黄体生长，并刺激雌激素、孕激素分泌。在男性，PRL可促进前列腺和精囊腺的生长，还可增强LH对间质细胞的作用，促进睾酮合成。

3. 促黑激素（MSH）

MSH的主要作用是促进黑素细胞中酪氨酸转变为黑色素，使皮肤、毛发、虹膜等部位颜色加深。

4.促激素

这类激素具有促进相应的靶腺生长发育和促分泌的双重功能,主要有四种:

(1)**促甲状腺激素(TSH)** 促进甲状腺滤泡增生,合成并分泌甲状腺激素。

(2)**促肾上腺皮质激素(ACTH)** 刺激肾上腺皮质的发育与生长,促进肾上腺皮质激素的分泌。

(3)**促性激素** 包括黄体生成素(LH)和卵泡刺激素(FSH)。在女性,LH促进卵泡分泌雄激素、促进排卵、黄体的形成和分泌;FSH促进卵泡发育成熟,使卵泡分泌雌激素。在男性,LH刺激间质细胞分泌雄激素,FSH促进精子的生成。这些激素可特异性作用于各自靶腺而发挥调节作用,分别构成了下丘脑与靶腺三个功能轴,即下丘脑-垂体-甲状腺轴、下丘脑-垂体-肾上腺皮质轴和下丘脑-垂体-性腺轴。

三、下丘脑-神经垂体系统

神经垂体位于垂体后部,其内没有腺细胞,但含有丰富的毛细血管,来自下丘脑的神经纤维末梢终止在毛细血管壁上。由神经垂体释放的激素是在下丘脑合成的,储存在神经垂体,在受到适宜刺激时由神经末梢释放出来,透过毛细血管壁进入血液中。

神经垂体释放两种激素,即催产素(OXT)和抗利尿激素(ADH,又称升压素)。OXT对女性而言,能在分娩时引发子宫收缩,哺乳时能促进贮存于乳腺中的乳汁排出。ADH能促进远曲小管和集合管对水的重吸收,使尿量减少。当血浆渗透压升高和循血量减少时,会刺激神经垂体释放ADH。

第三节 甲状腺及甲状旁腺

一、甲状腺

(一)甲状腺的位置与形态

甲状腺是人体最大的内分泌腺,位于喉和气管上部的两侧和前面,呈H形,分为左、右两个侧叶和中间的甲状腺峡部。甲状腺侧叶呈锥体状,贴附于喉和气管上段的侧面,峡部横跨于第2~4气管软骨环的前方。峡部向上伸出一个尖细的锥状叶。甲状腺表面的被囊外有腺鞘,将甲状腺固定在喉和气管壁上,因此做吞咽时,甲状腺可随喉上、下移动。由于甲状腺与喉、气管、咽、食管及喉返神经相邻,故肿大时可压迫上述结构,导致呼吸困难、吞咽困难及声音嘶哑等症状。

数字资源12
甲状腺

(二)甲状腺的微观结构和功能

甲状腺的实质被结缔组织构成分隔出许多小叶,每个小叶内有20~40个大小不一的甲状腺滤泡。甲状腺滤泡多呈圆形、椭圆形或不规则形。滤泡壁由单层的滤泡上皮构成,上皮细胞合成与分泌甲状腺激素,滤泡腔内含均匀的胶质,为滤泡上皮细胞分泌的甲状腺球蛋白。

(三) 甲状腺激素的生理作用

甲状腺激素主要包括三碘甲腺原氨酸(T_3)和四碘甲腺原氨酸(T_4)两种成分。其作用广泛,几乎对全身各组织细胞均有影响,其主要作用是促进人体新陈代谢和生长发育的过程。

1. 对能量代谢的影响

甲状腺激素具有明显的产热效应,可增加机体的耗氧量和产热量。临床上甲状腺功能亢进时,患者体温偏高,怕热多汗;反之,甲状腺功能减退时,患者体温偏低,喜热恶寒。

2. 对物质代谢的影响

(1) 对蛋白质代谢的影响 生理剂量的甲状腺激素,可促进蛋白质合成,大剂量则促进使蛋白质分解,尤其是骨骼中的蛋白质。临床上成人甲状腺亢进时,骨骼中蛋白质分解,可引起消瘦乏力、血钙浓度升高和骨质疏松;甲状腺激素减退时,蛋白质合成减少,可引起肌肉乏力,细胞间的黏蛋白增加,出现黏液性水肿。

(2) 对糖代谢的影响 甲状腺激素可促进糖原分解,抑制糖原合成,与肾上腺素、胰高血糖素、皮质醇和生长激素协同升高血糖;同时加强外周组织对糖的利用以降血糖。因此,甲状腺功能亢进时,常有血糖浓度升高,甚至糖尿现象。

(3) 对脂肪代谢的影响 甲状腺激素能促进脂肪的分解和胆固醇的降解。因此,甲状腺功能亢进患者,血浆中胆固醇含量低于正常水平,甲状腺激素减退患者,血浆胆固醇升高,易引起动脉粥样硬化。

3. 对生长发育的影响

甲状腺激素对组织分化、生长与发育有明显的促进作用,特别是对胚胎或婴幼儿的脑和骨的发育影响更为显著,是维持正常生长发育不可或缺的激素。在胚胎或婴幼儿时期,缺碘或甲状腺发育不全将引起甲状腺激素分泌不足,可导致骨骼和神经系统的发育障碍,表现为智力低下,身材矮小,临床上称为"呆小症"。

4. 对神经系统的影响

甲状腺激素除了显著影响中枢神经系统的生长发育外,对已分化成熟的神经系统活动也有重要作用,它能提高中枢神经系统的兴奋性。因此,甲状腺功能亢进的患者,可有注意力不易集中、烦躁易怒、失眠多梦、肌肉震颤等表现;甲状腺功能减退时,易出现记忆力下降、表情淡漠行动迟缓、嗜睡等症状。

5. 对其他系统组织的影响

甲状腺激素还能增加心肌收缩力,使心率增快,心输出量增加,并使血管平滑肌舒张,外周阻力下降,脉压增大。甲状腺激素还促进胃肠道平滑肌运动,提高食欲。对生殖功能也有一定的影响。

> **知识链接**
>
> **呆小症**
>
> 呆小症是甲状腺功能减退症的一种,又名克汀病。本病甲状腺功能的障碍始于胎儿或新生儿,表现为患儿体温偏低,少哭笑,少活动,反应迟钝,食欲不振,表情呆滞,毛发稀少,面部浮肿,腹部隆凸,常伴有耳聋。如不能及时发现、治疗,则小儿发育显矮小,智力低下而呆笨。如能早期发现,给予甲状腺素治疗,则小儿身体及智能可能正常发育。

(四)甲状腺功能的调节

1. 下丘脑–腺垂体–甲状腺轴的调节

下丘脑分泌的TRH能引起腺垂体合成和分泌TSH,TSH促进甲状腺滤泡上皮细胞增生和甲状腺激素的合成和分泌。当血液中甲状腺激素浓度达到一定水平时,反过来抑制下丘脑分泌的TRH和腺垂体分泌TSH,这种调节称负反馈调节,从而维持血液中甲状腺激素的相对稳定(图12-3)。当食物碘缺少造成T_3、T_4合成减少时,对腺垂体负反馈调节作用减弱,使腺垂体TSH分泌增多,TSH刺激状腺滤泡上皮细胞增生,导致甲状腺肿大,临床上称地方性甲状腺肿或单纯性甲状腺肿。

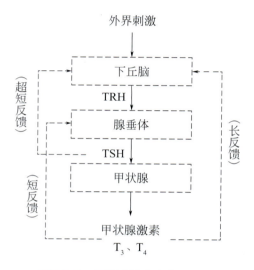

图12-3 甲状腺激素内分泌调节

2. 自身调节

甲状腺根据血中游离碘水平调节自身对碘的摄取以及甲状腺激素的合成,称为甲状腺的自身调节。当血液中碘的浓度增加时T_3、T_4的合成随之增加,但碘超过一定限度时合成明显下降,从而保证腺体内甲状腺激素量的相对稳定。

3. 自主神经的调节

交感神经兴奋可以增加甲状腺激素的合成与释放;副交感神经兴奋则对甲状腺激素合成与分泌产生抑制。

二、甲状旁腺

甲状旁腺位于甲状腺侧叶的后方,上、下各一对,呈扁椭圆形小体,黄豆大小。

(一)甲状旁腺素

甲状旁腺素(PTH)是由甲状旁腺主细胞合成分泌的激素,参与血钙和血磷的调节。

PTH可动员骨钙入血及促进肾远球小管对钙的重吸收，使血钙浓度升高；抑制肾近球小管对磷酸盐的重吸收，使血磷下降。此外，PTH可激活肾内的1，25-羟化酶，后者促使维生素D_3变为活性很高的1，25-二羟维生素D_3，其可促进小肠黏膜对钙和磷的吸收。

血钙浓度是调节PTH分泌的最重要的因素。当血钙升高时，PTH分泌减少；当血钙浓度降低时，PTH分泌增多。

（二）降钙素

降钙素（CT）主要是由甲状腺C细胞合成和分泌的肽类激素，其主要作用是降低血钙和血磷。CT能抑制破骨细胞活动，增强成骨细胞活动，促进骨盐沉积，导致血钙、血磷浓度下降。

第四节 胰 岛

胰岛是散在分布于胰腺的外分泌部腺泡之间的内分泌细胞团，因其分布类似海洋中的一个个岛屿而得名。胰岛细胞可分为以下四种类型：A细胞数量较少，分泌胰高血糖素；B细胞数量最多，约占胰岛细胞数的2/3，分泌胰岛素；D细胞较A细胞少，分泌生长抑素；PP细胞最少，分泌胰多肽，与消化活动有关。

一、胰岛素

胰岛素是一种由51个氨基酸残基组成的小分子蛋白质，分子量约为6000。胰岛素原在蛋白酶作用下水解掉中间一段多肽（称为C肽），剩下的两个小片段（即A链与B链）连接，形成有活性的胰岛素。

 知识链接

胰岛素的发现历史

胰岛素1921年由加拿大科学家F.G.班廷和C.H.贝斯特首次发现，1922年第一次成功地用于人体试验。1965年，我国科学家首次成功合成具有高度生物活性的胰岛素，创造了人类历史上第一次人工合成胰岛素的伟大创举。

（一）胰岛素的生理作用

1.对糖代谢的影响

胰岛素主要的作用是降低血糖。其能促进组织细胞对葡萄糖的摄取和利用，促进肝糖原和肌糖原的合成，促进糖转化为脂肪并贮存于脂肪细胞，抑制糖异生，从而降低血糖。

2. 对脂肪代谢的影响

胰岛素可促进葡萄糖进入脂肪细胞，合成三酰甘油和脂肪酸，从而加速脂肪的合成。此外还抑制脂肪酶的活性，抑制脂肪的分解。

3. 对蛋白质代谢的影响

胰岛素可促进蛋白质的合成，抑制蛋白质的分解。同时，胰岛素对机体的生长有调节作用，但须与生长素共同作用，促生长效果才显著。

（二）胰岛素分泌的调节

1. 血糖浓度

血糖浓度是调节胰岛素分泌的最重要因素。其主要机制是血糖浓度对胰岛 B 细胞分泌活动进行反馈调节，从而维持血糖浓度的相对稳定。当血糖浓度升高时，胰岛素分泌增加，使血糖降低；血糖浓度降低至正常时，胰岛素的分泌也回到基础水平。

2. 激素的作用

胃泌素、促胰液素等可刺激胰岛素的分泌；生长激素、糖皮质激素、甲状腺激素等可通过升高血糖浓度而间接促进胰岛素的分泌；而肾上腺素和去甲肾上腺素等则可抑制胰岛素的分泌。

3. 神经调节

胰岛受迷走神经和交感神经支配。迷走神经兴奋时，胰岛素的分泌增加；交感神经兴奋时胰岛素的分泌减少。

4. 血氨基酸及脂肪酸水平

血氨基酸水平升高可使胰岛素分泌增加，血中脂肪酸和酮体大量增加，也能促进胰岛素的分泌。

二、胰高血糖素

胰高血糖素是含有 29 个氨基酸的多肽，是体内促进分解代谢和能量动员的重要激素之一。

（一）胰高血糖素的生理作用

胰高血糖素最重要的作用是升高血糖。它能促进肝糖原分解，促进糖异生，使血糖浓度明显升高，并能使氨基酸加快进入细胞转化为葡萄糖。此外，胰高血糖素还能促进脂肪分解，使酮体生成增多。

（二）胰高血糖素分泌的调节

1. 血糖浓度

血糖浓度是调节胰高血糖素分泌的最重要因素。血糖浓度升高能抑制胰高血糖素的分泌，其下降则使胰高血糖素分泌增多。

2. 神经调节

交感神经兴奋促进胰高血糖素的分泌。迷走神经兴奋时，则抑制其分泌。

3. 血氨基酸水平

氨基酸可促进胰高血糖素的分泌。胰岛素可直接作用于 A 细胞，抑制胰高血糖素的分泌，也可通过降低血糖间接刺激胰高血糖素的分泌。

第五节　肾上腺

肾上腺为成对的实质性器官，左右各一，分别位于肾的内上方，左肾上腺呈半月形，右肾上腺呈三角形。肾上腺的实质分为浅层的皮质和中央的髓质两部分，肾上腺皮质合成和分泌维持生命的三类基本激素，即盐皮质激素、糖皮质激素和性激素；肾上腺髓质受交感神经的支配，合成和释放的肾上腺素、去甲肾上腺素等物质，主要调节心血管的活动。

一、肾上腺皮质

肾上腺皮质占肾上腺的大部分。根据细胞的形态功能和排列不同，由外向内依次可分为球状带、束状带和网状带三部分。其中球状带细胞分泌盐皮质激素，主要是醛固酮；束状带细胞分泌糖皮质激素，主要是皮质醇；网状带细胞分泌少量的性激素和糖皮质激素。

（一）盐皮质激素

1. 盐皮质激素的生理作用

盐皮质激素的主要成分为是醛固酮，其主要生理作用是调节对水、盐代谢，与下丘脑分泌的抗利尿激素相互协调，共同维持体内水、电解质的平衡。醛固酮可促进肾远端和集合管对 Na^+ 和水的重吸收并排泄 K^+，醛固酮还可促进汗腺和唾液腺导管中 NaCl 重吸收，K^+ 和 HCO_3^- 的排出；也可增强血管平滑肌对儿茶酚胺的敏感性。

2. 盐皮质激素的调节

醛固酮的分泌主要受肾素-血管紧张素系统的调节。血 Na^+ 浓度降低、血 K^+ 浓度升高时可促进醛固酮的分泌。当机体受到应激刺激时，促 ACTH 释放增加，对醛固酮的分泌起一定支持作用。

（二）糖皮质激素

1. 糖皮质激素的生理作用

（1）对物质代谢的影响　① 对蛋白质代谢的影响：糖皮质激素可以促进蛋白质的分解，抑制蛋白质的合成。因此，糖皮质激素分泌过多时，可引起肌肉萎缩、骨质疏松、皮肤变薄，婴幼儿出现生长减慢等。② 对糖代谢的影响：糖皮质激素可抑制组织细胞对葡萄糖的摄取和利用，从而升高血糖。当糖皮质激素分泌过多时，会有血糖升高，甚至糖尿。反之，会出现低血糖。③ 对脂肪代谢的影响：糖皮质激素可促进脂肪分解，增强脂肪酸在肝内氧化。但对不同部位的脂肪作用不同，其可使四肢脂肪分解增强，而面部、躯干脂肪合成增多，因此长期大剂量使用皮质醇类药物者可出现"向心性肥胖"，即表现为圆脸、厚背、四肢消瘦的特殊体型。④ 对水盐代谢的影响：具有一定的保钠排钾功能，还可增加肾小球血流量，从而促进水的排泄。

（2）在应激反应中的作用　机体受到各种伤害性刺激（如创伤、感染、中毒、过敏、寒冷等）时，产生的一系列适应性和耐受性反应，称为应激反应。在应激反应中，促肾上腺皮质激素和糖皮质激素分泌明显增加，可提高机体对有害刺激的耐受性，帮助机体度过危机。糖皮质激素还有抗炎、抗中毒、抗过敏和抗休克等作用。临床上，糖皮质激素如地塞米松等，可用于抗过敏或严重感染等的治疗。

（3）对其他组织器官的影响　① 对血细胞的影响：糖皮质激素可通过增强骨髓造血功能而升高血液中红细胞、血小板、中性粒细胞的数量，还通过抑制淋巴细胞DNA合成，有效抑制淋巴细胞增殖。因此，糖皮质激素是种免疫抑制剂。临床上常用糖皮质激素来治疗急性淋巴细胞性白血病。② 对神经系统的影响：糖皮质激素有提高中枢神经系统兴奋性的作用。因此，在肾上腺皮质功能亢进时，常有注意力不集中、失眠、烦躁不安等表现。③ 对循环系统的影响：糖皮质激素能增强血管平滑肌对儿茶酚胺的敏感性，有利于维持血压。另外，糖皮质激素可降低毛细血管壁的通透性，减少血浆的滤出，有利于维持血容量。④ 对消化系统的影响：糖皮质激素能增加胃酸分泌和胃蛋白酶原的生成，因而有加剧和诱发溃疡病的可能。

2. 糖皮质激素分泌的调节

糖皮质激素的分泌主要受下丘脑-腺垂体-肾上腺皮质轴调节。下丘脑释放的CRH，可促使腺垂体分泌ACTH，ACTH可促进肾上腺皮质的生长发育和糖皮质激素的合成。

二、肾上腺髓质

肾上腺髓质直接受交感神经节前纤维的支配，通常把交感神经与肾上腺髓质在结构和功能上的联系称为交感-肾上腺髓质系统。肾上腺髓质内含有嗜铬细胞，能合成肾上腺素（E）和去甲肾上腺素（NE）。当交感神经兴奋时，髓质分泌大量肾上腺素和去甲肾上腺素，两者作用于中枢神经系统，提高其兴奋性，使反应灵敏；同时使心肌收缩力增强、心率加快，心输出量增加；呼吸加深加快；血糖升高。这些变化为骨骼肌、心肌等活动提供更多的能源，有利于随时调整机体各项功能，以应对环境急变，使机体度过紧急时刻而"脱险"。应急反应和应激反应两者相辅相成，共同提高机体抵抗病害的能力。

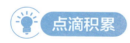
点滴积累

1. 人体主要的内分泌腺有垂体、甲状腺、甲状旁腺、胸腺、胰岛、肾上腺和性腺。

2.垂体分为腺垂体和神经垂体，腺垂体分泌生长激素、催乳素、促甲状腺激素、促肾上腺皮质激素、促性腺激素等。神经垂体贮存并释放催产素和抗利尿激素。

3.甲状腺激素对生长发育，尤其是幼儿脑和骨骼发育极其重要，对机体代谢及各个系统功能无须有重要的影响。

4.胰岛素主要作用是降低血糖，还可促进蛋白质与脂肪的合成。

5.肾上腺皮质激素分泌盐皮质激素、糖皮质激素等，对水、电解质调节有重要影响。肾上腺髓质分泌肾上腺素和去甲肾上腺素，对心血管的活动产生重要影响。

目标检测

（一）单选题

1.血中激素浓度很低，而生理效应十分明显是因为（　　）
　A.激素的特异性强　　　　　　　　B.激素间有相互作用
　C.激素具有高效生物活性作用　　　D.信息传递作用

2.腺垂体分泌的激素不包括（　　）
　A.催产素　　　B.生长激素　　　C.促甲状腺激素　　　D.促性腺激素

3.以下哪个激素幼年时分泌不足能导致侏儒症（　　）
　A.促甲状腺激素　　　　　　　　B.促肾上腺皮质激素
　C.促性腺激素　　　　　　　　　D.生长激素

4.关于甲状腺激素的生理作用，以下描述正确的是（　　）
　A.降低基础代谢率　　　　　　　B.对心血管系统无影响
　C.提高神经系统兴奋性　　　　　D.对骨骼的生长发育无影响

5.具有调节钙磷代谢的激素是（　　）
　A.甲状腺激素　　　　　　　　　B.甲状旁腺激素
　C.肾上腺素　　　　　　　　　　D.胰岛素

6.分泌胰岛素的细胞是（　　）
　A.A细胞　　　B.B细胞　　　C.D细胞　　　D.PP细胞

7.关于胰岛素的描述，正确的是（　　）
　A.可升高血糖　　　　　　　　　B.促进蛋白质分解
　C.促进脂肪分解　　　　　　　　D.血糖浓度是调节胰岛素分泌最重要的因素

8.关于肾上腺分泌的激素，错误的是（　　）
　A.球状带分泌盐皮质激素　　　　B.束状带分泌糖皮质激素
　C.网状带分泌少量性激素　　　　D.髓质分泌性激素

9.对脑和长骨的发育最为重要的激素是（　　）
　A.生长激素　　　B.性激素　　　C.甲状腺激素　　　D.糖皮质激素

10.可提高机体对有害刺激耐受性的激素是（　　）
　A.糖皮质激素　　　B.甲状腺激素　　　C.肾上腺素　　　D.去甲肾上腺素

（二）多选题

1. 激素的信号传递方式有（ ）
   A. 远距分泌　　　B. 旁分泌　　　C. 自身分泌　　　D. 神经内分泌
2. 神经垂体主要贮存和释放哪些激素（ ）
   A. 催产素　　　B. 生长素　　　C. 抗利尿激素　　　D. 甲状腺激素
3. 对骨骼的生长发育有重要作用的激素是（ ）
   A. 胰岛素　　　B. 生长激素　　　C. 甲状腺激素　　　D. 肾上腺素
4. 胰岛素降低血糖的机制是（ ）
   A. 促进组织细胞对葡萄糖的摄取和利用
   B. 促进蛋白质的合成
   C. 促进脂肪的合成
   D. 抑制糖异生
5. 甲状腺激素的作用包括（ ）
   A. 对代谢的影响　　　B. 对心血管系统的影响
   C. 对消化系统的影响　　　D. 对生长发育的影响

（三）简答题

1. 甲状腺激素的生理作用有哪些？
2. 糖皮质激素的生理作用有哪些？

第十二章　习题库

第十三章 感觉器官

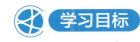

知识目标

1. 掌握眼球壁的组成及其各部的形态结构特点；眼球折光装置的形态结构；外耳道的位置、分部；鼓膜的位置、形态和分部；咽鼓管的位置和开口。
2. 熟悉房水的形成及其循环路径；内耳的位置、分部及位听感受器的位置；膜迷路的分部及其与骨迷路的位置关系；声波的传导途径。
3. 了解眼副器的名称及作用；耳郭的外形。

技能目标

1. 能在解剖标本上或模型上指出眼球壁的结构并能说出各部分的结构特点和功能。
2. 能在解剖标本上或模型上指出房水循环的路径并能说出各自的特点和功能。
3. 能在解剖标本上或模型上指出耳的结构并能说出各部分的结构特点和功能。

素养目标

具有爱眼、护耳的自我保护和健康宣教意识。

感受器是指分布于体表或体内组织、专门感受体内外环境变化各种刺激并产生神经冲动的结构或装置。

感受器广泛分布于人体内，种类繁多，形态和功能各异。感受器受到刺激后，把刺激转变为神经冲动，经感觉神经传入大脑皮质的感觉中枢，产生相应感觉。

一般根据感受器所在的部位以及所感受刺激的来源将其分为外感受器、内感受器和本体感受器。外感受器又可分为接触感受器和距离感受器。

感觉器官主要有眼（视器）和耳（前庭蜗器）等。

扫一扫

数字资源13
感觉器官

第一节 眼

眼又称视器,由眼球和眼副器两部分共同构成。眼球的功能是感受光波刺激,将光波刺激转变为神经冲动,经视觉传导通路传至大脑皮质视觉中枢,产生视觉。眼副器位于眼球周围或附近,包括眼睑、结膜、泪器、眼球外肌、眶脂体和眼球鞘等,对眼球有保护、支持和运动作用。

一、眼的解剖结构

(一)眼球

眼球是视器的主要部分,位于眶内,近似球形,筋膜与眶壁相连,后部借视神经连于间脑的视交叉。眼球由眼球壁和眼球的内容物构成(图13-1)。

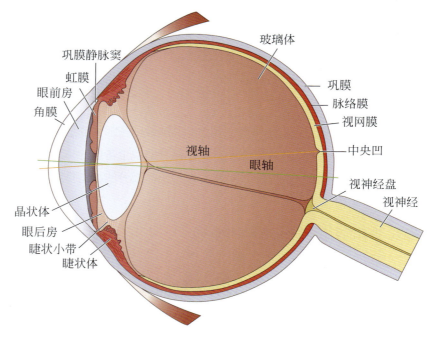

图13-1 眼球的水平切面

1.眼球壁

眼球壁由外向内依次分为眼球纤维膜、血管膜和视网膜三层。

(1)眼球纤维膜 眼球纤维膜是眼球壁的外膜,位于眼球壁的外层,由致密的纤维结缔组织构成,厚而坚韧,具有维持眼球形态和保护眼球内容物的作用。眼球纤维膜由前向后可分为角膜和巩膜两部分。

角膜是光线进入眼球首先经过的结构,占眼球纤维膜的前1/6,略向前凸,无色透明，富有弹性，具有屈光作用。角膜内无血管但富有感觉神经末梢，触觉和痛觉敏感，故当角膜病变如发炎时，疼痛剧烈。

巩膜占眼球纤维膜的后5/6，呈乳白色，不透明，厚而坚韧。巩膜前缘接近角膜缘，后方与视神经的硬膜鞘相延续。在巩膜与角膜交界处的深部，有一环形的细管，称巩膜静脉窦，是房水流回流入静脉的通道。

（2）眼球血管膜 眼球血管膜是眼球壁的中膜，由疏松结缔组织构成，富含血管和色素细胞，呈棕黑色，具有营养眼球内组织和遮光的作用。血管膜由前向后分为虹膜、睫状体和脉络膜3部分。

虹膜位于血管膜最前部，角膜的后方，呈冠状位。虹膜是圆盘形的薄膜，中央有一圆孔，称瞳孔，是光线进入眼内的通道。在活体上透过角膜可以看到虹膜和瞳孔。虹膜的颜色有人种差异，取决于色素的多少，可有黑、棕、蓝和灰色等数种，黄种人多呈棕黑色。虹膜将眼房分为较大的前房和较小的后房，二者借瞳孔相交通。虹膜内有两种不同方向走形的平滑肌，一种是以瞳孔为中心向四周呈放射状排列的瞳孔开大肌，受交感神经支配，收缩时可使瞳孔开大；另一种是环绕瞳孔周缘排列的瞳孔括约肌，受副交感神经支配，收缩时可使瞳孔缩小。光线经过瞳孔进入眼球，平滑肌可控制瞳孔的开大和缩小，在视远物或弱光下时，瞳孔开大；在视近物或强光下时，瞳孔缩小。

睫状体位于虹膜与脉络膜之间、巩膜与角膜移行部的内面，是血管膜中部最肥厚的部分。睫状体后部较为平坦光滑，称为睫状环；前部有许多向内突出呈放射状排列的皱襞，称睫状突，由睫状突发出细丝状睫状小带与晶状体周缘相连。睫状体内含纵行、环形走向的平滑肌称睫状肌，由副交感神经支配，该肌的收缩与舒张，牵动睫状小带紧张或松弛，从而对晶状体曲度进行调节。睫状体具有产生房水和调节晶状体曲度的作用。

脉络膜占眼球血管膜的后2/3，前端连睫状体，后有视神经穿过，外面与巩膜疏松相连，内面紧贴视网膜的色素层。脉络膜含有丰富的血管和色素细胞。血管对眼球起营养作用，色素可以吸收眼球内分散的光线，防止光线反射扰乱视觉物象。

（3）视网膜 位于眼球血管膜的内面，由前向后分为视网膜虹膜部、睫状体部和视部三部分。紧贴于虹膜内面的部分称视网膜虹膜部，紧贴于睫状体内面的部分称视网膜睫状体部，紧贴于脉络膜内面的部分称视网膜视部。虹膜部和睫状体部薄而无感光作用，故称为视网膜盲部。视网膜视部附于脉络膜内面，范围最大，有感光作用。在视网膜视部的后部、视神经的起始处有一界限清楚略呈圆盘状结构，称视神经盘，又称视神经乳头。视神经盘中央凹陷，有视网膜中央血管穿过，无感光作用，称生理性盲点。在视神经盘的颞侧下方约3.5mm处，有一黄色小区，称黄斑（图13-2），由密集的视锥细胞构成。黄斑的中央凹陷称为中央凹，该处无血管，是感光和辨色最敏锐的地方。

视网膜视部的组织结构复杂，分内外两层。外层为色素上皮层，紧贴脉络膜，由大量的单层色素上皮细胞组成；内层为神经层，由三层神经细胞组成，包括外层的感光细胞（视锥细胞和视杆细胞），中层传递神经冲动的双极细胞，内层节细胞。视网膜内、外两层之间连结疏松，有一潜在性的间隙，病理情况下两层分离，造成视网膜剥离。

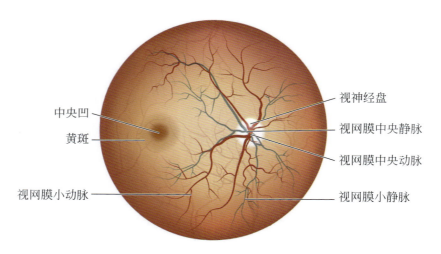

图 13-2　眼底

2. 眼球内容物

眼球内容物包括房水、晶状体和玻璃体。这些结构均无血管而透明，具有屈光作用，与角膜一起组成为眼的屈光装置，使所视物体在视网膜上清晰成像。

（1）眼房和房水　眼房为角膜与晶状体之间不规则腔隙，被虹膜分割为前房和后房。前房为虹膜之间的较大腔隙，后房为虹膜与晶状体之间较小的间隙，二者之间借瞳孔相通。房水是充满于眼房内的无色透明液体，由睫状体产生，进入眼后房，经瞳孔流至眼前房，再经虹膜角膜角进入巩膜静脉窦，最后汇入眼静脉。房水具有折光功能，并为角膜和晶状体提供营养并维持正常的眼内压。病理情况下因房水代谢紊乱或虹膜与晶状体粘连等造成的循环不畅可使眼内压增高，临床上称为继发性青光眼，严重者压迫视网膜，导致视力减退或失明。

（2）晶状体　位于虹膜和玻璃体之间，紧靠虹膜后方，借睫状小带与睫状体相连。晶状体主要由平行排列的晶状体纤维构成，呈双凸透镜状，前面曲度较小，后面曲度较大，无色透明，富有弹性，无血管、淋巴管和神经。晶状体是眼屈光系统的主要装置，其曲度随所视物体的远近不同而改变。视近物时，睫状肌收缩，睫状小带松弛，晶状体因本身的弹性而变厚，特别是其前部的凸度增大，屈光度增强，使进入眼球的近处物像能聚焦于视网膜上。反之，视远物时，睫状肌舒张，晶状体变薄，曲度减少，使远处物体能聚焦于视网膜上。

若眼轴较长或屈光装置的屈光率过强，物像落在视网膜前，称之为近视。反之，若眼轴较短或屈光装置的屈光率过弱，物像则落在视网膜后，称之为远视。随年龄增长，晶状体逐渐硬化，弹性减退，睫状肌逐渐萎缩，故中年以后，晶状体的调节能力逐渐减弱，近距离视物模糊不清，看远物则较清晰，出现老视，即"老花眼"。晶状体若因疾病或创伤而变混浊，影响视力，称为白内障。

（3）玻璃体　位于晶状体与视网膜之间，约占眼球内腔的后4/5，为无色透明的胶状物质，表面被覆玻璃体囊。玻璃体除具有屈光作用外，还对视网膜起支撑作用，使视网膜与色素上皮紧贴。若玻璃体的支撑作用减弱，可导致视网膜与脉络膜剥离。若玻璃体发生浑浊,眼前可见晃动的黑点,影响视物,称为飞蚊症。

(二)眼副器

眼副器包括眼睑、结膜、泪器、眼球外肌、眶脂体和眼球鞘等结构,有保护、运动和支持眼球的作用。

1.眼睑

眼睑(图13-3)分上睑和下睑,位于眼球的前方,有保护眼球的作用。上睑和下睑之间的裂隙称睑裂。睑裂的内、外侧端分别称内眦和外眦。睑的游离缘称睑缘,又分为睑前缘和睑后缘。睑缘上长有睫毛,睫毛有防止灰尘进入眼内和减弱强光照射的作用。睫毛的皮脂腺称睫毛腺,发炎肿胀时形成睑腺炎,又称麦粒肿。

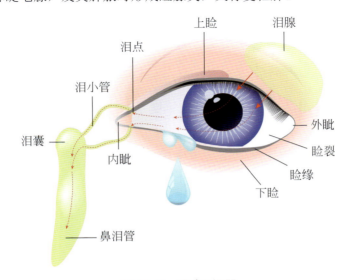

图13-3 眼睑和泪器

眼睑由浅至深可分为皮肤、皮下组织、肌层、睑板和睑结膜5层。眼睑的皮肤细薄,皮下组织疏松,易发生水肿或瘀血。肌层主要是眼轮匝肌的睑部和上睑提肌,眼轮匝肌收缩时能使睑裂闭合,上睑提肌可提起上睑。睑板内有麦穗状的睑板腺,开口于睑缘的后缘,睑板腺为皮脂腺,分泌油样液体,可润滑眼睑,有防止泪液外溢等作用。若睑板腺导管阻塞,可致睑板腺囊肿,即霰粒肿。

2.结膜

结膜是一层薄而透明的黏膜,富含血管,表面光滑,衬于眼睑的内表面和覆盖于眼球的前面。按其所在部位可分为三部分:

(1)**睑结膜** 衬覆于上、下睑的内面,与睑板紧密结合,其深部富含血管,使结膜呈现红色。在睑结膜的内表面,可透视深层的小血管和睑板腺。贫血时,睑结膜苍白,为临床诊断贫血的观察部位。

(2)**球结膜** 覆盖在巩膜的前面,于近角膜缘处移行为角膜上皮。球结膜与巩膜连结疏松易移动,故容易发生球结膜下水肿与出血。球结膜也是临床进行结膜下注射的部位。

（3）结膜穹窿 位于睑结膜与球结膜的相互移行处，其折返处形成结膜上穹和结膜下穹，一般结膜上穹较结膜下穹为深。当上、下睑闭合时，整个结膜形成的囊状腔隙称结膜囊，经睑裂与外界相通，滴眼药水即滴入此囊内。

结膜病变常局限于某一部位，炎症常引起结膜充血肿胀。沙眼和结膜炎是结膜的常见疾病。

3. 泪器

泪器由分泌泪液的泪腺和排泄泪液的泪道组成（图13-3）。

（1）泪腺 位于眼眶外上方的泪腺窝内，长约2cm，有10～20条排泄管，其排泄管开口于结膜上穹的外侧部。泪腺分泌的泪液借眨眼的瞬间活动涂抹于眼球表面，有冲洗结膜囊内异物、湿润和清洁角膜的作用。此外，泪液含溶菌酶，具有灭菌作用，可抑制细菌的生长。

（2）泪道 包括泪点、泪小管、泪囊和鼻泪管四部分。在上、下睑缘近内侧端处各有一隆起称泪乳头，其顶部有一小孔称泪点，是泪道的起始部位。泪小管为连结泪点与泪囊的小管，上、下各一，起于泪点，分别垂直向上、下行，然后转折向内侧，汇合一起，开口于泪囊。泪点和泪小管狭窄或阻塞，泪液不能进入泪道，而引起溢泪症。泪囊位于泪囊窝中，为一膜性囊。其上端为盲端，在内眦上方，下部移行为鼻泪管。鼻泪管为一续于泪囊的膜性管道，长约1.2cm，其上部位于骨性鼻泪管内，与骨膜结合紧密，下部在鼻腔外侧壁黏膜的深面，开口于下鼻道外侧壁。鼻泪管开口处的黏膜内有丰富的毛细血管丛，感冒时，黏膜充血和肿胀，可导致鼻泪管下口闭塞，泪液向鼻腔引流不畅，故感冒时常有流泪的现象。

4. 眼球外肌

眼球外肌为视器的运动装置，属于骨骼肌，包括运动眼球的6块肌和运动眼睑的1块上睑提肌（图13-4）。

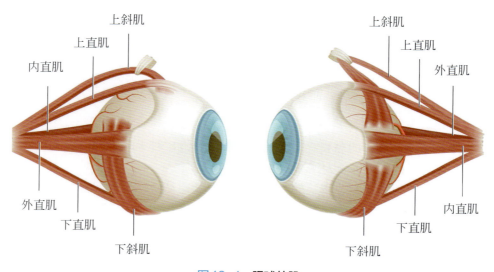

图13-4　眼球外肌

运动眼球的肌包括4块直肌和2块斜肌。4块直肌为上直肌、下直肌、内直肌和外直肌，分别位于眼球的上方、下方、内侧和外侧。各直肌共同起自视神经周围和眶上裂内侧的总腱环，沿眼球壁向前行，分别止于巩膜的上、下、内侧和外侧。内直肌和外直肌收缩时，分别使眼球转向内侧和外侧；上直肌和下直肌收缩时，分别使眼球转向上内方和下内方。2块斜肌包括上斜肌和下斜肌。上斜肌位于上直肌与内直肌之间，收缩时使瞳孔转向下外方；下斜肌位于眶下壁与下直肌之间，收缩时使瞳孔转向上外方。

运动眼睑的肌是上睑提肌，起自视神经管前上方的眶壁，向前行于上直肌上方，前端以腱膜止于上睑的皮肤和上睑板。该肌收缩可提上睑，开大眼裂。

眼球的正常运动灵活多样，并非单一肌肉的收缩，而是由这六块肌肉协同作用的结果，而且任何一种运动都是两眼数条肌肉协同作用的结果。如向左侧视物时，是左眼的外直肌和右眼的内直肌同时收缩。当运动眼球的某一眼肌麻痹时，会引起作用力不平衡，可出现斜视和复视现象。

5.眶脂体和眼球鞘

眶脂体为填充于眼球内各结构之间的脂肪组织，对眼球起保护和支持作用。眼球鞘又称眼球筋膜，为包被眼球大部分的纤维组织鞘。眼球鞘与巩膜之间的间隙，称为巩膜外间隙，眼球可在此间隙内灵活转动。

（三）眼的血管

1.眼的动脉

眼球和眶内结构的血液供应主要来自眼动脉。眼动脉起自颈内动脉发出后，在视神经下方经视神经管入眶，先行于视神经的下外侧，然后在上直肌的下方越至眶内侧前行，走在上斜肌和内直肌之间，终支出眶，在内眦附近终于滑车上动脉。在眶内眼动脉发出分支营养眼球、眼球外肌、泪腺和眼睑等，其主要分支为视网膜中央动脉。视网膜中央动脉是供应视网膜内层的唯一动脉。视网膜中央动脉是终动脉，在视网膜内的分支之间无吻合，阻塞时可导致眼全盲。眼动脉的主要分支还有睫后短动脉、睫后长动脉和睫前动脉等。另外，眼动脉还发出泪腺动脉、筛前动脉、筛后动脉以及眶上动脉等分支至相应的部位。

2.眼的静脉

眼的静脉包括眼球内的静脉和眼球外的静脉。眼球内的静脉主要有与视网膜中央动脉伴行的视网膜中央静脉和涡静脉。视网膜中央静脉，收纳视网膜的静脉血。涡静脉是眼球血管膜的主要静脉，收集虹膜、睫状体和脉络膜的静脉血。眼球外的静脉主要有眼上静脉和眼下静脉。眼静脉无瓣膜，在内眦处向前与面静脉有吻合，向后注入海绵窦。故面部感染可经眼静脉侵入海绵窦，引起颅内感染。

二、眼的功能

视觉器官是人体最重要的感觉器官，据研究表明，至少95%以上的外界信息是由视觉系统所接受、处理和感知的。视觉由眼、眼神经、视觉中枢的共同活动完成。眼是人的视觉器官，由折光系统和感光系统组成，具有折光成像和感光换能两种功能。视觉感受器是视网膜上的视锥细胞和视杆细胞，它们的适宜刺激是波长在380～760nm的电磁波。外界物体反射过来的光线，经过眼折光系统的折射后，在视网膜上形成清晰的物像，视网膜上的感光细胞接受物像电磁波的刺激，把它转变成包含物体大小、形状、位置、颜色、表面细节等信息的动作电位，沿视神经传到大脑皮质视觉中枢，最终产生视觉。

（一）眼的折光功能

1.眼的折光与成像

眼的折光系统由多个折光率不同的光学介质和多个曲率半径不同的折光面组成，是一个非常复杂的光学系统。光学介质包括角膜、房水、晶状体和玻璃体，其中空气的折光率为1.00，角膜的折光率约为1.38，房水和玻璃体的折光率约为1.34，晶状体的折光率约为1.42。光线由外界进入眼内，要经过多个折射面，包括空气-角膜界面、角膜-房水界面、房水-晶状体界面、晶状体-玻璃体界面，其中经过角膜时发生的折射程度最大。由于晶状体的曲率半径可以改变，因而晶状体在眼折光功能的调节过程中起着最重要的作用。

眼的折光系统很复杂，为了便于理解视网膜上成像的原理，多采用简化眼作为研究对象，来描述眼的折光成像情况（图13-5）。简化眼是根据眼的实际光学特征，设计的一个与正常眼在折光成像效果上完全一样但计算极为简单的光学模型，其光学参数和其他特征都与正常人眼一样。设想眼球为一单球面折光体，前后径为20mm，内容物是均匀的折光体，折光指数为1.333。外界光线进入眼时，只在角膜折射一次，角膜曲率半径5mm，节点n在角膜后方5mm处，后主焦点正好在简化眼的后极，相当于视网膜的位置。根据物理学凸透镜成像原理，人眼恰能使来自6m以外发出的平行光线聚焦在视网膜上，形成一个缩小、倒置、清晰的实像。物象的大小可根据对顶角两个相似三角形用下式算出：

$$\frac{AB（物体的大小）}{Bn（物体至节点的距离）} = \frac{ab（物像的大小）}{nb（节点至视网膜的距离）}$$

nb为15mm，固定不变，若已知物体大小（AB）及物体距眼的距离（Bn），就可算出视网膜上物象的大小（ab）。

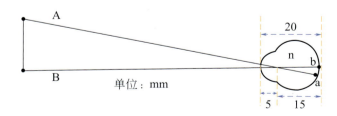

图13-5　简化眼及其成像示意图

眼折光系统的折光能力可以用屈光度（D）表示。屈光度与主焦距（以m为单位）

成反比，当平行光线通过透镜折射时，若主焦距为1m，则屈光度为1D；若主焦距为0.1m（10cm），则屈光度为10D。主焦距越短，折光能力越强。通常规定凸透镜的屈光度为正值，凹透镜的屈光度为负值。

2.眼的调节

正常眼在安静时，正好能使6m以外（可代表无限远）的物体成像于视网膜上。若看6m以内的近物，物体上任意一点发出的进入眼内的光线都是不平行的，而是呈现不同程度的辐散，如果折光系统未做调节，不可能在视网膜上形成清晰的物像，只有通过适当增加折光系统的折光力才能使物像落在视网膜上，这一过程称为眼的视近调节。眼折光功能的调节主要包括晶状体曲率的改变、瞳孔大小的调节和双眼球会聚反射。

（1）晶状体的调节 当看远处物体时，睫状肌松弛，晶状体呈现扁平状；当看近处物体时，视网膜上的模糊物像信息传到皮质视觉中枢，引起睫状肌收缩，悬韧带松弛，晶状体靠自身弹性而向前后变凸，曲率半径增加，使眼的折光能力增强，从而使物像前移而成像于视网膜上。

晶状体的调节能力是有限的，其大小取决于晶状体的弹性。随着年龄的增长，晶状体的弹性逐渐减退，调节能力也随之减弱，出现老视。老视眼在视近物时，须佩戴上适当折光度的凸透镜，以增加入眼光线的折射程度才能看清。

（2）瞳孔的调节 瞳孔的调节包括两种情况，即由所视物体的远近引起的调节和由进入眼内光线的强弱引起的调节。眼视近处物体时，瞳孔括约肌反射性收缩，瞳孔缩小，以减少进入眼内的光线量，从而使视网膜成像更加清晰。瞳孔对光反射指光线较强时瞳孔反射性缩小，光线减弱时瞳孔则反射性扩大。瞳孔对光反射的效应是双侧性的。

（3）双眼球会聚 双眼球会聚也称为辐辏反射。当远处物体逐渐向眼球移近时，两眼视轴向鼻侧会聚，使近处物像能落在两眼视网膜的相称点上，产生单一清晰图像，避免复视。

（二）眼的感光作用

视网膜自外向内主要可分为四层：色素细胞层、感光细胞层、双极细胞层和神经节细胞层。色素细胞层不属于神经组织，对感光细胞起营养和保护作用。

感光细胞层有视锥细胞和视杆细胞两种特殊分化的感光细胞，都含有特殊的感光色素。视锥细胞主要分布在视网膜的中心部分，对光的敏感性低，只接受强光刺激，能分辨颜色，且对物体的分辨能力高，能看清物体的细微结构。视锥细胞的主要功能是白昼视物，引起昼光觉。视杆细胞主要分布在视网膜的周边部，对光的敏感度高，能在昏暗的环境中感受弱光刺激引起暗光觉。由于视杆细胞不能分辨颜色，只能区别明暗，分辨能力低，所以在弱光下视物只能看见物像的大致轮廓。

第二节　耳

耳又称前庭蜗器，是人的听觉和位觉器官。耳按照位置可分为外耳、中耳和内耳三部分（图13-6）。其中外耳和中耳是声波的收集和传导装置，内耳有听觉感受器和位觉感受器，接受声波和位觉的刺激。

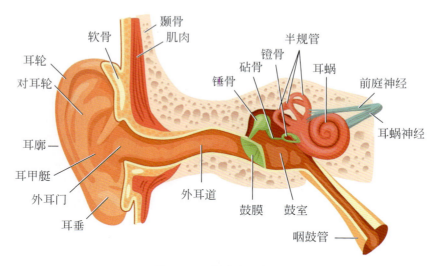

图13-6　前庭窝器全貌

一、耳的解剖结构

（一）外耳

外耳包括耳郭、外耳道和鼓膜三部分。

1. 耳郭

耳郭位于头部的两侧，凸面向后，凹面朝向前外。耳郭的上方大部分以弹性软骨为支架，表面覆盖皮肤，皮下组织少。耳郭中部有外耳门，外耳门前外方的突起称耳屏，耳屏下部无软骨的部分称耳垂，是由皮肤和皮下组织构成，含丰富的血管，是临床采血的常用部位。耳郭的外部形态为中医耳针定穴的标志，人体各脏器和各部位在耳郭上都有一定的代表区。耳郭具有收集声波的作用，通过头部运动，对声源方向的判断起一定作用。

2. 外耳道

外耳道是从外耳门至鼓膜之间的弯曲管道，成人长2.0～2.5cm。外耳道可分为外侧1/3的软骨部和内侧2/3的骨部。软骨部是耳郭软骨的延续，骨部位于颞骨内，是由颞骨鳞部和鼓部围成的椭圆形短管。外耳道呈弯曲状，软骨部指向后内上方，骨部弯向前内下方，因此，检查成人鼓膜时，若将耳郭拉向后上方，可使外耳道变直，以便检查外耳道和鼓膜。

外耳道表面覆盖较薄的皮肤，内含毛囊、皮脂腺、感觉神经末梢和耵聍腺。耵聍腺的分泌物为黄褐色黏稠液体，干燥后形成块，称为耵聍。外耳道皮下组织少，皮肤与软骨膜、骨膜结合紧密，不易移动，同时感觉神经末梢丰富，故外耳道皮肤发生疖肿时，因张力较大而疼痛剧烈。

3. 鼓膜

鼓膜（图13-7）是位于外耳道与鼓室之间的椭圆形半透明薄膜，直径约1cm，厚约0.1mm，面积为50～90mm²。鼓膜在外耳道底呈倾斜位，其外侧面朝向前下外方，与外耳道底形成45°～50°的倾斜角。鼓膜形如浅漏斗状，顶点在鼓室内与锤骨柄相连。鼓膜中心向内凹陷，称鼓膜脐，为锤骨柄末端附着处。

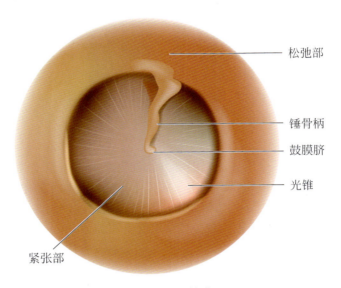

图13-7　鼓膜

鼓膜上1/4的三角形区，呈淡红色，薄而松弛，称为松弛部；下3/4区坚实紧张，呈灰白色，称为紧张部。从鼓膜脐向前下方有一个三角形的反光区，称光锥。临床上做耳镜检查时，可窥见光锥。光锥消失是鼓膜内陷的标志。

（二）中耳

中耳位于外耳和内耳之间，大部分位于颞骨岩部内，由鼓室、咽鼓管、乳突窦和乳突小房组成，为一含气的不规则腔道。中耳向外借鼓膜与外耳道相隔，向内毗邻内耳，向前以咽鼓管通向鼻咽部。中耳是传导声波的主要部分。

1. 鼓室

鼓室（图13-6）是颞骨岩部内含气的不规则小腔，位于鼓膜与内耳外侧壁之间，向前经咽鼓管通咽，向后经乳突窦通乳突小房。鼓室由6个壁围成：外侧壁大部分由鼓膜构成，又称鼓膜壁，借鼓膜与外耳道相隔；内侧壁又称迷路壁，与内耳相隔；上壁又称盖壁，分隔鼓室与颅中窝；下壁又称颈静脉壁，借一薄层骨板，分隔鼓室与颈内静脉起始部；前壁也称颈动脉壁，此壁甚薄，借骨板分隔鼓室与颈内动脉；后壁为乳突壁，借乳突窦与乳突小房相通。

鼓室的内容物主要有3块听小骨（图13-6），由外侧至内侧依次为锤骨、砧骨和镫骨。锤骨柄连于鼓膜，镫骨底封闭前庭窗，3骨在鼓膜与前庭窗之间以关节和韧带连结成听小骨链，组成杠杆系统。当声波冲击振动鼓膜时，听小骨链相继运动，使镫骨底在前庭窗做向内或向外的运动，将声波的振动从鼓膜传入内耳。

2.咽鼓管

咽鼓管是连通鼻咽部与鼓室的管道（图13-6），长3.5～4.0cm，斜向前内下方。咽鼓管可分为骨部和软骨部。两部交界处，称咽鼓管峡，是咽鼓管管腔的最窄处，内径仅1～2mm。咽鼓管骨部占全长的外侧的1/3，向后外侧开口于鼓室前壁的咽鼓管鼓室口。咽鼓管软骨部占全长内侧的2/3，软骨部紧连骨部，向前内侧开口于鼻咽部侧壁的咽鼓管咽口。在通常情况下，咽鼓管鼻咽部的开口处于闭合状态，仅在咀嚼、吞咽、打喷嚏或呵欠时，此口张开，空气进入鼓室。咽鼓管的主要功能是调节鼓室内空气的压力，使鼓室的气压与外界的大气压相等，以保持鼓膜内、外压力平衡。这对于维持鼓膜的正常位置、形状和振动性能都具有重要意义。

3.乳突窦和乳突小房

乳突窦和乳突小房是鼓室向后的延伸部分。乳突窦位于鼓室上隐窝的后方，向前开口于鼓室，向后与乳突小房相通，为鼓室和乳突小房之间的通道。乳突小房为颞骨乳突部内的许多含气小腔，大小不等，互相连通，腔内覆盖黏膜，且与乳突窦和鼓室的黏膜相连续，故中耳炎可经乳突窦侵犯乳突小房，引起乳突炎。

（三）内耳

内耳又称迷路，位于颞骨岩部的骨质内，在鼓室内侧壁和内耳道之间，其形状不规则，构造复杂，由骨迷路和膜迷路两部分组成（图13-8）。骨迷路是颞骨岩部内的骨性隧道，膜迷路套在骨迷路内，由相互连通的膜性小管和小囊组成。骨迷路与膜迷路之间有

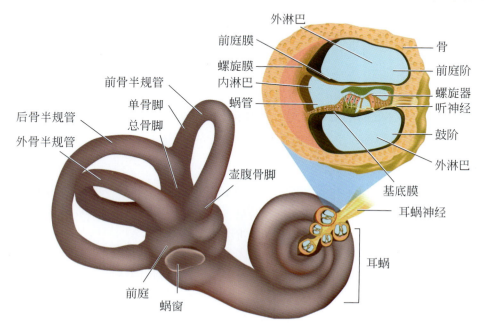

图13-8　内耳

间隙，其内充满外淋巴，膜迷路内充满内淋巴，内、外淋巴之间互不相通。位觉感受器和听觉感受器位于膜迷路内。

1.骨迷路

骨迷路由后外向前内沿颞骨岩部的长轴依次分为骨半规管、前庭和耳蜗三部分，它们互相通连，其长度约为18.6mm。

（1）**前庭** 位于骨迷路的中部，正对中耳鼓室，略呈椭圆形，直径约4mm，长约5mm。其前部较窄，有一大孔连通耳蜗；后壁有5个小孔通3个骨半规管。前庭的外侧壁即鼓室的内侧壁，有靠上方的前庭窗和靠下方的蜗窗；前庭的内侧壁为内耳道底，有前庭蜗神经通过。

（2）**骨半规管** 位于骨迷路的后部，由3个呈"C"相互垂直排列的半环形骨管组成。按其位置，可分为前骨半规管、后骨半规管和外骨半规管。前骨半规管向上方，呈冠状位；后骨半规管向后外方，呈矢状位，是3个半规管中最长的一个；外骨半规管向外侧，是3个半规管中最短的一个，呈水平位，又称水平半规管。每个骨半规管有两个骨脚连于前庭，其中一个骨脚膨大，称壶腹骨脚，另一骨脚细小称单骨脚。前、后骨半规管的单骨脚合成一个总骨脚，因此，3个骨半规管只有5个开口通于前庭。

（3）**耳蜗** 位于前庭的前内方，形如蜗牛壳，为一卷曲的骨管。耳蜗的顶端朝向前外侧，称蜗顶。底朝向后内方，对着内耳道底，称蜗底。耳蜗由蜗螺旋管环绕蜗轴卷两圈半构成。蜗轴为蜗顶至蜗底的中央骨质，呈锥体形，有血管和神经穿行其间。由蜗轴发出骨螺旋板突入蜗螺旋管内，此板未达蜗螺旋管的外侧壁，其空缺处由膜迷路的蜗管填补封闭，故蜗螺旋管的管腔可分为三部分：上方近蜗顶侧的管腔为前庭阶，起自前庭，于前庭窗处被镫骨封闭；中间为膜性的蜗管；下方近蜗底侧者为鼓阶，终于蜗窗上的第二鼓膜。前庭阶和鼓阶内均含外淋巴，在蜗顶处借蜗孔彼此相通。蜗孔是前庭阶和鼓阶的唯一通道。

2.膜迷路

膜迷路是套在骨迷路内的膜性管和囊，管径较小，借纤维束固定于骨迷路。膜迷路为封闭的管道系统，由椭圆囊和球囊、膜半规管和蜗管三部分组成。它们之间相通连，其内充满着内淋巴。

（1）**椭圆囊和球囊** 为两个膜性小囊，位于骨迷路的前庭部，内部充满内淋巴。椭圆囊呈椭圆形，位于后上方，椭圆囊后壁借5个开口与3个膜半规管相连通。球囊位于前下方，以连合管通向蜗管。椭圆囊和球囊以细管连通。在椭圆囊上有感觉上皮，称椭圆囊斑；在球囊内有感觉上皮，称球囊斑；二者均属位觉感受器，感受头部静止的位置及直线变速运动引起的刺激。

（2）**膜半规管** 套于同名骨半规管内，形状与骨半规管相似，管径约为骨半规管的1/4～1/3。在骨壶腹内，膜半规管有相应膨大的膜壶腹，壁上有隆起的壶腹嵴，是位觉感受器，能感受头部旋转变速运动的刺激。3条半规管相互垂直，分别代表空间的3个平面。两耳的水平半规管在同一平面上，当人体在直立时头向前倾30°时，水平半规管的平面与地平面平行，其余的两个半规管分别与地面垂直。3个膜半规管内的壶腹嵴，可分别将头部在三维空间中的运动变化转变成神经冲动，经前庭神经的壶腹支传入。

（3）**蜗管**　位于蜗螺旋管内，盘绕蜗轴两圈半，是骨螺旋板游离缘与蜗螺旋管周缘之间的膜管。蜗管顶端为盲端，终于蜗顶，下端借连合管与球囊相连通。在水平断面上，蜗管呈三角形，有上壁、外侧壁和下壁。外侧壁为蜗螺旋管内表面骨膜的增厚部分，含丰富的血管，称血管纹；上壁为蜗管前庭壁（前庭膜），将前庭阶和蜗管分开；下壁为骨螺旋板和蜗管鼓壁，蜗管鼓壁又称基底膜，与鼓阶相隔。在螺旋膜上的螺旋器又称科蒂器，是听觉感受器，能感受声波刺激。螺旋器由支持细胞和毛细胞组成，其上面有盖膜。毛细胞是真正的声波感受细胞，每个毛细胞的底部都有听神经末梢。当蜗管内淋巴流动引起盖膜震动时，可引起毛细胞兴奋并产生神经冲动，经蜗神经传至大脑皮质，产生听觉。声音的传导分空气传导和骨传导两条路径。正常情况下以空气传导为主。空气传导路径是：声波经外耳门、外耳道传至鼓膜，引起鼓膜振动，再经听骨链将声波转换成机械振动并加以放大，传至前庭窗，引起前庭阶和骨阶的外淋巴波动。此部外淋巴的波动再引起蜗管的内淋巴和基底膜振动，刺激基底膜上的螺旋器，产生神经冲动，再经蜗神经传入中枢，产生听觉。骨传导路径是：声波的冲击和鼓膜的振动可经颅骨和骨迷路传入内耳，引起蜗管的内淋巴波动，刺激基底膜上的螺旋器产生神经兴奋，产生听觉。正常情况下，此种传导速度慢，效果极微，意义不大，引起较弱听觉，但在听力检查中，对于鉴别传导性耳聋与神经性耳聋则极为重要。

二、耳的功能

（一）传音系统的功能

耳郭具有收集声波的作用。外耳道是声波传导的通路，它可以作为一个共鸣腔，其共振效应能增强作用于鼓膜的声压。中耳是传导声波的主要部分，将声波振动的能量高效率地传递到内耳淋巴液中。

（二）感音系统的功能

耳蜗的功能是感音换能，将由中耳传来的声波振动转变成听神经上的动作电位。当声波振动通过听骨链传到卵圆窗膜时，压力很快传给耳蜗内的液体和膜性结构，如镫骨底向前庭内移动，压力作用于前庭阶中的外淋巴，由于液体的不可压缩性质，致使前庭膜和基底膜下移，同时压力沿前庭阶传向蜗孔，通过蜗孔传向鼓阶，最后使蜗窗膜外移，以缓冲压力。若声波振动使卵圆窗膜向鼓室凸起，则整个耳蜗内的淋巴和膜性结构等就做相反方向的运动。如此反复就形成了基底膜的振动。前庭膜和基底膜的上下振动，引起蜗管内的内淋巴振动，继而引起螺旋器中的毛细胞兴奋，并经过一系列过渡性的电位变化，最终引起听神经上的动作电位，从而完成耳蜗的感音换能作用。

（三）前庭器官的功能

1.半规管的功能

前庭器官的感受细胞也称为毛细胞，壶腹嵴上有高度分化的感觉上皮，由毛细胞和支持细胞组成。半规管壶腹嵴的适宜刺激是身体旋转时的速度变化，即正、负角加速度运动。人体三对半规管所在的平面互相垂直，因此可以感受空间任何方向的角加速度运动。当人体直立并绕身体纵轴旋转时，主要刺激水平半规管。当人体直立并绕身体纵轴向左旋转时，由于内淋巴的惯性作用，左侧水平半规管中的内淋巴向壶腹方向流动，而此时右侧水平半规管中的内淋巴的流动方向则是离开壶腹，故右侧毛细胞产生的传入冲动减少。当旋转停止时，由于内淋巴的惯性作用，两侧壶腹中毛细胞纤毛的弯曲方向和冲动发放情况正好与旋转开始时相反。其他两对半规管也接受与它们所处平面方向相一致的旋转变速运动的刺激。人脑通过对来自两耳水平半规管传入信息的不同判断旋转运动的方向和状态。人体的两耳中的三对半规管可以接受人体在不同平面和不同方向的旋转变速运动的刺激，产生不同的运动觉和位置觉引起姿势反射，维持身体平衡。

2.椭圆囊和球囊的功能

椭圆囊和球囊的侧壁上各有一个特殊的隆起，分别称为椭圆囊囊斑和球囊囊斑，囊斑上有感觉上皮，其中有毛细胞，毛细胞位于囊斑上，其纤毛游离端穿插在位砂膜中。位砂膜是一胶质板，内含许多位砂。位砂是细小的碳酸钙结晶，其相对密度大于内淋巴，因而具有较大的惯性。

椭圆囊和球囊囊斑的适宜刺激是直线加速度运动。当人体直立而静止不动时，椭圆囊囊斑的平面与地面平行，位砂膜位于毛细胞纤毛的上方，而球囊囊斑的平面则与地面垂直，位砂膜悬于纤毛的外侧。当头部的空间位置发生改变时，由于重力的作用，位砂膜与毛细胞的相对位置发生改变；或当躯体做直线变速运动时，由于惯性的作用，位砂膜与毛细胞的相对位置也将发生改变。以上两种情况均可使纤毛发生弯曲，倒向某一方向，从而使传入神经纤维发放的冲动发生变化。这种信息传入中枢后，可产生头部空间位置的感觉和直线变速运动的感觉，可反射性地引起躯干和四肢不同肌肉的紧张度发生改变，调整人体的体位和姿势，以维持身体平衡。

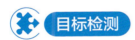 目标检测

答案

（一）单选题

1.眼球的屈光系统不包括（　　）
　A.虹膜　　　　　B.晶状体　　　　C.角膜　　　　　D.房水
2.角膜内含有（　　）
　A.色素细胞　　　　　　　　　　　B.毛细淋巴管
　C.毛细血管　　　　　　　　　　　D.感觉神经末梢
3.产生房水的结构是（　　）
　A.泪腺　　　　　B.玻璃体　　　　C.睫状体　　　　D.晶状体
4.听觉感受器是（　　）
　A.鼓膜　　　　　B.螺旋器　　　　C.椭圆囊斑　　　D.咽鼓管

5.下列属于位觉感受器的是（　　）
   A.壶腹嵴　　　　B.鼓膜　　　　C.螺旋器　　　　D.咽鼓管

（二）多选题

1.关于晶状体的描述，正确的包括（　　）
   A.呈双面凸透镜状　　　　B.视远物时曲度较小
   C.视近物时曲度变大　　　　D.有折光作用
2.关于瞳孔的说法，正确的是（　　）
   A.位于虹膜的中央　　　　B.强光下缩小
   C.看近物时缩小　　　　D.为光线进入眼球的通道
3.位置觉感受器包括（　　）
   A.球囊斑　　　　B.螺旋器　　　　C.壶腹嵴　　　　D.椭圆囊斑

（三）简答题

1.简述房水的产生和循环路径。
2.简述声波传入内耳的主要途径。

第十三章　习题库

第十四章
能量代谢和体温

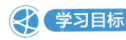

知识目标

1.掌握能量代谢定义及能量代谢的影响因素；掌握基础代谢率定义，测量基础代谢率的临床意义；掌握体温定义、正常值和体温的生理变动特点。

2.熟悉机体产热和散热的方式。

3.了解机体能量的来源和利用。

技能目标

能够使用不同方法，正确测量体温；能够根据单位时间耗氧量，计算基础代谢率，并准确判断其临床意义。

素养目标

具有能量代谢和体温相关知识的健康宣教意识。

新陈代谢是人体作为生命体的最基本特征，人体通过物质代谢来构筑和更新自身组织，同时通过物质代谢过程中伴随的能量代谢来支持各种生命活动。人体所需的各种能量来自营养物质，营养物质在人体内经过系列化学反应，一部分能量以化学键的形式被储存起来，一部分转化为热能。部分热能用于维持机体体温，而正常体温则为生理活动提供了相对稳定的内环境。

第一节　能量代谢

机体的物质代谢包括合成代谢和分解代谢。合成代谢是指机体利用外界摄取的营养物质及分解代谢的部分产物来构建和更新自身组织，同时将能量储存在生物分子中；而分解代谢是机体分解营养物质或自身组织，释放能量的过程。通常将生物体内物质代谢过程中伴随的能量的释放、储存、转移和利用称为能量代谢。

一、能量的来源和利用

（一）能量的来源

人体的能量来自以糖、脂肪和蛋白质为主的营养物质。

1. 糖

糖在体内的主要生理功能就是为机体生命活动提供能量。一般情况下，人体所需能量的50%～70%是由糖的氧化分解所提供的。食物中的糖经过消化分解后，主要以葡萄糖的形式进入人体。葡萄糖在氧供应充足的情况下，进行有氧氧化，产生CO_2和水，在这个过程中1mL葡萄糖释放的能量合成30～32mol三磷酸腺苷（ATP）。ATP是人体储存能量和直接供能的物质。在缺氧的情况下，葡萄糖进行无氧氧化，又称糖酵解，生成乳酸，经糖酵解1mol葡萄糖释放能量合成2mol的ATP。机体绝大多数组织细胞是通过糖的有氧氧化来供能，而有些细胞，例如红细胞由于缺乏有氧代谢的酶，所以需要糖酵解供能。虽然糖酵解产生能量少，但人体处于缺氧状态时，这是人体唯一不需要氧而获取能量的途径。例如人在剧烈运动时，骨骼肌相对缺氧，机体通过糖酵解和动用储备在磷酸肌酸中的高能键来提供能量。生理情况下，脑细胞的能量供应均来自糖的有氧氧化，所以脑组织对缺氧和低血糖非常敏感。当缺氧或低血糖时，可引起脑功能活动障碍和低血糖休克。

机体摄入的糖量大于消耗时，多余的葡萄糖可以糖原的形式储存在肝脏和肌肉组织中，此外葡萄糖还可转化为脂肪来储存能量。肝糖原可以在血糖低时，转化为葡萄糖，因此具有维持血糖相对稳定的重要作用；肌糖原不能直接转化为葡萄糖，但可以进入糖酵解途径给肌肉供能。成年人贮存糖原量约150g，只能供应机体大约半天的活动能量。但机体可以通过糖异生将乳酸、甘油、生糖氨基酸等转化为葡萄糖或糖原，来维持营养物质不足情况下的血糖水平，因此一般情况下，机体饥饿24～48h仍以糖氧化供能为主。

2. 脂肪

脂肪的主要作用之一就是储存和供给能量。机体的脂肪储存量约占体重的20%，是人体贮存能量的主要形式。此外，一般情况下，机体所消耗的能量30%～50%来自脂肪。脂肪被分解成脂肪酸和甘油后，进入细胞内氧化释放能量。脂肪在体内氧化分解释放的能量是同质量葡萄糖或蛋白质的2倍，通常情况下，成年人体内储存脂肪可给机体供能10余日至2月。脂肪酸代谢的中间产物酮体，可以穿过血脑屏障，是糖供应不足时脑组织的主要功能物质。但如果酮体量超过机体的利用能力，则可导致酮症酸中毒，严重危害身体健康。

3. 蛋白质

蛋白质的基本组成单位是氨基酸。氨基酸的主要功能是构成细胞成分和合成酶、激素等生物活性物质，一般不作为供能物质。只有在某些特殊情况，如机体极度消耗或长期不能进食时，体内糖原及储存脂肪基本耗尽时，机体才依靠蛋白质分解供能，以维持机体基本生理活动。蛋白质在体内氧化分解不完全，以尿素、尿酸和肌酸等形式经肾脏排出体外。

（二）能量的利用

各种营养物质在体内氧化分解过程中释放能量，其中50%以上的能量直接转化为热能，维持体温，其余则以化学能的形式储存在ATP、磷酸肌酸（CP）等高能化合物的高能键中，以供身体各种生理活动所需。ATP是机体各种活动的直接供能物质，此外当体内能量在物质氧化分解释放能量过剩时，ATP将高能磷酸键转给肌酸后形成CP，所以CP相当于ATP的能量贮存库。CP在细胞内含量约是ATP的3～5倍，肌肉组织含量尤其丰富。当组织消耗ATP速度超过营养物质氧化生成的速度时，CP的高能磷酸键可转移到ADP，快速补充ATP的消耗（图14-1）。

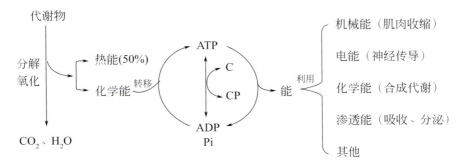

图14-1　体内能量的转移、储存和利用

（C为肌酸，CP为磷酸肌酸，Pi为无机正磷酸）

二、影响能量代谢的因素

机体的能量代谢水平受下丘脑的调控，下丘脑的"饱中枢"调节人体摄入食物的量，而食物的消化、吸收和代谢则受生长激素、甲状腺激素、胰岛素等多种激素的调节。其中，甲状腺激素对物质代谢影响最显著，可明显增加能量代谢率。甲亢患者由于甲状腺激素水平升高，出现多食、易饿、消瘦等高代谢症状。此外，机体活动、环境等因素也会影响能量代谢。

（一）肌肉活动

肌肉活动对能量代谢影响十分显著，机体任何轻微的活动都可以提高能量代谢水平。肌肉活动时消耗的能量通过营养物质氧化分解供应，因此肌肉活动强度与机体耗氧量的增加成正比，在进行剧烈运动或劳动时耗氧量可达安静状态下的10～20倍，产热量也随之增加。肌肉活动的强度通常用单位时间内机体的产热量来表示，也就是说，可以把能量代谢率作为评估肌肉活动强度的指标。

（二）精神活动

在安静状态下，脑组织的耗氧量是同质量安静肌肉组织耗氧量的20倍，且活跃的精神状态与睡眠相比，脑的能量代谢率几乎没有增加。但是，人处于激动、焦虑、兴奋、愤怒等情绪状态下，由于无意识的肌肉紧张、交感神经兴奋以及肾上腺素、甲状腺激素等刺激代谢的激素增多，使得机体代谢活动增强，可提高能量代谢率10%以上。因此，在测定基础代谢率时，受试者必须排除精神紧张的影响。

（三）食物的特殊动力效应

人进食后1h左右开始，延续7～8h内，出现能量代谢率增高的现象，所以生理学将由进食所引起的机体额外能量消耗的作用，称为食物的特殊动力学效应。不同成分的食物，特殊动力效应不同。在三大营养物质中，进食蛋白质产生的特殊动力效应最明显，持续时间最长。例如摄入100kJ热量的蛋白质后，人体实际产热量为130kJ，额外多产生了30kJ热量，即蛋白质的特殊动力效应为30%，而糖和脂肪分别为6%和4%左右，混合性食物约为10%。

（四）环境温度

人在安静状态下，20～30℃的环境中，骨骼肌保持比较松弛的状态，能量代谢比较低，也最为稳定。环境温度低于20℃，寒冷刺激反射性引起机体骨骼肌紧张甚至战栗，能量代谢率增加。当环境温度超过30℃时，代谢率也随之增加，这是由于温度升高，体内化学反应加速，出汗增多，呼吸、循环功能增强等。

三、基础代谢

基础代谢是指人体在基础状态下的能量代谢。所谓基础状态是指人体满足以下条件的状态：静卧、清醒、空腹（禁食12～14h）、肌肉放松、至少2h以上无剧烈活动、精神放松和环境温度20～25℃。在这种状态下，排除了肌肉活动、环境温度、进食等因素对代谢的影响，此时能量代谢主要用于维持人体最基本生命活动所需，且较为稳定，因此把这种状态下的单位时间的能量代谢称为基础代谢率（BMR）。BMR比一般安静状态的代谢率低，但无梦熟睡时更低。

经研究发现，基础代谢率的高低与体重并不成比例关系，而与体表面积基本上成正比。所以，基础代谢率以每小时、每平方米体表面积的产热量为单位，通常以kJ/（m²·h）来表示。人体体表面积有两个方式获取。① 采用Stevenson公式：体表面积（m²）=0.0061×身高（cm）+0.0128×体重（kg）-0.1529。② 如图14-2所示，用一条直线连接受试者的体重和身高，连线与中间体表面积线的交叉点即为受试者的体表面积。

临床上为简化操作，测出受试者基础状态下一定时间的耗氧量，再根据国人统计基础状态下的氧热价（物质氧化分解时消耗1L

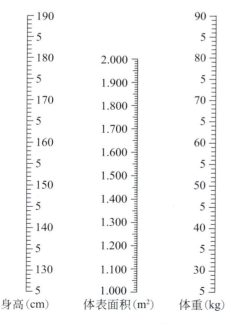

图14-2　体表面积测算图

氧产生的热量）20.20kJ，即可计算 BMR。BMR= 耗氧量 /h×20.20 kJ/L/ 体表面积 m^2。

由于人的 BMR 受年龄、性别影响（男子比女子高，儿童比成年人高，年龄越大，代谢率越低），所以临床工作中，BMR 通常以实测 BMR 与同性别、同年龄组的正常值相比较的百分数（相对值），即基础代谢率的相对值来表示，公式如下：基础代谢率的相对值=（实际测得值－正常平均值）/ 正常平均值 ×100%（表 14-1）。

表 14-1　国人正常基础代谢率平均值　　　　　　单位：$[kJ/(m^2·h)]$

年龄（岁）	11～15	16～17	18～19	20～30	31～40	41～50	51 岁以上
男性	195.5	193.4	166.2	157.8	158.6	154.0	149.0
女性	172.5	181.7	154.0	146.5	146.9	142.4	138.6

一般来说，基础代谢率相对值在 10%～15% 之内都属正常，当相对值超过 20% 时，才有可能是病理变化。临床上多种疾病可都伴有 BMR 的改变，例如糖尿病、白血病、发热、肾上腺皮质功能亢进等 BMR 可升高，而肾病综合征、肾上腺皮质功能低下、病理性饥饿、垂体性肥胖等 BMR 降低，其中以甲状腺功能障碍对 BMR 影响尤其明显。甲状腺功能亢进时，BMR 相对值可达 25%～80%，而甲状腺功能低下时，BMR 相对值可达 -20%～40%。所以，临床上 BMR 可作为某些疾病的复诊诊断方法。此外，测定 BMR 还可以用于指导肥胖者控制摄入食物热量和运动强度。

 知识链接

甲状腺功能亢进症

甲状腺功能亢进症（简称甲亢）是由多种原因引起甲状腺激素合成和分泌过多所致的一组临床综合征。以高代谢综合征及甲状腺肿大为主要表现。高代谢综合征表现为多食善饥、怕热多汗、皮肤潮湿、疲乏无力、体重显著下降等，此外甲亢患者还常出现多言好动、紧张焦虑、急躁易怒、失眠、双手震颤等精神神经症状，心慌、气短、收缩压升高等心血管系统症状。

第二节　体温及其调节

一、人的正常体温及生理变化

（一）体表温度和体核温度

人体温度由于体表和人体深部的温度不同，分为表层温度和体核温度。体表温度是人体表层（皮肤、皮下组织、肌肉等部位）的

数字资源 14
体温及其调节

温度，而体核温度则是机体深部组织的平均温度，也就是临床上所说的体温。正常体温对于维持人体正常生命活动有重要意义。

体表温度比体核温度低，易受环境温度影响，体表最外层的皮肤的温度称为皮肤温度（简称皮温）。不同部位的皮温也有较大差异，越靠近头部和躯干温度越高，而四肢尤其四肢末端温度较低。皮温受局部血液循环影响较大，寒冷、精神紧张导致交感神经兴奋时，皮肤血流量减少，皮肤温度降低，手足尤其明显。雷诺综合征就是由于寒冷或情绪激动引起发作性的手指（足趾）苍白、发紫然后变为潮红的一组综合征。临床上，可通过检测皮温来辅助诊断外周血管类疾病，而皮温生物反馈治疗仪则用来辅助治疗血管型偏头痛、焦虑症等。

体核温度相对稳定，各部位之间差异不大，肝脏与脑的温度最高约38℃，肾、胰腺、十二指肠等器官温度较低，直肠更低约37.5℃。正常体温是机体新陈代谢和进行生命活动的必要条件。人体细胞进行新陈代谢时需要各种生物酶，而酶的活性受温度的影响，当温度过高或过低都会影响细胞正常代谢。体温低于34℃时，人的意识丧失，超过41℃，可出现神经系统功能障碍，甚至永久性脑损伤。

由于体核温度不易测量，临床上通常用直肠、口腔和腋窝等部位的温度来代表体温。测直肠温度时，如果将温度计插入直肠6cm以上，保持3～5min，所测得的值就接近深部的温度，其正常值为36.9～37.9℃。口腔测温时，要将温度计置于舌下，紧闭双唇，保持3～5min，口腔温度的正常值为36.7～37.7℃。腋窝测温由于操作方便、安全，不受患者意识状态影响，临床最常使用。测量时将体温计头端置于腋窝深部，保持腋窝干燥，被测者上臂紧贴胸廓，保持5～10min。腋窝处属于皮肤表面，所测温度较低，正常值为36.0～37.4℃。

（二）体温的生理变化

人的体温在生理情况下，可随昼夜、年龄、性别、运动等因素而变化，但这种变化波动幅度一般不超过1℃。

1. 体温的昼夜节律

正常人体温在一昼夜之间有周期性的波动，清晨2～6时体温最低，午后1～6时最高。人体这种昼夜周期性波动称为昼夜节律或日节律。研究表明，体温的昼夜节律同肌肉活动状态、进食等没有关系，是由一种内在的生物节律所决定的。目前认为，下丘脑的视交叉上核可能是昼夜节律的控制中心。

2. 性别的影响

成年女子的体温平均比男子的高0.3℃，而且其体温随月经周期而发生变动。育龄期女子的基础体温（指在早晨醒后起床前测定的体温）会随月经周期发生规律变化，呈双相型体温。每个月经周期中，月经期到排卵日之前体温较低，排卵日最低，排卵后体温升高0.3～0.6℃，并维持较高水平。因此，临床上，通过每天测定基础体温有助于了解受试者有无排卵以及排卵的日期。排卵后体温升高，与排卵后黄体分泌孕激素作用有关。

3. 年龄影响

不同年龄的人由于能量代谢不同，体温亦不同。一般来说，儿童和青少年体温较高，老年人体温低，新生儿特别是早产儿，由于体温调节中枢的发育还不完善，调节体温的能力差，因此体温容易受环境因素的影响而变动。因此，当环境温度比较低时，婴幼儿应加强保温。老年人因基础代谢率低，体温也偏低，也应注意保温。

4. 肌肉活动的影响

肌肉活动时机体代谢增强，产热量增加，可导致体温升高。所以，临床上测量体温时应先让患者安静一段时间。测定婴幼儿体温时应防止其哭闹，避免肌肉活动增加对体温的影响。

此外，情绪激动、精神紧张、进食等情况对体温都会发生影响，在测定体温时，应该考虑到这些情况。

二、体热平衡

体内营养物质代谢所释放的化学能，其中50%以上以热能的形式用以维持体温，其余不足50%的化学能则储存于ATP分子中，经过转化与利用，最终也变成热能，这些热量经由循环血液传送到体表并散发于体外，这就是机体的产热和散热过程。在体温调节机制的控制下，产热和散热保持动态平衡状态，因此人体能够维持相对稳定的体温。如果产热量大于散热量，体温就会升高，机体进而增加散热，直到产热量与散热量重新取得平衡使体温恢复正常。

（一）产热反应

1. 主要的产热器官

人体的主要产热器官因机体所处的状态而有差别（表14-2）。安静状态下，内脏器官产热量多，约占热量的56%，其中肝脏产热量最大。机体运动时，骨骼肌为主要的产热器官，在剧烈运动时或劳动时，骨骼肌产热量可达人体产热量的90%，较其安静状态下增加4～5倍。

表14-2　几种组织器官在不同状态下的产热量

组织器官	重量（占体重%）	产热量（占机体总热量的%）	
		安静状态	运动或劳动
脑	2.5	16	1
内脏	34	56	8
骨骼肌	40	18	90
其他	23.5	10	1

2. 产热的形式及调节

一般的温度环境中，人体的产热主要来自机体组织细胞的基础代谢、肌肉活动、食物特殊动力效应产热等。但在寒冷环境下，机体散热量显著增加，机体会通过战栗产热和非战栗产热来增加产热量以维持体温。

（1）**战栗产热**　寒冷环境中，骨骼肌在肌张力升高的基础上，屈肌与伸肌同时发生不随意的节律性收缩，称为战栗或寒战，其节律为 9～11 次/min。战栗时，骨骼肌不做外功，能量全部转化为热量，产热量很高。发生战栗时，机体的代谢率可增加 4～5 倍，产热量明显增加。

（2）**非战栗产热**　寒冷刺激下，机体通过升高代谢率增加产热的现象，称为非战栗产热或代谢产热。褐色脂肪组织的产热量为最大，约占非战栗产热总量的 70%。褐色脂肪组织分布于人体的腹股沟、腋窝、肩胛下区，以及颈部大血管的周围等处。由于新生儿不能发生战栗，所以非战栗产热对新生儿来说意义尤为重要。

人体的产热活动受体液和神经调节。甲状腺激素是调节产热活动的最重要的体液因素。寒冷环境中，甲状腺激素合成和释放增加，可使代谢率增加 20%～30%。此外，寒冷刺激可兴奋交感神经，导致肾上腺素和去甲肾上腺素等激素释放增多，使产热增加。

（二）人体的散热

1. 散热的部位

人体可通过皮肤、呼吸道、消化道、泌尿道散热，其中皮肤是散热的主要途径。当环境温度低于体表体温时，安静状态下，大部分体热通过皮肤经辐射、传导和对流等方式向外界发散，小部分体热则随呼出气、尿、粪等排泄物而散发。在环境温度较高或劳动、运动时，汗腺分泌汗液，通过水分蒸发增加散热。

2. 散热的方式

（1）**辐射散热**　是指人体以红外线的形式将体热传给外界较冷物体的一种散热形式。裸露人体在 21℃ 的环境中，约有 60% 的热量是通过辐射方式发散的。辐射散热量的多少主要取决于皮肤与周围环境的温度差，当皮肤温度高于环境越多，散热量就越多。反之，如果皮肤温度低于环境温度，则机体不仅不能散热，反而会吸收周围的热量；其次，散热受机体的有效散热面积影响，有效散热面积越大，散热量也就越多。

（2）**传导散热**　是指机体将热量直接传给与机体接触的温度较低的物体的一种散热方式。机体深部的热量传导到体表，再由皮肤直接传给同它接触的物体。传导发热量的多少取决于皮肤与接触物体表面的温度差、接触面积以及接触物体的导热性。人体脂肪的导热性低，肥胖者皮下脂肪多，深部热量不易向表层发散，在炎热的天气里更易出汗。临床上使用冰帽、冰袋、冰毯等给高热的患者降温，就属于利用传导散热。

（3）**对流散热**　是指通过气体或液体的流动进行热量交换的一种散热方式，属于传导散热的一种特殊形式。高于皮温环境温度时，人体的热量传给与皮肤接触的空气，空气吸收热量后温度升高，密度变低而离开身体，周围较冷的空气补充到身体周围继续散热。对流散热量的多少除了受皮肤与周围环境的温度差、机体有效散热面积的影响外，受风速或液体流速影响较大，风速越大，散热量越多，反之风速越小，散热量越少。衣服覆盖于皮肤表面，空气不易实现对流，有利于保温。温水浴退热就属于对流散热方式。

以上几种直接散热方式，只有皮肤温度高于环境温度时才能发挥作用。当环境温度接近或高于皮肤温度时，蒸发便成了唯一有效的散热形式。

（4）蒸发散热 是机体通过体表水分的蒸发而散发体热的一种方式。在人的体温条件下，体表每蒸发1 g水，机体散发2.43 kJ的热量，因此，体表水分的蒸发是一种很有效的散热形式。环境温度、空气湿度、风速都会影响蒸发散热。高温、高湿度、无风的环境，蒸发散热减少，人更容易中暑。蒸发散热分为不感蒸发和发汗两种形式。

① 不感蒸发：无论环境温度高低，皮肤和黏膜（主要是呼吸道黏膜）不断有水分渗出而被蒸发的一种散热方式，皮肤的水分蒸发又称不显汗。不感蒸发与汗腺的活动无关，亦不受生理体温调节机制的控制。环境温度低于30℃时，人体每日不感蒸发的水分比较稳定，为12～15g/（h·m^2）。成年人24h不感蒸发水量约1000mL，其中通过皮肤蒸发的为600～800mL，经呼吸道黏膜的约200～400mL。在肌肉活动、发热状态，不显汗可以增加。体温升高对不感蒸发影响较大，体温每上升1℃，不感蒸发水分增加15%。婴幼儿不感蒸发的速率比成人快，在缺水的情况下，更容易出现严重脱水。

② 发汗：发汗是指汗腺主动分泌汗液的过程，汗液蒸发时会吸收大量身体的热量，这种散热方式称可感蒸发。在高热环境、运动或劳动时，出汗对于维持体热平衡起到关键作用。高温高湿环境中，汗液不易蒸发，体热不易散失，会反射性地引起大量出汗，若同时出现体温升高、头晕头痛、无力等症状，要警惕中暑先兆。

汗液由汗腺分泌，经由汗腺导管输出，导管在醛固酮的作用下，可吸收Na^+和Cl^-，因此汗液属于低渗液体，水分占99%，溶质成分以NaCl为主，还有少量KCl以及尿素等。人体若分泌汗液速度较慢，但出汗量多，则丢失水分多于盐，容易发生高渗性脱水；若分泌汗液速度太快，汗腺导管不能充分吸收Na^+和Cl^-，排出大量汗液往往导致机体同时丢失了大量水分和NaCl。因此，生活中，短时间大量出汗后，应注意充分补充水分，同时补充NaCl，防止发生水和电解质紊乱。

3.散热的调节

机体主要通过调节皮肤血流量和发汗来调节散热。

（1）皮肤血流量调节 机体通过辐射、传导和对流等散热方式所散失热量的多少，取决于皮肤和环境之间的温度差，而皮肤温度的高低则取决于皮肤的血流量。机体可以通过改变皮肤血管的舒缩状态来调节体热的散失量。环境温度较高时，交感神经紧张活动降低，皮肤小动脉舒张，动-静脉吻合支开放，皮肤血流量因而大大增加。全身皮肤的血流量最多可达到心输出量的12%。体热被血液不断从机体深部被带到表层，使皮肤温度升高，故散热量增加。而寒冷的环境中，交感神经紧张活动增强，皮肤血管收缩，皮肤血流量剧减，散热量明显减少。人体在20～30℃的环境中，仅通过调节皮肤血流量就可维持体温的稳定，是最节能的一种调节方式。

（2）发汗的调节 由温热刺激引起的出汗，称为温热性发汗，见于全身各处，具有调节体温的生理功能。温热性发汗的中枢在下丘脑发汗中枢，经交感神经胆碱能纤维支配全身小汗腺。环境温度、湿度、运动或劳动等因素影响温热发汗。此外，精神紧张或情绪激动时，常出现手掌、足跖和前额等部位的局部出汗，称为精神性发汗，是机体的应激反应之一，与体温调节关系不大。精神性发汗中枢位于运动皮层，通过支配汗腺的交感肾上腺素纤维引起汗液分泌。两种形式的发汗并不是截然分开的，常以混合形式出现。

三、体温调节

（一）体温调节的基本方式

机体有自主性和行为性体温调节两种基本方式。自主性体温调节是在体温调节中枢的控制下，通过改变皮肤血流量、发汗、战栗和改变代谢水平等生理调节反应，以维持产热和散热的动态平衡，使体温保持在一个相对恒定的水平。行为性体温调节是指机体在不同环境中，有意识地采取某种姿势或行为以保持体温，例如根据气温变化增减衣物，使用风扇等。

（二）自主性体温调节

自主性体温调节通过反馈控制系统实现体温的相对稳定性。在该系统中，下丘脑的体温调节中枢属于控制系统，它的传出信息控制产热及散热器官（受控系统）活动，例如调节皮肤血管管径、促进发汗等，使机体的产热与散热保持动态平衡，维持体温相对稳定。当体温受内外环境影响发生波动时，皮肤及机体深部的温度感受器会将体温信息反馈至体温调节中枢，经过中枢的整合，再调整受控系统的活动，建立起当时条件的体热平衡，使体温保持稳定。

1.温度感受器

温度感受器是感受机体各个部位温度变化的特殊结构。根据感受器所在部位，可将温度感受器分为外周温度感受器和中枢温度感受器；根据感受温度的性质，温度感受器又可分为冷感受器和热感受器。

（1）**外周温度感受器**　外周温度感受器是存在于皮肤、黏膜和内脏中的对温度敏感的游离的神经末梢，包括热感受器和冷感受器。当局部温度升高时，热感受器兴奋，反之，温度降低时冷感受器兴奋。

（2）**中枢温度感受器**　中枢温度感受器是指存在于脊髓、脑干网状结构以及下丘脑等中枢神经系统内的对温度变化敏感的神经元。在一定范围内，因局部组织温度升高而发放冲动频率增加的神经元，称为热敏神经元；随局部组织温度降低，冲动发放频率增加的神经元，称为冷敏神经。实验证明，局部脑组织温度变动 $0.1℃$，这两种神经元的放电频率就会发生变化，而且不出现适应现象。动物实验研究表明，在脑干网状结构和下丘脑的弓状核中以冷敏神经元居多，而在视前区-下丘脑前部（PO/AH）中，热敏神经元比较多见。

2.体温调节中枢

虽然从脊髓到大脑皮质的整个中枢神经系统中都存在参与调节体温的神经元，但研究证实体温调节的基本中枢位于下丘脑，PO/AH的温度神经元不仅能感受局部脑温的变化，对中脑、脊髓以及皮肤、内脏等处的温度变化也能产生反应。体温升高时，热敏神经元兴奋，机体散热增加，产热减少，体温降低。反之，体温下降时，冷敏神经元兴奋，机体产热增多，散热减少，体温升高。中枢中热敏神经元数量远多于冷敏神经元。

PO/AH输出的体温调节指令是很广泛的，其所引起的体温调节反应表现为：① 通过交感神经系统调节皮肤血管舒缩反应和汗腺分泌活动，影响散热量；② 通过躯体神经调节骨骼肌活动，如寒战反应，影响产热量；③ 通过改变甲状腺激素等来调节机体的代谢水平，影响产热。

3. 体温调定点学说

体温调定点学认为，体温的调节机制类似于恒温器的工作原理，PO/AH温度敏感神经元的工作起着调定点（即内设的温度值）的作用，正常情况下，人体调定点为37℃左右。体温调节中枢就是按照这个设定温度来调整体温的。当体温与调定点的水平一致时，机体的产热与散热取得平衡；当体温高于调定点的水平时，热敏神经元的活动增强，通过调节外周器官，使机体产热减少，散热活动加强；反之，当体温低于调定点水平时，产热活动加强，散热活动降低，直到体温回到调定点水平。

某些原因可以导致调定点被重新设置，称为调定点的重调定。临床上常见感染细菌或病毒后发热的现象，就是由于病原体产生的某些致热原作用于下丘脑体温调节中枢，使调定点上移，假如为39℃。发热初期，机体实际体温仍为37℃，低于新的调定点，冷敏神经元活动明显增强，热敏神经元受到抑制，机体通过加强产热和减少散热，体温逐渐升高至新的调定点39℃。体温升高的过程中，患者常伴有为畏寒、寒战、皮肤血管收缩、皮肤干燥无汗等反应。当致热原消除后，调定点重新回落到正常水平，这时实际体温高于调定点，机体出现发汗、皮肤血管扩张等散热活动，体温随之下降，直到回到调定点温度为止。

点滴积累

1. 人体所有生命活动所需的能量来源于糖、脂肪和蛋白质的氧化分解。
2. 肌肉活动、环境温度、食物的特殊动力效应和精神活动都会影响机体的能量代谢。
3. 人体体温具有昼夜变化特点，且受性别、年龄和肌肉活动影响。
4. 人体的正常体温是在中枢体温调节机制的控制下，产热与散热的动态平衡的结果。
5. 人体可通过加速能量代谢、肌肉活动、寒战等方式增加产热量；通过调节皮肤血管口径、发汗来调节散热。其中发汗是环境温度高于体温时唯一的散热方式。

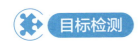 目标检测

（一）单选题

1. 提供人体所需能量最多的营养物质是（　　）
   A. 糖　　　　　　　　　　　　B. 脂肪
   C. 蛋白质　　　　　　　　　　D. 维生素
2. 能够直接给机体细胞提供能量的物质是（　　）
   A. 葡萄糖　　　　　　　　　　B. 肌酸磷酸
   C. ATP　　　　　　　　　　　 D. 甘油
3. 以下对机体能量代谢影响最显著的是（　　）
   A. 肌肉活动　　　　　　　　　B. 食物的特殊动力学效应
   C. 环境温度　　　　　　　　　D. 精神活动
4. 以下食物特殊动力学效应最明显的是（　　）
   A. 糖　　　　　　　　　　　　B. 脂肪
   C. 蛋白质　　　　　　　　　　D. 维生素
5. 与能量代谢率成正比的是（　　）
   A. 体重　　　　　　　　　　　B. 体表面积
   C. 身高　　　　　　　　　　　D. 体温
6. 基础代谢率的实测值与正常平均值相比，相差在（　　）以内属于正常。
   A. ±（10%～15%）　　　　　　B. ±（10%～25%）
   C. ±20%　　　　　　　　　　 D. ±25%
7. 以下哪种能量代谢水平最低（　　）
   A. 基础状态　　　　　　　　　B. 无梦睡眠
   C. 散步　　　　　　　　　　　D. 30℃环境中平卧床上
8. 以下哪种疾病导致能量代谢率升高（　　）
   A. 病理性饥饿　　　　　　　　B. 肾病综合征
   C. 垂体性肥胖　　　　　　　　D. 糖尿病
9. 育龄期女性在一个月经周期中（　　）体温最低。
   A. 月经期　　　　　　　　　　B. 排卵日
   C. 排卵前期　　　　　　　　　D. 排卵后
10. 环境温度高于体温时，（　　）是人体的散热方式。
    A. 发汗　　　　　　　　　　　B. 皮肤对流散热
    C. 皮肤辐射散热　　　　　　　D. 皮肤蒸发散热

（二）多选题

1. 影响能量代谢的因素有（　　）
   A. 肌肉活动　　　　　　　　　B. 精神活动
   C. 食物　　　　　　　　　　　D. 环境温度

2. 育龄期女子的基础体温的特点有（   ）
    A. 与孕激素有关　　　　　　　　B. 月经期较高
    C. 排卵日最低　　　　　　　　　D. 比同龄男子的高
3. 在寒冷环境下，机体通过哪些形式产热来增加产热量以维持体温（   ）
    A. 战栗产热　　　　　　　　　　B. 非战栗产热
    C. 甲状腺激素合成和释放增加　　D. 蛋白质分解增加
4. 属于人体散热的部位有（   ）
    A. 皮肤　　　　　　　　　　　　B. 呼吸道
    C. 消化道　　　　　　　　　　　D. 泌尿道
5. 散热的方式有（   ）
    A. 辐射散热　　　　　　　　　　B. 传导散热
    C. 对流散热　　　　　　　　　　D. 蒸发散热

（三）简答题

1. 请简述机体散热的方式及影响因素。
2. 请简述测定体温的常用方法，体温的正常值。
3. 请简述体温生理变动有哪些表现。
4. 请简述影响机体能量代谢的主要因素。

第十四章　习题库

第十五章 实验指导

实验一　ABO血型的鉴定

【实验目的】

学会用载玻片法鉴定ABO血型。

【实验原理】

根据特异性血型抗体和红细胞膜上特异性抗原结合能产生凝集反应的原理，用已知标准血清的抗体检测未知血液的抗原。

【实验材料】

抗A血型定型试剂、抗B血型定型试剂、一次性载玻片、一次性采血针、消毒棉球（或棉片）、牙签、标记笔和无菌干棉球。

【实验方法和步骤】

1.取一干净载玻片，用标记笔在两端分别标记A、B字样。

2.消毒手指端后，用一次性采血针快速刺破皮肤，稍稍挤压，将1～2滴血分别滴在载玻片A、B字样旁，用无菌干棉球按压采血部位止血。

3.在A端血液中加一滴抗A血型定型试剂，在B端血液中加一滴抗B血型定型试剂，注意不可混淆，分别用两根牙签（或者1根牙签的两端）搅拌均匀两滴血液。

4.放置片刻后，肉眼仔细观察A、B两端有无凝集现象，根据结果判断受检者的血型（表15-1）。

表15-1　实验结果判断

A端	B端	判断血型
凝集	不凝集	A型
不凝集	凝集	B型
凝集	凝集	AB型
不凝集	不凝集	O型

5. 记录实验结果，整理实验用品。

【实验注意事项】

1. 采血时必须严格消毒，以防感染。
2. 用牙签搅拌血液时，严防混用牙签。
3. 血液污染品严格按医疗废物处理，必须置于指定位置；其他物品整齐摆放于实验台上。

实验二　人体动脉血压的测量

【实验目的】

学会测量人体动脉血压的方法，能准确测量出人体肱动脉的血压。

【实验原理】

根据听诊器听到血管音的变化来测量血压值。通常血液在血管内连续流动时没有声音，当将缠绕于上臂的袖带加压注气超过收缩压时，便可完全阻断肱动脉的血流，此时，用听诊器在其远端听不见声音。此后缓慢放气以逐渐降低袖带内的压力，当外加压力稍低于肱动脉收缩压而高于舒张压时，血液可断续流过血管，形成涡流而发生声音，当听见的第一声音时水银柱所对的刻度作为收缩压值。如继续放气，袖带继续减压。当袖带内压力刚低于舒张压时，血管内的血流由断续变为连续，声音突然由强变弱或消失，此时的外加压力作为舒张压值。

【实验材料】

血压计、听诊器。

【实验方法和步骤】

1. 熟悉血压计的结构　医用血压计主要有水银血压计和电子血压计，本实验介绍水银血压计的结构。水银血压计由检压计、袖带和气球三部分组成。检压计是标有刻度的玻璃管，上端与大气相通，下端与水银槽相通。袖带为外包布套的橡皮囊，借橡皮管分别与检压计的水银槽和气球相通。气球是一个带有螺丝帽的橡皮球，供充气和放气用。

2. 测量准备　检查血压计是否完好，玻璃管水银柱是否充足、有无自行下落、有无气泡等，气球是否漏气等。

3. 测量血压

（1）被检者安静，取坐位或仰卧位，裸露上肢并平放在桌上，掌心向上，肘部伸直，使上臂基本与心脏处于同一水平。

（2）打开血压计后垂直放妥，打开球囊阀门，排空袖带内气体。将袖带缠绕于上臂，其下缘应距肘横纹2～3cm，松紧以能插入一指为宜。

（3）触摸肱动脉搏动：用食指和中指指腹在肘横纹上1～2cm处触摸肱动脉脉搏。

（4）放置听诊器胸件：戴好听诊器，左手将听诊器胸件置于肱动脉搏动最明显处。

（5）测量血压：① 将水银槽开关旋钮右旋打开；② 右手拧紧螺帽，快速向袖带内注气至使水银柱上升到180mmHg左右，然后松开螺帽缓慢放气，以水银柱下降4mmHg/s为宜，注意水银柱刻度和肱动脉声音的变化，当听到第一声"砰、砰"音时，水银柱平对刻度即为收缩压；③ 继续放气，当搏动音突变弱或消失时，水银柱平对刻度即为舒张压。读取血压值后，快速放气至水银柱与零刻度水平。

（6）记录血压值：收缩压/舒张压 mmHg，如120/80mmHg。

（7）整理用物：测量完毕，解下袖带，驱尽袖带内余气，关闭压力活门，将血压计向右倾斜45°，使水银回流入水银槽内，将水银槽开关旋钮向左旋至关闭。将袖带折叠平整，橡胶管放置妥当，轻轻合上血压计盒盖，压紧。

【实验注意事项】

1. 测量时室内保持安静，以利于听诊，避免听诊器橡胶管与袖带橡胶管接触，以免产生摩擦音。

2. 袖带绑松紧适宜，过松测量值偏高，过紧测量值偏低。

3. 若认为数值测量不准确或未听到可重复测，每次测量前将检压计水银柱降至0刻度。

实验三　心电图的描记

【实验目的】

1. 学会临床常用的导联及引导电极放置的位置，初步学会测量心电图的测量方法。
2. 能辨认正常波形并理解其意义。

【实验原理】

人体是一个导体，心在收缩前先发生电位变化，其电位变化由窦房结开始，经心特殊传导系统传遍心房、心室肌。心电位变化通过周围组织和体液传导到体表，将心电图机的引导电极放置在人体体表的特定部位，记录出来的心电位变化波形，称心电图。它是反映心兴奋的产生、传导和恢复过程的电位变化。

【实验材料】

心电图机、导电膏或酒精棉球和检查床。

【实验方法和步骤】

1. 心电图机的准备

① 通电预热3～5min；② 被检者静卧于诊疗床上，摘下眼镜、手表、手机和其他微型电器，全身肌肉放松；③ 充足的心电图纸并确保安装正确；④ 各导联线存放规整有序。

2. 放置电极

① 放置电极前，先用酒精棉球擦拭电极放置部位的皮肤。四肢电极放置位置：红色

接右上肢，黄色接左上肢，绿色接左下肢，黑色接右下肢。胸导联放置位置：V1导联置于胸骨右缘第4肋间隙，V2导联置于胸骨左缘第4肋间隙，V3导联置于V2与V4导联连线的中点，V4导联置于左锁骨中线第5肋间隙，V5导联置于左腋前线与V4导联位置同一水平面，V6导联置于左腋中线与V4导联同一水平面。

② 选择走纸速度25mm/s、定准电压1mV，记录笔调至纸中心线。

③ 按下"AUTO"键，自动测定各导联，记录完毕，取下心电图纸，标明导联和被检查者的姓名、性别、年龄、日期。

3.分析心电图

① 辨识波形：标识出P波、QRS波群、T波、PR间期和QT间期。

② 计算心率：相邻两个P波之间的时间即P-P间期或相邻两个R波之间的时间即R-R间期都能代表一个心动周期。心率=60/P-P间期（S）或R-R间期（S）。若P-P间期或R-R间期相差0.12s以上，则可以读出连续10s内出现的QRS波数，乘以6即为心率。

③ 判断心电轴偏移：观察1、3导联判断一个心电图的电轴，如果1、3导联的主波方向不同时，即一个向上，另一个向下，则这个心电图电轴就是偏移。

④ 观察ST-T的改变：胸前导联V1～3 ST段抬高0.3mV，肢体导联及胸导联V4～6 ST段抬高0.1mV即为ST段抬高；任何一个导联大于0.05mV即为ST段下移。T波低于同导联R波1/10甚至波形翻转即为T波低平或者倒置。

【实验注意事项】

1.检查时要保持安静，避免情绪激动。

2.避免佩戴金属配饰，以免干扰正常心电图。

3.记录时如出现干扰，应该检查导联电极是否松动，被检查者肌肉是否放松。

实验四　肺通气的测定

肺活量、时间肺活量和最大通气量是评价肺通气功能的三个主要指标，测定这三个指标可在一定程度上反映肺通气的功能。

【实验目的】

学会肺活量、时间肺活量和最大通气量的测定方法。

【实验原理】

1.肺活量（VC）

肺活量是指一次尽力吸气后，再尽力呼出的气体总量，是一次呼吸的最大通气量，在一定意义上可反映呼吸功能的潜在能力。成年男性肺活量约为3500mL，女性约为2500mL。青壮年人的肺活量较大，幼儿和老年人的较小。

2.用力肺活量（FVC）

用力肺活量是指尽力最大吸气后，尽力尽快呼气所能呼出的最大气量。测量用力肺活量，可反映肺组织的弹性和呼吸道的畅通能力，是测定呼吸道有无阻力的重要指标。

3.最大肺通气量（MVV）

最大肺通气量指在单位时间内快速和大幅度呼吸所测得的气量，反映机体最大通气潜能。

【实验材料】

肺功能测试仪器，一次性吹气嘴。

【实验方法和步骤】

1.熟悉仪器，接通电源。了解肺功能测试仪器结构，打开电源开关，屏幕显示系统进行初始化及自检程序，首次开机通电必须至少预热15min。

2.按确认进入主菜单，主菜单项目包括：受检者参数、用力肺活量形式、肺活量测试、最大通气量测试、测试数据显示/打印、数据管理。

3.首先输入受检者参数。在主菜单界面下，选择键1进入受检者人体参数输入，移动光标进入下一项参数输入，输入结束后按"确认"键返回主菜单。

4.用力肺活量测试：在主菜单选择按键2进入用力肺活量测试，受检者取站立位、夹鼻孔、含吹筒。受检者先平静呼吸数次，适应后，受检者深吸气到肺总量位，此时按下1键，然后受检者以最大的力气，最快的速度呼气到残气位。此时测试仪同步显示出用力肺活量曲线，等屏幕右下角出现*字符号，操作者检测曲线正确与否。需要重复测量，按2键并重复上述步骤。测试通过后，按0键显示测试数据。

5.肺活量测量：返回主菜单，选择按键3进入肺活量测量。受检者取立位、夹鼻孔、含吹筒，受检者平静呼吸四次后，按下1键，尽力做最大吸气后，随即从容做最大呼气至不可再呼气，此时测试仪同步显示肺活量曲线，等屏幕右下角出现*字符号，操作者检测曲线正确与否。需要重复测量，按3键并重复上述步骤。测试通过后，按0键显示测试数据。

6.最大通气量测定。返回主菜单，选择按键4进入最大肺通气量测量。受检者取立位、夹鼻孔、含吹筒，受检者平静呼吸四次后，按下1键，以最大呼吸幅度、最快呼吸速度持续呼吸12s，期间呼吸次数需在10～15次之间。此时测试仪同步显示最大通气量曲线，等屏幕右下角出现*字符号，操作者检测曲线正确与否。需要重复测量，按4键并重复上述步骤，测量通过后，按0键显示测试数据。

7.测试数据显示或打印数据。返回主菜单，选择按键5，进入测试数据显示及打印子菜单。

【实验注意事项】

1.测量时，受试者应立于肺功能测试仪的正前方。

2.测定时不必紧张，吹气时应以中等速度和力度一气呵成，以免中途停顿导致数值锁定。

实验五　心肺复苏术

【实验目的】

学会单人徒手心肺复苏抢救技能。

【实验原理】

心肺复苏简称CPR，是针对患者呼吸和心脏骤停时，用人工呼吸和胸外按压进行抢救的一种技术。心肺复苏的目的是恢复患者自主呼吸和自主循环。

【实验材料】

心肺复苏模拟人。

【实验方法和步骤】

1. 开启心肺复苏模拟训练系统

打开电源开关，根据仪器提示选择工作模式为训练模式，训练时间为2min，设定按压频率为120次/min，按开始键开始操作。

2. 心肺复苏操作前的准备

（1）现场环境评估　在对患者进行救助时，先对现场环境进行评估，确定环境安全后，进行施救。

（2）识别判断

① 检查患者有反应：轻拍患者双肩，并在双耳边大声呼唤："你怎么啦？"

② 检查呼吸：扫视患者胸部，观察胸部是否有起伏，一般观察6～7s。

（3）呼叫、求救

发现患者无反应、无正常呼吸及无脉搏时，说明患者出现心脏骤停，立即呼救，如果只有一个人在现场，首先拨打急救电话120，并且外放与医护人员交代事件、地点等，同时马上实施CPR；如果有两人以上时，一人打电话并取得除颤仪AED，另一人马上实施CPR。

（4）摆放体位

到患者的右侧，确保患者仰卧在坚固的平坦表面上，若患者为俯卧体位，则小心将其翻过来，检查有无口腔异物，并对怀疑有头部或颈部受伤的患者，翻转身体时要使其头颈躯干部呈轴向转动，以免导致脊髓损伤。

3. 徒手心肺复苏

（1）胸外按压　① 按压位置：男性为两乳头连线的中点，女性为两肋弓交汇凹槽向上两横指处。② 按压姿势：施救者用一手的手掌根部紧贴患者胸部的按压位置，五指翘起。另一手的手掌置于前手的手背上，两手的手指互相交错。双臂伸直且与地面垂直，用上身力量用力下压，然后迅速放松，解除对患者胸腔的压力，让其胸廓自行复位，此过程中施救者的手不要离开患者胸部的按压位置，这样可以避免重新定位准确地按压位置而浪费急救时间。③ 按压深度：5～6cm（成人）。④ 按压频率：

100～120次/min，且节奏要均匀。每次按压结束后，确保胸廓完全回弹，尽量减少按压中断。

（2）开放气道　检查患者口鼻有无异物，如有异物将其取出，用仰头提颏法打开气道，使患者下颌角、耳垂线与地面垂直。

（3）人工呼吸　在保持气道开放的前提下，施救者用拇指和食指捏紧患者的鼻孔，同时深吸一口气，用口唇完全包住患者的口唇，迅速用力向患者口内吹气约1s，然后放松鼻孔。放松鼻孔后，施救者应将自己的头部转移离开患者的口鼻部并深吸一口气，再捏紧患者鼻孔，吹气一次。在此过程中，施救者应用眼角余光观察患者胸部是否有起伏。

（4）胸外按压/人工呼吸循环操作

胸外按压与人工呼吸比例为30∶2，操作5个循环（约2min），重新评估患者颈动脉搏动情况，若仍未触摸到颈动脉搏动，则应继续进行心肺复苏。如此循环进行心肺复苏和检查颈动脉搏动情况，直至抢救成功或救护车到来，注意按压中断时间不应超过10s；若触摸到颈动脉搏动，说明患者自主循环已恢复，可以停止胸外按压。

【实验注意事项】

1.胸外按压术只有在患者心跳停止的情况下才能施行。

2.胸外按压的位置必须准确，如不准确容易损伤其他脏器。按压的力度要适宜，过大、过猛容易造成胸骨骨折，引起气胸、血胸；按压的力度过轻，胸腔获得的压力小，不足以推动血液循环。

3.口对口吹气量不宜过大，一般不应超过1200mL，胸廓稍起伏即可。吹气时间不宜过长，过长会引起急性胃扩张、胃胀气和呕吐。吹气过程中要注意观察患者胸廓是否被吹起。

4.心肺复苏术可由单人实施，也可由双人配合实施。双人配合实施时，其中一人实施胸外按压，另一人实施人工呼吸。

实验六　血糖的测定

【实验目的】

学会血糖测量的操作方法，能识别正常的血糖值。

【实验材料】

血糖仪、采血笔、采血针、试纸、75%乙醇、棉签。

【实验方法和步骤】

1.打开血糖仪　将试纸插入血糖仪，血糖仪自动开机，当出现滴血符号时，指示系统已经准备就绪。

2.安装采血针　确认采血针保护盖完好、将采血针插入采血笔的针座内，旋回保护套，调整采血深度，卡紧采血笔备用。

3.采血　用75%的乙醇消毒采血手指部位的皮肤，将安装好的采血笔紧贴指尖采血位，按下"采血针按钮"，血液流出后进行测试。

4.吸血　将血滴对准试纸片，血液自动吸入试纸片中，吸血之后，等待几秒后，显示测定结果。

5.用棉签对采血处进行按压，直至血不再流出为止。

6.记录读数，将试纸拔出放入回收筒。

【实验注意事项】

1.血液污染品请回收至利器回收筒。

2.不要使试纸在外暴露太久。

3.千万不要大力挤压采血部分。

实验七　人体体温的测定

【实验目的】

学会体温测量的方法。

【实验原理】

体温是指人体深部的平均温度。可通过测量人体腋窝、口腔、直肠或体表的温度来代表体温。水银体温计是利用热胀冷缩的原理，当玻璃中的水银受到人体体温变化的刺激后会出现热胀冷缩，并沿着玻璃管上升或下降，从而显示体温的变化。

【实验材料】

水银体温计、酒精棉球。

【实验方法和步骤】

1.认识体温计结构

2.测量体温

① 用拇指、食指紧握体温计上端，检查体温计有无破损，然后手腕用力向下向外甩动，使水银柱甩至35℃以下。

② 使用前用酒精棉球消毒，稍等片刻，将体温计水银端放于腋窝深处，嘱其屈臂过胸，将体温计夹紧，测量10min。

③ 记录读数：应横持体温计，水平转动体温计，看到白色不透明的底色时，即可清晰地显示出暗色水银柱线。记录读数后，并将水银柱甩到35℃以下。

【实验注意事项】

1.用腕部力量向下甩。

2.体温计水银端勿碰。

3.一人用完后用酒精消毒后再让第二人用。

4.测体温前30min避免剧烈运动、进食等。

实验八　各个系统解剖标本的观察

【实验目的】

学会在标本和模型上辨认并描述八大系统的解剖结构的位置、形态。

【实验材料】

各系统解剖标本或模型。

【实验方法和步骤】

1. 在人体骨骼标本上，观察和辨认颅骨、躯干骨、四肢骨的形态、位置，脊柱、胸廓和骨盆的形态，肩关节、肘关节、髋关节和膝关节的结构，观察全身主要肌群和肌的位置。

2. 在循环系统标本或模型上，观察和辨认心的位置、形态；心腔的结构，辨认和说出各动脉的名称及分布范围；观察上、下腔静脉的组成、位置；观察右淋巴导管和胸导管的起始、行程和注入部位。

3. 在呼吸系统标本或模型上观察和辨认鼻、咽、喉、气管、支气管和肺的位置和形态结构。

4. 在消化系统标本或模型上观察和辨认口腔、咽、食管、胃、小肠、大肠和肛门各段的位置、形态结构及连通关系；观察和辨认唾液腺、肝、胆囊、胰的位置和形态结构。

5. 在泌尿系统标本或模型上观察和辨认肾、输尿管、膀胱、尿道的位置、形态结构。

6. 在神经系统标本或模型上观察和辨认脑、脊髓、脊神经、脑神经的位置、形态结构。

7. 在生殖器官标本或模型上观察男性生殖器官的组成、形态结构、位置及相邻关系。

【实验注意事项】

1. 注意不要拿起含有固定液的标本瓶，以免影响对标本的保存和观察，如有损坏立即报告教员。

2. 标本架或标本柜中的标本，在观察之后一定要放回原处。

参考文献

[1] 苏莉芬,刘伏祥.正常人体结构与机能[M].北京:人民卫生出版社,2019.

[2] 王庭槐.生理学[M].3版.北京:人民卫生出版社,2015.

[3] 谭美芸,唐省三,郭兵.人体解剖生理学[M].北京:科学技术文献出版社,2015.

[4] 张承玉,刘媛媛.人体解剖生理学[M].北京:人民卫生出版社,2022.

[5] 邹锦慧,王向东,夏青,等.人体解剖学与组织胚胎学[M].北京:高等教育出版社,2019.

[6] 贺伟,吴金英.人体解剖生理学[M].北京:人民卫生出版社,2019.

[7] 冯润荷,夏青.正常人体结构与功能[M].北京:人民卫生出版社,2018.

[8] 张承玉,王倩.正常人体结构与功能学习指导[M].北京:人民卫生出版社,2018.

[9] 丁文龙,刘学政.系统解剖学[M].9版.北京:人民卫生出版社,2018.

[10] 汲军.人体解剖学与组织胚胎学[M].2版.北京:中国医药科技出版社,2019.

[11] 付升旗,游言文,汪永锋.系统解剖学[M].北京:中国医药科技出版社,2017.

[12] 邵水金.人体解剖学[M].4版.北京:中国中医药出版社,2016.

[13] 刘荣志,张宏亮,范光忠.人体解剖生理学[M].北京:化学工业出版社,2018.

[14] 魏启玉,张承玉.人体解剖生理学[M].北京:中国医药科技出版社,2019.

[15] 季常新,马永臻.正常人体结构与机能[M].北京:科学出版社,2021.

[16] 唐晓伟,唐省三.人体解剖生理学[M].北京:中国医药科技出版社,2017.

[17] 张颖囡,刘璋.人体解剖与生理[M].北京:化学工业出版社,2019.

[18] 夏广军,郝立宏.人体形态与结构[M].北京:人民卫生出版社,2019.

[19] 邢德刚,付元山.人体解剖生理学[M].北京:科学出版社,2021.

[20] 唐晓伟,邢军.人体解剖生理学[M].北京:中国医药科技出版社,2021.

本教材的解剖学图片来源于汉华易美视觉科技有限公司(VEER),正版授权图片。